關鍵飲食

31位醫學專家與營養師 黃建勳醫師等 合著

推薦者介紹

臺灣泌尿科醫學會前理事長 于大雄教授暨院長

康寧醫院院長 尹長生院長

臺中榮民總醫院前院長／臺灣醫療品質協會 王丹江理事長

奇美醫學中心教學副院長 王志中教授

三軍總醫院小兒部部主任 王志堅教授

三軍總醫院營養部主任 王秀媛主任

臺灣營養學會理事長／中山醫學大學副校長 王進崑教授

國軍臺中總醫院院長 王德芳院長

臺中榮總大腸直腸外科主任 王輝明醫師

立法委員 江義雄委員

國防部軍醫局副局長 朱紀洪醫師

汐止國泰綜合醫院眼科主任 岑在增醫師

臺大食品科技研究所教授／保健食品研究會 沈立言會長

埔里榮民醫院院長／陽明大學藥理研究所 呂炳榮教授

第一名模林志玲媽媽 吳慈美女士

國防醫學院藥理學所所長 吳錦楨教授

彰化秀傳紀念醫院副院長／亞洲微創手術訓練中心 吳鴻昇總監

中華民國醫師公會全國聯合會理事長 李明濱教授

新泰綜合醫院營養師 李美月營養師

靜宜大學／暨南大學前校長 李家同教授

臺北醫學大學附設醫院院長 李飛鵬教授

前國防部軍醫局局長 李賢鎧教授

臺大醫學院婦產科名譽教授 李鎡堯醫師

臺中縣中醫師公會理事長 李豐裕醫師

臺安醫院營養課主任 林子又主任

彰化縣教育處處長 林田富處長

中醫師公會全國聯合會理事長 林永農醫師

臺灣頭皮毛髮醫學會理事長 林宜蓉醫師

前總統府國策顧問／中國醫藥大學教授 林昭庚教授

立法委員 林益世委員

素食星球網總監／柿子文化總編輯 林許文二總編輯

臺大公衛學院前院長 林瑞雄教授

雲林縣副縣長 林源泉副縣長

立法委員　林鴻池委員

三軍總醫院婦產部部主任　武國璋教授

萬芳醫院營養室主任　金美雲主任

中央研究院物理研究所研究員　周家復教授

主婦聯盟環境保護基金會董事長　胡雅美董事長

三軍總醫院教學副院長　俞志誠醫師

國防部軍醫局局長　范保羅醫師

臺灣家庭醫學醫學會理事長／臺灣安寧緩和醫學學會理事長　邱泰源教授

臺灣素食營養學會秘書長　邱雪婷營養師

臺灣大學全球變遷研究中心主任　柳中明主任

抗癌中西名醫／養生暢銷書作家　姜淑惠醫師

荒野保護協會創會會長　徐仁修會長

臺北縣健保診所協會理事　翁炳坤院長

三軍總醫院醫療副院長兼執行官　孫光煥醫師

全球華人防癌長鏈倡導人　梅襄陽醫師

花蓮慈濟醫院副院長　許文林副教授

哈佛大學醫學院講師／慈濟綜合醫院主治醫師　許瑞云醫師

臺北醫學院藥理學所所長　許準榕教授

新仁醫院營養師　許醉英營養師

中央研究院院士／國科會副主委　張文昌教授

中國醫藥大學前副校長／中醫學院針灸研究所教授　張永賢教授

臺大醫學院外科教授　張金堅教授

臺灣大學農業系教授　張則周教授

衛生署疾病管制局局長　張峰義醫師

臺北市立聯合醫院總院長　張聖原教授

國防醫學院院長　張德明教授

前三軍總醫院副院長　陳安醫師

前國防部軍醫局局長　陳宏一醫師

前嘉義縣縣長／立法委員　陳明文委員

中央研究院院士／前衛生署署長　陳建仁教授

臺北中山醫院董事長　陳福民董事長

臺大醫院前副院長　陳榮基教授

桃園敏盛醫院前副院長／中華民國職業病醫學會　陳興漢理事長

老年醫學會理事長　陳慶餘教授

國軍高雄總醫院精神科主任　曾冬勝醫師

臺大雲林分院院長　黃世傑教授

國立中國醫藥研究所所長　黃怡超教授

臺大家庭醫學科教授／醫用營養醫學會理事長　黃國晉教授

臺東聖母醫院院長　喻永生院長

蘇澳榮民醫院暨員山榮民醫院院長　游漢欽院長

總統府國策顧問／兩岸共同市場基金會董事長　詹火生教授

長庚大學藥理學科教授　楊春茂教授

臺北醫學大學雙和醫院醫務部主任　楊哲銘主任

臺北慈濟醫院院長　趙有誠教授

新學友書局發行人　廖蘇西姿女士

中山大學環境工程研究所　樓基中教授

三軍總醫院心臟外科主任　蔡建松醫師

蕭中正醫院營養師　蔡語涵營養師

中華民國另類醫學醫學會理事長　劉大元醫師

中央研究院環境變遷研究中心主任　劉紹臣教授

佛教慈濟醫學中心副院長　劉鴻文教授

中華自然療法世界總會長　歐陽瓊總會長

臺北市議員　潘懷宗教授

前中華電視公司董事長　鄭同僚董事長

臺北醫學大學附設醫院婦癌科主任　鄭丞傑教授

臺大醫院營養部主任　鄭金寶主任

南投縣中醫師公會理事長　鄭耀明醫師

牛津大學臺灣校友會理事長　蕭嘉陽教授

臺北長庚紀念醫院副院長　謝燦堂教授

萬芳醫院副院長　謝瀛華醫師

大愛電視臺現代心素派主持人／名演員　譚艾珍女士

宏恩綜合醫院胃腸肝膽科暨家庭醫學科主任　譚健民醫師

臺安醫院前院長暨婦產科前主任　蘇主惠醫師

雲林縣縣長　蘇治芬縣長

格蘭美語連鎖學校董事長　蘇起銓董事長

實踐大學體育金牌教練　蘇崑宗教授

國家圖書館館長　顧敏教授

（按姓名筆劃排序）

特別推薦

知名藝人　徐熙媛（大S）小姐

第一名模　林志玲小姐

推薦序

詹火生教授

總統府國策顧問／兩岸共同市場基金會董事長

　　人類飲食文化的進展，從遠古時期的茹毛飲血，到圈養牲畜，種植五穀。而為了養育不斷增加的人口，人類遂發展出「與天爭、與地爭、與海爭」的競爭生存文化，這種文化也就是國人口中常說的「愛拼就會贏」的生活理念。隨著十九世紀以來科技文明的快速發展，人類更加速了開山闢地、毀林造路的速度，更大量製造汙染廢棄物。然而我們人類仍為了一飽口腹之欲，依然掘澤而漁、捕殺動物。正因為人類的貪婪與不足，不僅導致大自然有限的各類資源正面臨日漸匱竭的威脅，人類和大自然之間的互相依存的關係也正面臨人類有史以來的嚴重失衡。

　　有鑑於此，新世紀以來，許多關懷人類永續發展的團體，紛紛提出新主張，其中之一就是呼籲從我們日常的飲食習慣進行改革，以減少人類對外在生物環境的掠奪。這種改革新主張，改變我們人類一向習慣的「肉食主義」（carnivorism）轉為「素食主義」（vegetarianism）。近年來，素食主義已逐漸蔚為一股潮流，它已不再是一種傳統上宗教儀式型態，反而成為新世紀健康飲食的象徵。換言之，這種健康飲食新主張，是關鍵著每個人自己健康與幸福，更是對傳統思維，認為大自然是「取之不盡，用之不竭」的一種關鍵反思；更扼要地說，健康飲食就是回歸到與自然均衡的生活習慣，唯有回歸自然，人類才能追求個人的最大幸福和群體的最大福祉。

　　為了具體實踐前述健康飲食的新主張，國內不少有識之士積極推動自然飲食的方法。以簡單的飲食素材，尊重生命的精神，落實在每日的生活當中。這些朋友就把他們幾年來的實際體驗和心得，撰述集結成書，與社會大眾共同分享他們的健康飲食，書名就叫《關鍵飲食》，希望這本書能夠開啟我們國人對飲食文化的關鍵作用。

本書由羅時鴻博士負責協助主編黃建勳醫師，羅博士為筆者在英國牛津大學的年輕學弟，在取得博士學位後返國，在國防醫學院任職，其專業為藥理及生理學方面的研究，目前也擔任牛津大學臺灣校友會的副秘書長及健康公益委員會總召。由他來協助編輯，更見證了健康飲食具有科學和藥理／生理的基礎。筆者除了認同書中健康飲食的主張之外，更樂於撰述此序，盼與關心自然與幸福的社會人士一起分享。

蘇治芬縣長
雲林縣縣長

在臺大醫院雲林分院邀請雲林縣政府共同主辦的全國第一場「全球暖化與全民健康」醫學高峰論壇上認識黃建勳醫師，也同時對他在環境永續議題中超乎常人的熱情留下深刻的印象。

黃醫師不但懷抱醫病救人的熱情，更是傾一己之力，醫地球、救未來的實踐者。自從雲林縣廣推蔬食減碳餐後，黃醫師總是在百忙之中，義務協助本府至各校演講，讓雲林縣至今已經有超過一半以上的學校，共同響應蔬食健康、減碳環保，讓社會大眾透過他不停地演講以及著作，得知明智的選擇食物，就能保護地球生態、資源與環境，留給自己子孫幸福和平永續的未來。

欣見《關鍵飲食》問世，黃醫師集結一群醫界工作者之力，以最新的科學文獻及飲食觀念，明確指出飲食攸關個人健康及地球存亡，值得所有關心健康以及環境的你我共同來閱讀。

林源泉副縣長

雲林縣副縣長

也許「無肉不歡」的觀念要改變了！

欣見此書《關鍵飲食》集合二十多位茹素醫界工作者之力，以蔬食科學觀、蔬食環保觀與蔬食愛心觀，明確傳達出：「蔬食不但能保住人類的青春健康，更能為後代子孫留住一個永續安全的未來。」

目前過量的畜牧養殖業已對環境造成負面的影響，人類為了大量肉食，不但會賠上自己的健康，也使全球的土地、水源及空氣承受無法支撐的沉重壓力。再這樣下去，恐怕我們正在「吃掉我們的健康與下一代的未來！」

雲林縣政府從 2009 年起，即積極的藉由舉辦各種「少肉減碳」研習活動，和學校廚工蔬食教學，成功的將「蔬食環保減碳健康餐」帶入校園與社區，獲得學童與家長的熱烈支持與廣大迴響。

多吃蔬食少吃肉，有助溫室氣體減量，已是全球共識。雲林縣政府更責無旁貸，藉由推動嘴巴蔬食的綠色革命，盼望大眾健康與地球環境都能重修舊好。2010 年「蔬食護健康—抗暖化，救地球」，大家一起與雲林縣民動起來！

王進崑教授

臺灣營養學會理事長／中山醫學大學副校長

世界衛生組織指出，癌症、糖尿病、腦心血管疾病、高血壓等非傳染性疾病已約占世人 60% 死亡率與 47% 疾病負擔之主因。有鑑於全球非傳染性疾病之危害與負擔日益沉重，世界各國面臨飲食型態快速變遷、健康亮起「雙負擔」紅燈。「推動健康飲食」與「提高身體活動量」，可以緩和或減少非傳染性疾病之負擔。因此，建立正確健康飲食觀念、養成適當健康飲食習慣、均衡攝取各類有益健康的食物、控制肥胖盛行率等已成為世界趨勢。

　　素食與健康之關係一直是世人所討論的焦點，撇開宗教觀點，以科學的證據來說明，應該是最明確也最為大家所接受的。對健康的追求是世界的趨勢，包括臺灣在內，飲食與營養的問題早已不是不足，而是失衡，現代人對營養之認知，誤以為高營養、高蛋白質的飲食可以提供足夠的營養，如果再加上高精緻的飲食習慣，則會因為攝取過量的生理酸性食物，帶來更大的健康負擔。素食在此時又成為被注目的焦點，但重要的是正確的素食製備與攝取才能真正有益健康。

　　本書彙整了素食與族群、疾病以及營養之相關論述，可以提供正確的知識與作法，非常值得推薦選讀與推廣。

張德明教授

國防醫學院院長

　　近來感覺天氣特別的悶熱，戶外豔陽高照，露臺上的花禁不住日晒，很快都枯萎了，這世界也像冒著煙般蒸發中。猶得兒時，全家一臺電扇已足夠維持一個涼爽的夏，而今處處冷氣，還是禁不住的熱。

　　美國國家航空暨太空總署（NASA）採用衛星監測技術，發現過去兩年裡，隨著北極冰蓋的消失，一些地方已見波濤洶湧的海面，北極冰蓋的融化速度已由每年 0.15% 迅速提升至 6%，當反射陽光的白色冰蓋消失了，深色的海會吸收大量太陽熱量，因此全球氣溫將不斷上升，而冰山融化後上升的海面也會逐漸淹沒大地。

　　地球是我們可愛的家，是後代子孫繁衍的地方，窮人類智慧與科技，迄今還未能在宇宙星系發現第二個適合人類居住的星球。看著冒煙的世界，除了節能減碳的口號，我們真的束手無策嗎？

　　美國前副總統高爾在電影《不願面對的真相》中，揭露人類面對環境浩劫的危機，並聲明全球暖化不是政治議題，而是攸關道德良知，每個地球人都有義務盡一己之力。影片中特別提及目前地球溫室氣體的排放量，有 1/5 是因為不當的農耕方式造成，而肉品生產更對環境造成極大傷害。

　　根據聯合國跨政府氣候變遷小組的報告指出，畜牧生產是導致全球暖化的最大因素，而動物的排泄物及畜牧飼料作物用地，對水源造成的汙染影響，亦比人類所有活動的加總為大。根據 2006 年聯合國糧農組織（FAO）報告指出，畜牧生產占溫室氣體總排量的 18%，而生產一公斤牛肉的二氧化碳排量相當於歐系車每 250 公里的排量，足以點亮一個 100 瓦的燈泡 20 天（Animal Science Journal, 2007）。

　　麥克‧提德威爾（Mike Tidwell）是美國奇沙比克氣候行動組織（Chesapeake Climate Action Network）主任，他特別強調動物產品不僅排放大量二氧化碳，使用許多能源，且肉品的廢棄副產品，如甲烷與氧化亞氮更是遠比二氧化碳為強的溫室氣體。根據美國哈佛大學營養學家估算，生產 1 磅牛肉或羊肉需要 8 磅的穀類作飼料，換言之，如果美國人近十年少消耗 10% 的肉食，則省下的穀類能讓 6 億人吃飽。

　　顯然提倡素食、減少肉食是遏止全球暖化，也是我們即知即行的最重要方法之一。此外，科學的證據也顯示，素食對於降低膽固醇，預防心臟血管疾病和癌症亦有極大助益。因此，這樣一個利人利己的行動是值得推廣的。

　　中餐時間正享用素食的當下，好友惟華來電，為《關鍵飲食》一書邀序，盛情難卻，樂予為之，並祈為這個可愛世界稍盡棉薄之力。

蘇主惠醫師　　前臺安醫院院長暨婦產科主任

　　近年來，在美國與加拿大等西方國家的醫學新研究中發現：導致國民生病之四大因素中，以行為因素及不健康的生活型態居首，大約占 50%。而我國之行政院衛生署國民健康局亦指出：「錯誤的飲食、生活型態是造成疾病的主要原因。」不少的醫療暨營養臨床研究與論文，披露了肉食的危害，也證實了「病從口入」、「你吃什麼會造就你自己」（You are what you eat）並非謬論或傳聞。

　　多年來，經由身為一名醫師及醫院管理者之經驗，讓我與許多堅守崗位之同仁，甚至患者及家屬，都深深體悟到健康飲食對於「自然健康預防醫學」防治疾病與預後之重要；同時越來越多人也意識到，正確選擇並貫徹實行有益健康的飲食方式，不但可免除患者與其親友之痛苦折磨，減少國民健保不必要之費用，更可降低對環境之破壞，並為其他生命，包括貧困者與農場動物帶來福祉，可謂一舉數得，不啻為明智、健康、經濟、永續、仁愛、和平、高雅的最佳選擇。

　　1999 年所公布的美國基督復臨安息日會健康研究（The Adventist Health Study），針對共 34,192 位基督復活安息日會成員（參加者中有 29% 為素食者，而素食者中又有 7～10% 為全素食者），進行對素食者健康與死亡率之持續研究（1976～1988）結果顯示：與非素食者相比，素食者減少大約 1/2 的高血壓、糖尿病及大腸癌的發病率，2/3 的風濕性關節炎及攝護腺癌的發病率，而乳癌、肺癌及子宮癌似乎也都有較低的趨勢。

　　而在臺灣，同隸屬基督復臨安息日會的臺安醫院，透過美國姊妹機構「Weimar Center of Health Institute」專業指導暨授權，自 1997 年舉辦新起點健康生活計畫（NEWSTART）課程以來，亦同樣有相當理想的成果。參加的學員包括：高血壓、高血脂症、糖尿病、肥胖症、關節炎、憂鬱症等患者，在住宿近兩週的生活中，接受全蔬食的飲食療法，並強調四無一高（無精製油、無精製糖、無蛋、無動物奶、高纖）符合輕食的原則下，成功地控制反式脂肪酸的攝取，再加上其他如壓力紓解、按摩水療健康課程及戶內外運動等活動，學員們獲得健康改善的卓越成效，例如：13 天後膽固醇下降的人數比為 73%，三酸甘油酯為 62.5%，且數值越高者下降幅度越大、高密度脂蛋白偏低的患者可上升 15%、血糖下降的人數則達 64%，其餘成效可參見下表。

血糖（>120）及血脂（膽固醇>200，三酸甘油酯>200）偏高者改善情形

	空腹血糖	膽固醇	三酸甘油酯
參加前（mg/dL）	193	230	299
參加後（mg/dL）	153	204	148

參考資料：http://www.tahsda.org.tw / newstart /

　　迄今本院已幫助數千人改善慢性病，重獲健康。目前基督復臨安息日會醫療機構在全球有超過 162 所醫院及 30 多個的新起點健康中心，均以完整課程與使命感，持續為推動「全人健康」努力不懈。

　　基於新起點健康生活計畫的經驗，我們深信健康是可以掌握的，關鍵在於您是否跨出正確選擇的步伐，並持之以恆。健康的飲食與生活方式是需要長期耕耘的路。只要您用心飲食、好好生活，必會歡喜收穫。您不需要犧牲什麼，因為健康的蔬食一樣可以很美味，而且這樣做，還可造福社會和後代子孫。

　　如今，由國內醫療及營養學界之諸位熱心人士，所編撰之《關鍵飲食》一書即將面世，此書彙整了數百篇科學文獻之實證觀點，足可作為眾人深思飲食與身心健康，乃至保護環境和友愛動物之絕佳參考。本書猶如一把為大眾開啟新生活大門之金鑰，可謂國人及華文讀者之一大福音，值得喝采，因而樂為之序。期待諸位知音，善用此書之寶庫，一起鼓勵所有親友珍惜一日三次促進健康、改善世界的機會，明智選擇三餐食物，共同開創出美好、祥和、喜樂的新生活。

蘇起銓董事長　　　　　　　　格蘭美語連鎖學校董事長

　　我是個自然飲食者，相信人與宇宙萬物總是處在一個平衡的機制下，適當的取用、並進行應有的回饋。人類原來是「靠山吃山，靠海吃海」，但是進入農牧時代後，人類的飲食開始有了重大改變。工

業革命促使人類更積極的追求效率，圈欄式飼養牲畜的普及，導致玉米、大豆等原物料供需失衡、大量排泄物汙染水源、甲烷激增造成全球暖化，以及人畜密切的共生在同一環境，引發各類禽流疾病……各類的環境變化，都提醒著我們：人類生活本來就應清心寡欲、「勤、儉」為先，地球資源早已被過度浪費，《以十全贏開創理想世界》書中就說到，人類在小我、本我、大我的世界裡求「好、快、大」的過程中，有太多「私、貪、懶」未能克制，繼之而來的是地球的反撲。

人們可以藉由一群志同道合的夥伴，將好書或我們認為正確的知識，本著知恩、感恩、惜福、樂分享的精神，傳達給每個有緣的人。藉由這樣的互動語學習，我們希望能改善自己、尊重自己、尊重他人並培養尊重環境的下一代。而這本《關鍵飲食》集合多名醫護人員對各類疾病的數據研究，歸納肉食者、素食者與各種疾病的關聯，給讀者一個統計性的概論。書末更摘錄肉食造成的醫療耗損，及對地球平衡的破壞，期待讀者在讀過這本書後，思索自身的飲食習慣，其目的也在引發人類自省，藉由每個人的「轉念」，將環保由口號化為行動，改變每個人對待這個我們所賴以生存的地球的方式。

我是自然飲食者，我選擇清淡的飲食，確實已幫助我擺脫身體上不必要的負擔，配合持續運動的習慣，及每週一次以適量水果及 800cc. 的飲水當晚餐，幫助腸胃排毒。一旦您開始行動，會發現身體開始輕盈起來，若是有過胖或是悶脹，可每週一次「過午不食」、多喝白開水、空腹清胃，讓原本的悶脹困擾也將逐一消失，您會發現自己「勤儉」的生活及追求真善美的毅力越來越堅強。為了健康、為了地球，您現在就可以「Heal the World」，從大家每週一日素開始行動。

梅襄陽醫師　　　　　　　　　　　　　　　　　全球華人防癌長鏈倡導人

講起來很遺憾，一個錯誤的營養學，在短短的一百年間，已經傷害了三代的人民，醫界人士卻眼睜睜地看著它發生，無力制止。幸運

的是我們生在不一樣的時代裡，康乃爾大學營養生化系教授——T. 柯林‧坎貝爾博士（T. Colin. Campell）的著作——《救命飲食》已徹底推翻了舊有的觀念。如今，諸醫界先進同仁著書立說，宣揚素食的好處，就像站在巨人的肩膀上，可以看得更清楚、更遠了。

我推薦本書，因為它代表了一種覺察力的甦醒，也引領著未來健康大趨勢——吃素是好的、正確的。正如坎貝爾博士所言：「日常 15～16% 的每日動物蛋白質攝取量，就可能啟動癌症。」如果世人仍是大魚大肉、大吃大喝，日積月累遲早會出大問題的！

我對本書的作者群有更深的期許，「坐而言不如起而行」，除了著書之外，對下一代也要有交代，恐怕還要辦些健康生活營，教導他們身體力行才是。

大家加油！

譚艾珍女士

大愛電視臺現代心素派主持人 / 名演員

素食給一般人的感覺是佛教飲食觀，而我是一個從小生長在基督徒家庭的人，卻只為了捨不得吃動物而成為一個素食者。

二十多年來，健康蔬食調整好從小嚴重貧血的身體，現在年齡越長，反而耐力越好。

感恩蔬食！

姜淑惠醫師

抗癌中西名醫 / 養生暢銷書作家

欣見《關鍵飲食》問世，劉登傑醫師特別交代後學，寫篇短文為介，是故得有機會先睹為快，不亦樂乎。

一群有心人士，在短短時間裡，推陳出新，使得內容又增添相當篇幅的新意，真令人不得不敬佩編輯諸前輩，所付出的辛勞與心力。

透過彙整更專業的研究資訊，補足普羅大眾的粗淺認知，便利好學者的隨手查閱，在知識經濟的時代裡，祈願家家戶戶，一家一冊，藉由真知灼見的揭示，令蔬食（素食）的落實，變得更方便、更有理、更容易。屆時「舉手之勞，作環保；張口之時，更健康。心心念念，護生命」，絕對不再是夢話囈語耳！

徐仁修會長　　　　　　　　　　　　　荒野保護協會創會會長

很少有一種善行像素食這樣簡單且容易做到，而效果又如此遠大。素食不只對生命慈悲，對地球友善，更有益於自身的健康。

素食是最基本的愛，少吃肉是走向愛的一大步，每週一日素是行動的開始。

邱雪婷營養師　　　　　　　　　　　臺灣素食營養學會祕書長

營養學是一門年輕的科學，在短短五十年間，歷經了革命性的改變，在 1980 年代，美國營養學會 （American Dietetic Association； ADA） 對素食的營養價值，持極大的懷疑。然而近年來（2003 及 2009 年），由於研究結果不斷指出素食的優點，ADA 的立場聲明書也從反對轉換成認同，聲明：「適當計畫的素食飲食不但健康、營養充足，也有利於某些疾病的預防和治療。」其實任何一種科學或偉大思想，常都是由被嘲笑、被攻擊、被懷疑，一步步轉向不情願的接、受勉強認同，最後被推崇，素食營養也不例外。 可惜國內不少民眾、甚至醫療專業人員對素食的觀念仍停留在三十年前。《關鍵飲食》一書彙整了數百篇近年來相關研究，以實證醫學及實證營養學為基礎，值得所有醫療及營養專業人員，以及關心健康的您參考與實踐。 敬祝此書能夠破解眾人對素食的迷思，幫助國人提升健康。

周家復教授

中央研究院物理研究所研究員

　　富裕社會的現代人，常在年過四十之後，驚覺「三高」（高血壓、高血脂、高血糖）無聲襲來；而念小學的孩子們，過量的漢堡薯條炸雞之後，父母才愕然發現，孩子成了過胖兒。不禁讓人質疑，我們的飲食究竟出了甚麼問題？本書針對這個問題，提供了非常完整的科學資訊與實例，並羅列了詳細的引用文獻為佐證，說明只要調整個人的飲食習慣，採行素食，許多文明病都會和我們漸行漸遠。

　　本書也是少數同類書籍中，從素食出發至個人健康，並宏觀擴及到素食與環保，及對氣候變遷的正面效應，是關心健康問題及人類永續生存的必備讀物。大文豪托爾斯泰曾說：「一個人如果嚮往正直的生活，第一步就是要禁絕傷害動物。」這句話若將它改成：「一個人如果嚮往健康永續的生活，第一步就是要採行營養均衡的素食。」也符合本書的真義了。

胡雅美董事長

主婦聯盟環境保護基金會董事長

　　多年前，個人因健康亮起了紅燈，走上退休之路，也因而有幸接觸了生機飲食與自然素食。果然體質大有改善，進而現身說法，並大力推薦。

　　近年來綜觀我們的環境，不利健康的因子層出不窮，大大提高了國人疾病的發生率與死亡率，耗費了大筆醫療費用。其實說穿了，大多與我們錯誤卻又習以為常的飲食生活有關，其實「少肉、多蔬果」必能保健康。

　　當全球呼籲節能減碳之際，豈容畜牧業再繼續摧毀珍貴的林地，而製造比交通運輸產生的溫室氣體還要多，其產生量幾乎占全球近 1/5，也帶出了更多河川、溪流水質的汙染問題。

　　「自然素食」我們當先釐清一些似是而非的陳腐觀念，它是最自

然、單純，切合我們自身需要的飲食生活內涵，它可以幫助我們體內身體大掃除。盼望「素食」能讓大家吃得健康、活得自然。

歐陽瓊總會長
中華自然療法世界總會長

閱後深刻感受到黃建勳醫師及本書作者們的用心與慈悲，他們不但關心大家健康，也關懷地球生態環境，認為吃較無汙染的素食餐點，不但能保養健康，也讓地球少些破壞，若人們都能如此用心，地球與人類的壽命更能長久。

筆者父親　歐陽光先生，是臺灣首位積極推廣種植無汙染自然食物的推手，也是國際發明家（其發明「不費能源自動培芽機」榮獲日內瓦國際發明獎，在臺灣被選為首屆十大發明家之一）。家父因不忍心見動物被宰割成人類食物，故改吃素食，至今已多年，近百歲人尚能出國旅遊多次，母親也以素食為主，近 90 歲還一頭黑髮，走路無老態，學歌、學舞、學陶藝，活力十足，足可證明吃素依然可吃出健康，只要吃對方法即可。

筆者研究食療與自然療法三十多年，於二十五年前開創臺灣首家食療養生中心（設於臺北市挹翠山莊內），幫助不少嚴重慢性病患及癌症患者，於短時間內自然康復；當時全供應「素食全餐」，生熟食搭配，非常重視「辨證食療」，因每個人體質非相同，故不宜一概而論，筆者因深刻體驗「辨證飲食」的重要性，故呼籲「啟動第七次飲食改革」（請參閱筆者的《辨證食療》，書中說明人類前六次飲食革命情形）。

素食與葷食最大差異是蛋白質養分的攝取方式，素食者不吃動物性食物，只吃植物性食品，故一般以豆類及其製品為蛋白質主要來源，如能慎選食物、對攝取方式及烹調方法有正確認識，再了解體質吃對食物，將更能吃出《關鍵飲食》的效果！

作者介紹
（依姓名筆劃排序）

呂斯宇
長庚醫學院學士後醫學系
敏盛醫院龍潭分院核子醫學科主治醫師
前敏盛醫院桃園總院核子醫學科主任
前林口長庚醫院核子醫學科總醫師
中華民國核醫學學會專科醫師

邵蘊萍
海洋大學食品科學系碩士
靜宜大學食品營養系學士
三軍總醫院營養部營養師／督導
中餐烹調技術士技能檢定監評人員
中山醫學大學講師

李小菁
長庚大學護理系碩士
長庚大學護理系兼任助理
中山醫學院附設醫院護理師
長庚大學護理系研究助理

邱逸榛
美國安娜堡密西根大學護理學博士
國立陽明大學護理學系畢
長庚大學護理系助理教授
臺北榮民總醫院護理師

林依婷
中山醫學院醫學系
竹北黃耳鼻喉科小兒科主治醫師
新竹省立醫院小兒科醫師
臺北市立婦幼醫院小兒科醫師

胡懷玉
輔仁大學食品營養系碩士
靜宜大學食品營養系學士
三軍總醫院營養部營養師／督導
文化大學兼任講師
康寧醫護暨管理專科學校兼任講師

林佳儀
臺北醫學大學醫學系
署立臺北醫院小兒科主治醫師
署立金門醫院小兒科主治醫師
署立臺北醫院小兒科住院醫師
臺大醫院新生兒科研修醫師

凌雲琪
臺北醫學大學醫學系
東元綜合醫院特約主治醫師
富享生物科技技術總監

林銘昭
中國醫藥大學學士後中醫系
永安中醫診所主治醫師
前衛生署南投醫院中醫科主治醫師
南投縣中醫師公會理事

張岑竹
中華醫事科技大學護理系
悠然山莊安養中心護理長
奇美醫學中心心臟加護病房護理師
成大醫學中心心臟加護病房護理師

張坤漳

中國醫藥學院中醫學系
彰化合濟診所副院長
彰化基督教醫院內科總醫師
中華民國內科專科醫師
中華民國家庭醫學科專科醫師
中華民國超音波專科醫師

許尚文

臺北醫學院醫學系
安馨大溪診所腎臟內科主治醫師
前林口長庚醫院腎臟中心主治醫師
前桃園敏盛綜合醫院腎臟中心
主治醫師暨一般內科主任

許愷芸

南京中醫藥大學中醫學士
臺北電臺晨光快樂報「健康元氣館」
節目企劃製作人
前仁心聯合中醫診所總院長祕書
前景升耳鼻喉科附設中醫美容企劃執行
桃園縣推廣教育協會講師

陳建中

國立臺灣大學食品科技研究所博士
世新大學觀光學系餐飲管理組副教授
臺灣大學食品科技研究所博士後研究員
實踐大學生活應用學系兼任講師／營養師

陳俊傑

中山醫學大學醫學研究所博士
中山醫學院醫學研究所碩士
中山醫學院醫學系
中山醫學大學附設院職業醫學科
主治醫師兼主任
中山醫學大學醫學系公共衛生科副教授兼主任
中山醫學大學附設醫院家庭醫學科主治醫師

陳惟華

英國牛津大學發育生物學博士
國防醫學院醫學士
拉菲爾人本診所副院長
國防醫學院醫學系副教授
三軍總醫院兼任主任醫師
三軍總醫院基隆分院第一任院長
三軍總醫院婦產部部主任
國防醫學院婦產學科主任
經濟部「衛生及醫療器材國家標準技術委員會」
委員
衛生署「藥品諮詢委員會」專家委員

陳雅惠

中國醫藥學院營養學系
林口長庚醫院營養治療科營養師

陳翠斐

中山醫學院醫學系
復國復健科診所院長
署立桃園醫院復健科總醫師
臺灣復健醫學會復健專科醫師

程華興

高雄醫學大學醫學系
臺南大學眼科主任醫師
臺東基督教醫院眼科主治醫師
高雄醫學大學附設院總醫師

黃俊凱
中國醫藥大學學士後中醫系
上安中醫診所主治醫師
秀傳醫院中醫部主治醫師

黃建勳
中國醫藥大學中西醫結合研究所碩士
臺大醫學院醫學系醫學士
臺大雲林分院家庭醫學科主治醫師
臺大雲林分院安寧病房主任
臺大醫學院家庭醫學科兼任講師
中西醫整合專科醫師
老年醫學專科醫師
肥胖醫學專科醫師

黃致誠
中山醫學院醫學系
竹北黃耳鼻喉科診所院長
署立新竹醫院耳鼻喉科主治醫師
臺大醫院耳鼻喉部臨床研究員
臺北榮總耳鼻喉部臨床研究員

黃智旺
國防醫學院醫學系
中國醫藥大學附設醫院放射部主治醫師
永和耕莘醫院放射診斷科主治醫師
臺東志航基地航醫官
三軍總醫院放射診斷部醫師

詹勝傑
慈濟大學醫學系
臺北長庚醫院核子醫學科主任
林口長庚醫院核子醫學科暨分子影像中心
主治醫師
林口長庚醫院核子醫學科住院醫師

蔡志忠
美國普渡大學計算機科學博士
國立中正大學資訊工程學系副教授

劉玉來
臺北醫學大學保健營養研究所碩士
臺大醫院雲林分院營養組組長
行政院衛生署豐原醫院營養師
行政院衛生署雲林醫院營養師
環球技術學院兼任講師
紅十字會營養專業顧問

劉享朗
東元診所負責醫師
再生緣生物科技股份有限公司董事長
富享生物科技股份有限公司董事長
財團法人肝病防治學術基金會醫藥顧問
臺北市內湖綜合醫院院長
新店耕莘醫院消化系主治醫師

劉登傑
國防醫學院醫學系
埔里榮民醫院眼科主任
臺中榮民總醫院眼科專科醫師
國軍臺中總醫院中清院區外科總醫師
中華民國外科專科醫師
中華民國眼科專科醫師

謝孟學
臺北醫學大學牙醫學系
萬芳牙科診所牙醫師

顏復竹

國防醫學院醫學系
中壢市顏復竹診所院長
三軍總醫院外科主治醫師
三軍總醫院外科住院醫師

羅時鴻

英國牛津大學生理學博士
國防醫學院藥理學科副教授
師範大學身心發展社指導教授
行政院衛生署中華藥典編修委員
牛津大學臺灣校友會公益健康委員會總召

作者序

越來越多的科學證據指出，素食比其他動物性食物帶來更多的健康利益，這主要和素食富含複合性碳水化合物、纖維素、植物蛋白、鎂、葉酸、維生素 C、維生素 E、類胡蘿蔔素和許多植物化合物有關。雖然不同類型的素食者飲食內容有異，整體而言，素食者所攝取的飽和脂肪酸、膽固醇和動物性蛋白質較低；全素者飲食中不含奶蛋等所有動物性食品，部分研究顯示也有更佳的健康狀態。

當代學者表示，過去研究中存有若干對素食之誤解，例如素食曾被認為可能缺乏蛋白質、鐵、鋅、鈣、碘、維生素 A、維生素 B_{12}、ω-3 脂肪酸等，如今許多研究已發現上述不足之結論，是源自不佳的飲食計畫或不當的製備過程。事實上，均衡的素食能充分滿足生命週期的各個階段，例如：兒童、青少年、懷孕和哺乳婦女、老年人與運動員等等；而且在多數情況下，素食還能防治諸多疾病，例如：心臟病、高血壓、糖尿病、癌症、骨質疏鬆症、腎臟病、失智症、憩室病、膽結石和風濕性關節炎等等[1]。

臺灣原本就有兩百多萬的素食人口，環保署去年推出包括鼓勵民眾多吃素的節能減碳十大無悔措施後，有越來越多人願意為遏止全球暖化而吃素。波仕特線上市調網在近來對「您願意為了維護地球環保生態而改吃素嗎？」進行網路民調，結果顯示六成以上民眾表示「非常願意」或「願意」。

雖然民眾對於素食大多抱持正面的看法，但在部分研究與報章媒體的渲染下，許多人對於長期吃素的態度卻多所遲疑，因此本書特別邀集醫療圈中茹素或關心素食的同好，協力為國人彙整國內外醫學、公衛或營養學專家所發表之科學文獻，提供素食與健康的科學實證以饗國人，並就教於學界同道。

　　事實上，過去醫學養成教育中營養學訓練之不足，一直是許多臨床醫師的缺憾，而一般民眾對素食與營養的觀念，除了來自傳播媒體的片面報導，也可能得自一般醫療從業人員的刻板建議，以致大眾對素食的健康效益有不正確的認知，或輕忽了許多飲食研究的新進展。例如：瓦基教授證實食品中的動物成分，會在體內同化形成毒素和微生物的特殊接受器。他在 2008 年《自然》[2] 期刊中提到，人類和植物、細菌不會製造一種名為 Neu5Gc 的抗原，相反的，所有動物肉包括家禽和魚類都含有 Neu5Gc，尤其紅肉和牛奶最多，人因為吃下含有豐富 Neu5Gc 的肉或奶品，使其吸收後合成到細胞膜上，才讓毒性大腸桿菌分泌的 SubAB 毒素得以結合在 Neu5Gc 上，而導致美國牛肉汙染的致死事件。

　　此外，Neu5Gc 也會在細胞膜形成有利動物病毒進入的通道，可能會增加日後罹患新流感 （H1N1） 的風險，和一旦感染後大量肺泡細胞破壞導致呼吸衰竭的重症，這或許也是有些年輕健康的患者會變成重症病例的原因。另外值得一提的是，科學家也發現人類透過攝食動物食品所累積的 Neu5Gc 抗原，會進一步誘發抗原抗體的慢性發炎反應，結果可促進癌細胞的進展，此一突破性的發現，也為肉食致癌之機轉提供有力的分子基礎[3]。

　　因此，本書在總論中介紹了飲食指南新觀念，與美國飲食協會對素食的最新聲明；另外，特別邀請小兒科、婦產科、復健科、青少年與老年健康專家，為有特殊營養需求的特定族群撰文；本書也針對國人常見的二十幾種健康問題，作疾病與素食之專論，同時提供素食者之營養素考量與攝取建議。此外，全球暖化已成當下人類最大的生存危機，也是本世紀最嚴酷的健康威脅，從美、荷、澳等國將氣候變遷

的嚴重警戒層級提升到超過反恐可見一斑,前年重創南臺灣的莫拉克颱風也給國人帶來慘痛的教訓,值此「氣候難民」與日俱增之際,如今除了追求健康因素外,有更多素食的愛好者,基於環保、慈悲、和平等因素,為謀求人類、動物與環境的永續生存發展,選擇改變自己的飲食型態,那麼本書之發行,相信可為其高雅動機,增添一分在健康方面的保障。

本書雖再三查閱最新科學文獻,但科技進展一日千里,因此疏漏之處恐在所難免,尚祈各界賢達不吝指正。又細想本書之發行旨在拋磚引玉,以期喚起更多學界同道與認同茹素之社會大眾,共同加入身體力行與宣揚的行列,因此付梓之後才是開始,種種不足之處,或可化為爾後諸位賢達齊心戮力的原動力,那本書的宗旨也算達成了。

最後,感謝諸多促成此書出版的因緣,和所有同道奉獻的心力,也感謝張晴茹小姐在編輯方面付出的努力。本書的問世,獻給華人世界裡所有曾為促進人與環境及動物和諧相處的人,也獻給即將有所行動的您!

黃建勳

於臺大雲林分院社區及家庭醫學部

[1]:Leitzmann C. Vegetarian diets: what are the advantages? Forum Nutr 2005:147-56.
[2]:Byres E, Paton AW, Paton JC et al. Nature 2008;456（7222）:648-52.
[3]:Hedlund M, Padler-Karavani V, Varki NM, Varki A. Evidence for a human-specific mechanism for diet and antibody-mediated inflammation in carcinoma progression. Proc Natl Acad Sci U S A 2008;105:18936-41.

目次

改變飲食習慣讓你遠離病痛

聰明攝取人體必需營養素

山珍海味不願面對的真相

OO 養生關鍵在飲食
———養生關鍵在飲食，飲食關鍵在蔬食。

病苦折磨因何來？ —— 健康關鍵在飲食

　　長久以來，癌症和心血管疾病一直是文明世界的兩大健康殺手。研究發現，不論紅肉或白肉，在烹調後都會產生雜環胺化合物的致癌物，而且加熱程度越大或時間越長，產量越多；流行病學的調查結果也證實，包括大腸直腸癌、乳癌、攝護腺癌、肺癌、卵巢癌、淋巴癌等在內的多種癌症，都與動物性食品的食用量呈正相關，意即食用越多，罹癌機率越高！

　　值得一提的是，科學家已發現一種名為 Neu5Gc 的抗原，人類和植物都無法自行製造，相反的，所有動物肉，包括家禽和魚類都含有 Neu5Gc，尤其紅肉和牛奶最多，人類透過攝食紅肉或乳製品，此抗原將累積在體內，進一步誘發抗原抗體的慢性發炎反應，結果可促進癌細胞的進展，此一突破性的發現，為肉食致癌之機轉提供有力的分子基礎。

　　克里夫蘭醫院的卡爾德威爾・耶瑟斯庭醫師（Dr. Caldwell B. Esselstyn），是美國十大外科名醫之一。他對醫療的最大貢獻，始於

二十年前的研究，因為有感於冠狀動脈心臟病盛行率節節攀升，治癒率卻乏善可陳，於是率先使用純植物飲食，結果證明重度心血管疾病患者，採用植物為主的飲食後（這種飲食也是沒有心臟病國家的典型飲食），不僅可以遏止此疾病，還可以治癒它，而且二十年的經驗中，不曾有任何人出現蛋白質缺乏的情形。

耶瑟斯庭醫師的方法，幫助心臟病患者獲得新生。因為長久以來，醫界治療此病有一特殊方法，叫做血管成形術，其實算不上治療疾病，因為這只是一種權宜的修補術，而且悲哀的是，不論支架、成型術或繞道手術的益處，都會隨時間消減，而且過程有風險亦極其昂貴。相反的，當您僅是改採植物性飲食，並正確地執行，就不會再發病，更令人興奮的是益處不會消減，而是繼續改善。

事實上，在人類演化的研究中顯示，我們的祖先都是天生的素食者。人類的身體結構並不適於肉食。哥倫比亞大學韓汀博士（Dr. G.S. Huntingen）在一篇比較解剖學的論文中就證明了此論點。他指出肉食動物的小腸和大腸都短，而且大腸特別地直而平滑。相反地，素食動物的小腸長，大腸也長，這是因為肉的纖維含量少，蛋白質含量高，腸子不必慢慢地吸收養分；因此肉食動物的腸子較素食動物的腸子來得短。

人類和其他天生素食的動物一樣，大腸和小腸都是長的。我們的腸子約有 8.5 公尺長。小腸來回重疊，腸壁有皺褶又不平滑。由於

它較肉食動物的小腸更長,所以我們吃下的肉會在腸中久留、腐敗並產生毒素。

　　儘管肉食致病的證據已堆積如山,有些人卻因營養疑慮遲遲沒有改採蔬食,然而一位美國醫師——米勒博士(Dr. Miller),他在臺灣行醫四十餘年,創辦了醫院,院內所有員工和病人均實行素食。他說:「老鼠是素食和肉食都可以維持生命的動物,如果將兩隻老鼠分開,讓一隻吃肉,另一隻吃素,發現兩隻老鼠生長和發育的情形是大致相同的,不過素食的老鼠壽命較長,對疾病的抵抗力也較強。此外,兩隻老鼠患病後,也是素食老鼠恢復得快。」

　　他又說:「受近代科學之賜,醫藥已經大有進步,但是藥物只能治病,食物才能維持健康。他指出,植物的營養比動物更為直接。人們吃動物,但是動物的營養卻得自植物。大部分動物壽命都不長,人類有的疾病,動物也幾乎都有,所以人的病可能都是吃了患病動物的肉而傳入人體。」著名的素食醫生克羅博士(Dr. J.H. Kellogg)也說:「我們吃素時不需擔心食物是因什麼病而死,這讓人吃起來多愉快啊!」

　　大部分的人以為肉品衛生安全可靠,但是每天有那麼多的牛、豬、雞、鴨等被屠宰出售,根本沒辦法一一確實檢查。要檢查出一塊肉是否帶有癌細胞,就已經極為困難了,更何況是逐一檢查每隻動物。目前,肉品工廠都是採取頭有問題就砍頭,腳有病就剁腳的

方式，只是把有病的部分去掉，剩下的部位照常出售。

　　結果民眾常在無意間，莫可奈何的被迫吃入許多有礙健康的食物。例如，我國環保署曾進行大規模臺灣居民頭髮中含汞量的調查，發現吃大型海魚的民眾，頭髮含汞量是不吃魚的 6 倍；而葷食者又比素食者頭髮含汞量高出 8 倍。頭髮含汞量多少，跟髮型、有沒有燙染一點關係都沒有，影響最大的竟然是個人的飲食習慣。中山醫學大學職業安全衛生學系毛義方教授也曾接受國科會委託，進行國內食品檢測，結果發現含環境荷爾蒙的食物以雞、豬最濃，因此專家建議多吃蔬果少吃肉。

　　那麼人們為什麼不直接從植物獲取營養呢？很多人有一種觀念，認為「動物性蛋白優於植物性蛋白」。關於動物蛋白質的迷思，有「營養學界愛因斯坦」美譽的康乃爾大學營養學榮譽教授柯林・坎貝爾博士（Dr. T. Colin Campbell），對此下了中肯的註解：「長期以來，動物蛋白質被認為是優質蛋白質，或擁有更高的生物價值。這種觀點已經誤導我們數十年之久，甚至已近百年……，這一論點對我們的危害，幾乎比其他任何發現都多。」

　　坎貝爾博士曾主導醫學史上最廣泛而深入的研究之一——「中國營養研究」（The China Study），證實植物性蛋白質是最健康的蛋白質！飲食中，動物性蛋白攝取量只要超過總熱量的15%，就能夠啟動癌症！

也常有人誤以為肉食者會比素食者更強壯，但在耶魯大學費希爾教授（Professor Irving Fisher）的一項實驗中顯示：32 名素食者及 15 名肉食者中，吃素的人比吃肉的人更有耐力。他要參加試驗的人盡可能將手臂平舉，實驗結果十分明顯：15 位肉食者中，只有 2 位可以舉臂 15～30 分鐘；不過在 32 位素食者中，卻全部都可舉臂 15～30 分鐘，有15 位超過了半小時，9 位超過 1 小時，4 位超過 2 小時，有 1 位還超過了 3 小時。

近年來，有越來越多的科學實證指出，植物性飲食比動物性食物帶來更多的健康利益，因為植物性飲食含有人體必需的所有營養素，且相對於動物性飲食，有以下幾項特點：1. 不含膽固醇，是高血脂症、癌症或心血管疾病患者的最佳選擇；2. 有豐富維生素；3. 含膳食纖維，可保健腸道、預防便秘；4. 有抗老、防癌的植物化合物，如大豆異黃酮、茄紅素、兒茶素、胡蘿蔔素、蒜精、多酚類等，是許多保健食品的主要原料。

其實，全世界最大的營養專家所組成的美國營養學會（American Dietetic Association），已從許多科學實證中提出深具權威與公正性的見解：「妥善規劃的素食，能滿足生活週期中任何時期與各年齡層的營養需求，包括懷孕以及哺乳的婦女、嬰兒、兒童、青少年、成人、老年人和運動員等。而且有益身體健康，能防治癌症、心臟病、糖尿病、高血壓、高血脂、肥胖症、骨質疏鬆、

腎臟疾病、失智症、大腸憩室症、膽結石、痛風和風濕性關節炎等慢性疾病。」

環境破壞為哪樁？——生態關鍵在飲食

為了吃肉而飼養動物會帶來一些後果：雨林的破壞、全球溫度上升、水質汙染、水源枯竭、土地沙漠化、能源嚴重浪費，以及全球性的饑荒。

亞馬遜雨林遭開墾的土地，80% 用於畜牧及種植動物飼料。光是 1960 年開始，為了替牛隻開闢牧場，中美洲就有 25% 的雨林被燒光。平均每消費一個漢堡，就有六平方公尺的雨林要被夷為平地。根據聯合國糧食與農業組織估計，畜牧業消耗全球 50% 的用水量，還會大量產生甲烷、氧化亞氮等強大的溫室氣體，成為全球暖化的原凶。

聯合國多篇報告指出：我們生產的抗生素，有 50% 是用於畜牧業的動物，而生產的殺蟲劑，有 37% 是用來加強牧草的產量；這些因畜牧業需要而使用的抗生素、殺蟲劑、荷爾蒙及大量的動物排泄物對水資源的汙染，已使畜牧業成為土壤貧瘠及水源汙染的最大禍首。在美國，表土損耗原因中有 85% 與畜牧業有關。另外，畜牧業也是高排碳和高耗能的產業，生產牛肉要用掉的石化能源，是生產等值熱量蔬菜穀物的 16 倍。所以專家推估，如果全人類都是肉食

者，石油儲量將於十三年內被用盡；但如果全人類都是素食者，能源危機將是二百六十年後的問題。

因此耗費土地、水、能源和人力來生產肉類，不僅沒有效率，而且嚴重破壞地球資源。難怪專家估計：「若以生態成本計算，一個牛肉漢堡的代價，其實是 200 美元！」

若能把飼養動物的土地，轉而種植為人食用的農作物，將可更有效地利用全世界的資源。根據美國羅德爾協會（US-based Rodale Institute）進行最久的有機農耕研究發現，在地球上 35 億英畝的可耕地上施作有機耕種，不僅可大幅減少石化燃料用量，還能吸收 40% 的二氧化碳排放量。荷蘭環境評估委員會的研究報告也指出：在 2050 年之前，人類為遏止氣候變遷必須花費的成本高達 40 兆美元。若全球都改採有機純蔬飲食，則可減少 80% 的花費！

世界饑荒如何解？——救命關鍵在飲食

地球上有超過十億人正遭受飢餓和營養不良之苦，每年有 4,000 萬人死於饑荒，每天更有 25,000 名兒童餓死。儘管如此，世界上卻有 1/3 以上的穀物不拿來供應給人吃，而是用來餵養牲畜。在美國，牲畜就吃掉了所有生產穀物 70%。如果我們把穀物給人吃而不是餵牲畜，就不再有任何人挨餓了。

如果燕麥是供人食用，而不是用來餵養動物，則一英畝土地種

植燕麥，可以產生 8 倍於產肉所得到的蛋白質，和 25 倍的熱量。由於 16 公斤的穀物只能生產 1 公斤的牛肉，若改牛肉為素食，以蛋白質觀點而言，全球可以多養活 30 倍的現有人口！

下面兩個實例，更可讓讀者對於肉食是浪費糧食的事實印象更深刻：在美國，如果一年少消耗 10% 的肉類，就可以釋放出 1,200 萬噸穀類給人類食用，這個食物量可以餵飽 6,000 萬人；如果美國人平均每週只要吃一次素食，每年就可以拯救 1,600 萬挨餓的人。

動物苦難何時休？ —— 愛心關鍵在飲食

你可曾注意到一件事？每天美國有超過 10 萬隻的牛遭到屠宰！每年全世界有超過 4,200 億隻動物被宰殺作為人類食物！

在西方國家，大部分的動物被飼養在「工廠式牧場」裡，其設計是以最少的費用生產最多量的動物。在那裡，動物擠在一起，環境十分惡劣，牠們被當作一部部填入飼料就能產生肉的機器。我們大部分人都不曾、也不願親身目睹這種慘景。難怪有人說：「走一趟屠宰場就能使你終身吃素。」儘管我們大部分的人不會主動殺生，但是卻經由社會的認同而養成了經常吃肉的習慣，而不真正了解我們對吃下肚的動物做了些什麼。

臺灣動物社會研究會 2005～2007 年間，曾對全臺 21 個縣市共 27 個公立肉品市場或屠宰場調查：「豬在意識清醒、未經人道

致昏的狀況下被割斷喉嚨放血，或者在屠宰豬隻前，用鐵鍊將豬活活倒吊至半空中，再割喉放血。或者在被屠宰前用棍棒敲擊豬隻……。」多數人的第二個母親 —— 乳牛，年僅 15 個月即一再被迫懷孕，植入胚胎強行人工授精。全年無休的擠乳，常導致乳腺慢性發炎，還有骨質疏鬆症、骨折、產乳熱等病。原可活約 20 年的乳牛，歷經痛苦的 3～4 年，無法產乳後，終成為漢堡等肉品。甫出生數天的小牛，即被強行帶離母親身旁，栓頸囚禁在鐵欄內，並餵以流質（缺鐵及纖維）食物迫使貧血，數天或數月內送上刑場，只因人們喜歡吃嫩白可口的小牛肉。

　　肉食並非人類的天性，也不是唯一的飲食選擇，更不是我們生存或健康的必要條件，面對這種文化造成、已知有害的飲食習慣，諾貝爾和平獎得主史懷哲醫師曾說：「有思考能力的人，一定會反對所有的殘酷行徑，無論這項行徑是否深植傳統，只要我們有選擇的機會，就應該避免造成其他動物受苦。」

　　吃素可以讓你在這星球上「無債一身輕」。因為你只取用需要的部分，減少過度殺生，而且誠如英國披頭四合唱團成員保羅麥卡尼所言：「如果屠宰場有玻璃牆的話，大家就會開始吃素了。知道我們沒有造成動物受苦，可以讓自己好過些，也會讓動物好過些。」

養生關鍵在飲食，飲食關鍵在蔬食

　　世界頂尖的醫學期刊《刺胳針》（The Lancet）明白指出：
「二十一世紀人類健康的最大威脅就是全球暖化導致的氣候變
遷。」2009 年看守世界研究中心（World Watch Institute）報告評
估：「畜牧業產出的溫室氣體已占全球溫室氣體總量逾半。」因
此，世界銀行首席經濟學家、現任倫敦政經學院史登教授強調：
「生產肉對全球資源帶來龐大壓力；若要戰勝氣候變遷，人們必須
改吃素才行。」聯合國也發表最新呼籲：「為了拯救地球免於飢
餓、燃料匱乏，以及氣候變遷所帶來的嚴重影響，全球改採無肉無
奶的純素飲食（vegan）至關重要！」

　　另外，有關飲食與健康的重大關聯，美國參議院營養問題特別
委員會，曾結合美國國立癌症研究所、國立營養研究所、英國皇家
醫學和北歐二國聯合醫學調查會議等專家，繼「菸害」之後又獲得
一致的結論：「先進國家的飲食方式（肉食）有錯誤！成人病與慢
性病，根本無法靠醫藥或手術來治療，只能仰賴飲食的改善來加以
治療與復原。」因此，除了香菸以外，大概再沒有比吃肉更有害人
體健康的了。

　　所以說：「養生關鍵在飲食，飲食關鍵在蔬食！」

新式飲食指南為健康把關

美國參議院飲食調查報告，繼菸害之後又一重大發現：「先進國家的飲食方式有誤！
許多癌症與慢性病不能靠醫藥治癒，只能靠飲食加以改善或治療。」

01 均衡攝取新五大類食物
—— 不懂食物的人，不可能了解疾病。

　　前年有則有趣的新聞，美國第一夫人蜜雪兒在白宮南草坪開闢菜園種植蔬果，並上電視節目「芝麻街」，解說如何種植番茄、胡蘿蔔、萵苣及黃瓜等蔬菜種子。接著，這位第一夫人又別出心裁的擔任美食節目「鐵人料理大賽」的神祕嘉賓，因為該集料理主題就是如何把白宮蔬果園的食材，變成一道道美味料理。蜜雪兒花了這麼多心力，就是希望美國人能多吃蔬果、吃出健康。

　　古諺有云：「病從口入。」醫學之父希波克拉底也說：「不懂食物的人，不可能了解疾病。」近年來許多研究都顯示：「吃」的確和身體健康息息相關。1970 年代，美國前總統候選人喬治・麥嘉文（George McGovern）集合全美許多專家學者，研究飲食習慣與癌症及慢性病的關係，並於 1977 年發表了長達五千多頁著名的〈麥嘉文報告〉，報告指出：「大部分疾病的原因來自錯誤的飲食方式，即高脂肪的肉食習慣。」1982 年，美國國家科學院發表一份飲食、營養及癌症的報告，表示以蔬食為主的飲食方式可以預防癌症。這些報告結果震驚當時美國社會，因為那時西方國家，大家三餐正是高脂肪的肉食佳餚。

　　在越來越多這類醫學報告出現後，西方社會開始吹起了「輕食主義」的風潮，許多生機飲食治癌的書籍竟成為暢銷書。這些現象反映一個重要的訊息：目前的醫療科技和醫師並不能有效治好許多癌症及慢性病，導致民眾開始尋找藥丸之外的方法。

　　還有多少飲食和疾病的祕密還未被揭露出來呢？這就要問一生都在專研這方面的專家，有「營養學界愛因斯坦」美譽的柯林・坎貝爾博士。在他的實驗中發現一個驚人事實，那就是以我們日常的動物性蛋白攝取量，就能啟動癌症。有人問，要減少食肉量到什麼程度才不會得癌症呢？這位大師說：「唯有改採不含蛋奶的全素飲食，才能真正避免癌症的發生！」

　　如今，美國醫學界已經證實，這種以肉食為中心的飲食習慣，會帶給人體莫大傷害，包括心臟病、癌症、中風及其他嚴重的疾病。在醫界，超過三千位醫師支持的美國責任醫學醫師委員會（PCRM）也開始推動四大類食物，修正過去營養學家推行長達 35 年的四類基本食物（肉類、乳製品、全穀物、蔬果）。PCRM 所倡議的「新四類食物」包括全穀類（含堅果類）、豆類（含種子類）、蔬菜類、水果類。有別於以往的食物分類，這四大類食物並不含蛋、奶及肉類，責任內科醫師委員會發現以這四大類食物為主的飲食，不但可以治好許多惱人的慢性病，更可以有效預防癌症及多種疾病[1]。

因此，我們新版的國民飲食指南也做了相當大的調整，比方說把蛋白質類食物的攝取順序，改以豆類製品為優先，而且每日要攝食至少 7 份以上的蔬果（以每日 2,000 大卡熱量來算）、油脂類則鼓勵直接從堅果類攝取。

由此看來，這種植物性飲食的新主張，似乎是遠離許多慢性病及癌症的不二法門。但吃素也要懂得調配，才不會營養不良。在這方面，美國營養學會及加拿大營養師協會於 2003 年出版了《北美素食者新飲食指南》[2]及相對應的飲食金字塔，提供我們很好的飲食參考。《北美素食者新飲食指南》簡單來說分為五大類食物：穀類（一天六份）、豆類及堅果等蛋白質食物（一天五份）、蔬菜（一天四份）、水果（一天二份）及來自植物油的脂肪類（一天二份）。並建議每日攝取富含鈣質的蔬果食品（八份），如豆腐、杏仁、芝麻、黃豆醬、白菜、甘藍、芥菜、秋葵及加鈣飲料等。八份鈣質的蔬果食品看似難以達到，其實不然。由於黃豆及堅果同時含有豐富的蛋白質及鈣質，每天只要吃五份這類食物，再從其他類食物補充三份即可。

除了鈣質外，另外這份素食飲食指南也針對 Omega-3 必需脂肪酸、維生素 B_{12} 等攝取做一些特別建議：

Omega-3 必需脂肪酸：每日補充 2 份富含 Omega-3 必需脂肪酸的食物。這種過去被認為只有吃魚才能得到的必需脂肪酸，其實也存在於植物油及堅果中。1 份含有 Omega-3 必需脂肪酸是多少呢？亞

新五大類食物金字塔

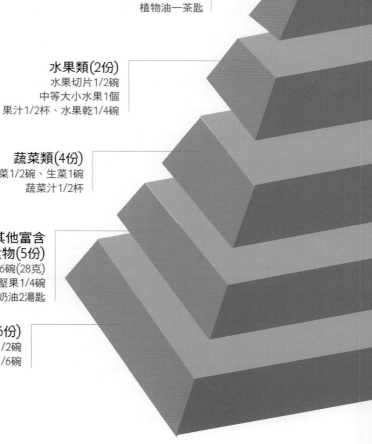

脂肪類(2份)
植物油一茶匙

水果類(2份)
水果切片1/2碗
中等大小水果1個
果汁1/2杯、水果乾1/4碗

蔬菜類(4份)
煮熟青菜1/2碗、生菜1碗
蔬菜汁1/2杯

**豆類、堅果其他富含
蛋白質食物(5份)**
豆腐、豆包1/2碗、素肉1/6碗(28克)
煮熟豆類1/2碗、堅果1/4碗
堅果或種子類奶油2湯匙

穀類(6份)
澱粉類(米、麵條等)1/2碗
麵包1片、麥片1/6碗

註:
1碗或1杯=250g,
1湯匙=15ml,
1茶匙=5ml

麻仁油 1 茶匙（5ml）、芥花油或大豆油 1 湯匙（15ml）、亞麻仁粉 1 湯匙或核桃 4 湯匙。

維生素 B_{12}：每天攝取 3 份富含活性 B_{12} 的食物，如素食營養酵母一湯匙、添加 B_{12} 的早餐麥片 28 克、42 克添加 B_{12} 的素肉等。一般建議同時攝取多種含 B_{12} 的食物，如果無法買到這類食品，則要考慮補充 B_{12} 錠劑。

另外針對不同的生長時期，須調整營養的攝取量（表1-1）：

1-1 不同生長期的營養攝取量表

單位：份

	富含維生素B_{12}食物	豆類、堅果等其他富含蛋白質食物	富含鈣食物
4～8歲	2	5	6
9～13歲	2	6	10
14～18歲	3	6	10
孕婦	4	7	8
哺乳期婦女	4	8	8

美國農業部也在官方網站提供素食營養的指南，為素食營養背書，鼓勵大眾多吃素[3]。「醫食同源」，只要懂得調配，植物性飲食是營養充足的，又可以預防許多疾病，可說是最好的養生之道。或許您會覺得吃素要注意一些小細節很麻煩，但蔬食卻可以使您遠離癌症、心血管疾病及糖尿病等許多慢性病，並維持整個生態及地球的健康，等於為自己及子孫買一份最安全的保障！

02 最具權威公信力的飲食研究報告

———— 均衡的植物性飲食，可滿足人生各階段營養需求，且可有效防治癌症和多種慢性疾病。

在國內，吃素的人口越來越多，根據統計，臺灣約有 200 萬素食人口，民眾對於素食餐飲大多抱持正面的看法，但是在部分研究與報章媒體的渲染下，民眾對於長期吃素的態度多有遲疑，所以本文從營養學的觀點，提出 2009 年 7 月美國營養學會所發表的回顧性文章，來釐清素食與健康的關係，美國營養學會是由全世界最大的食品與營養專家所組成的機構，其成員有近 7 萬人，其所提出之聲明報告，深具權威性與公正性，可作為國人素食飲食之參考。

美國營養學會對素食的觀點

妥善規劃的素食飲食，不僅有益身體健康、提供充足的營養，更能有效預防及治療慢性疾病。民眾基於健康、環保、動物保護、經濟、倫理、世界饑荒，以及宗教信仰等因素而吃素。根據 2006 年美國全國性調查發現，有 2.3 % 的成年人是素食者，其中 1.4% 的成年人為純素食；而 2005 年全國性調查顯示，有 3% 的 8～18 歲兒童與青少年吃素。根據消費者調查報告，目前對於素食飲食有興趣的人口

逐漸增加中,這股新興的飲食風氣,明顯地反映在素食營養學與動物保護學等大學課程的開設、素食相關網站的設置、定期出版的素食烹飪食譜、素食外食人口的增加,以及速食店販售的素食沙拉與素食漢堡,就連大部分的大學院校也開始提供素食餐點方面的選擇。

素食與各年齡層的營養需求

素食者應該攝取適當的營養素,包括:蛋白質、W-3 脂肪酸、鐵、鋅、碘、鈣、維生素 D、維生素 B_{12} 等。美國營養學會的聲明報告指出,妥善規劃的素食,包括全素、奶素及蛋奶素的飲食,能滿足生活週期任何時期與各年齡層的營養需求,包括懷孕以及哺育母乳的婦女、嬰兒、兒童、青少年、成老年人和運動員。同時,兒童、青少年時期開始吃素,攝取較少的膽固醇、飽和脂肪酸、總脂肪量,以及攝取較多水果、蔬菜與纖維質,更能幫助養成終身的健康飲食習慣。

懷孕與哺乳時期的素食餐飲:規劃適當的素食餐點,可以提供懷孕與哺乳婦女足夠的營養及熱量,也有益於胎兒的生長發育。吃素的婦女在懷孕與哺乳期間,應攝取充足的維生素 B_{12}、維生素 D、鐵、鈣、鋅、葉酸以及含 DHA 成分的食品。

嬰兒時期的素食餐飲:來自素食媽媽的母乳,其營養成分與非素食者相同,因此,攝取以母乳為主、配方奶粉為輔的素食寶寶,也

可以正常地成長發育。逐漸添加富含熱量與營養來源的固體食物，可以確保素食寶寶的成長發育。

兒童時期的素食餐飲：素食兒童與非素食同儕的生長發育相同。提供多次餐點、點心、添加營養素的早餐麥片、麵包、麵糊等食品與富含不飽和脂肪酸的食物，有助於補充素食兒童所需要的熱量和營養。

青少年時期的素食餐飲：根據研究報告顯示，吃素的青少年相較於非素食的同儕，更能攝取到較多的蔬菜和水果，所以也會獲得較多的纖維質、鐵、葉酸、維生素 A 和維生素 C，同時也減少了吃甜食、速食和過鹹零食等不良習慣，但仍須特別留意鈣、鐵、鋅、維生素 D 及維生素 B_{12} 的攝取量。因此，妥善的素食飲食規劃，能提供青少年適當且健康的飲食，有助於青少年的生長發育。

老人時期的素食餐飲：老年人熱量的需求減少，因此吃素食餐飲須多留意鈣、鐵、鋅、維生素 D、維生素 B_6 及維生素 B_{12} 的攝取量。建議可攝取富含維他命 B_{12} 的食物或營養素。

運動員的素食餐飲：完善的素食餐飲規劃與訓練計畫，可滿足不同類型運動員的營養需求。

素食與健康

素食的餐飲中含有較少的飽和脂肪與膽固醇，多攝取蔬菜、水果、全穀類、堅果類、豆類製品，可擁有豐富的纖維質、鎂、鉀、維生素 C、維生素 E、葉酸、胡蘿蔔素和植物化合物。因此，素食餐飲能帶給人體許多有益健康的好處，包括減少血中膽固醇值、減少血中低密度脂蛋白、減少血壓值、降低罹患缺血性心臟病、高血壓與第二型糖尿病的風險。同時，素食者的身體質量指數（BMI）普遍低於非素食者，整體癌症發生率也較低。另外，報告也指出，素食能有益於骨質疏鬆、腎臟疾病、失智症、大腸憩室症、膽結石和風濕性關節炎等慢性疾病。

美國政府提出許多的營養計畫，包括針對婦孺、兒童、老人、獄友，以及軍隊的計畫，都將素食列入考量。也要求大專院校、醫院、餐廳、公立博物館和公園等機構附設的餐廳，提供素食的餐點。有興趣吃素或出於健康因素而需要特殊飲食者，可以諮詢專業營養師，了解各種營養素的食物來源、採購及烹調技巧，並視個別情況，規劃一套適合自己營養需求的膳食。

守護家人從關鍵飲食開始

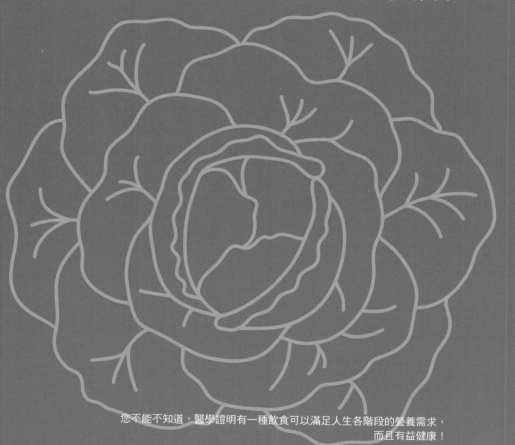

您不能不知道，醫學證明有一種飲食可以滿足人生各階段的營養需求，
而且有益健康！

03 寶寶自然成長無負擔
—— 美國小兒科醫學會：「純素飲食可促進嬰兒正常成長」。

　　素食的好處不論是在青少年或成人都已經被證實，包括減少第二型糖尿病、冠狀動脈心臟病、高血壓等代謝性疾病及各類癌症的發生。但在嬰幼兒的健康方面，則鮮少有大規模的臨床實驗來證實素食的好處，主要是因為嬰幼兒在食物攝取方面來說，選擇性較少，因此大家寧願依循多年來的習慣，而不願意輕易改變嬰幼兒的飲食方式。但在全球暖化日趨嚴重的情形下，素食已呈必然之趨勢。在面臨此危急存亡的重大時刻，我們應該認真考量，素食在嬰幼兒的飲食上是否有其可行性。

素食對嬰幼兒生長之影響

　　多數人認為，嬰幼兒若完全採行素食，會影響其日後的生長發育。有一項名為「Farm」的研究計畫，在美國田納西州研究了404位，從 4 個月到 10 歲大的素食孩童，比較這些素食孩童的身高及體重，和同年齡的一般美國孩童是否有差別[1]。結果發現，這些嬰幼兒及孩童，不論是在身高或是體重上都無統計上的差別。以數據上來說，這些小孩在 10 歲時的體重，比同年齡的孩童輕了 1.1 公斤，但

這樣的差別並無統計學上的意義；以目前孩童體重多半過重的情況來看，往後容易發生代謝性疾病的風險也相對提高許多。

因此，嬰幼兒及孩童，若能採行素食飲食則能有效降低孩童們罹患代謝性疾病的機會。美國小兒科醫學會和美國營養學會都表示，純素飲食可促進嬰兒正常生長[2]；除此之外，亦有很多專家表示，嬰幼兒若小心給予素食，並注意各類營養的補充，對其生長發育並無影響，甚至有其他健康上的好處，但前提是家長必需有完整及良好的相關知識[3]。

嬰幼兒素食營養指南

那麼，究竟全素的寶寶該吃些什麼呢？又有什麼需要注意的地方？首先，基於小兒科醫師的立場，還是必須強調：對嬰兒來說母乳是最好的！

4～6 個月大的嬰兒，在母乳充足的情況下，都應該以母乳為主。若是母乳不足，必須補充配方奶時，則可以考慮餵豆奶（此處是指針對嬰兒設計的嬰兒配方豆奶）。豆奶已有一百年的歷史，且在美國幾乎占有 1/5 的市場，但近幾年，大眾對於豆奶中的大豆異黃酮，是否會引起孩童長大後的荷爾蒙異常頗有疑慮；針對此點，美國小兒科醫學會在 2008 年的臨床報告說明，目前並無研究證實對胚胎生長、生育功能及內分泌方面有所影響[4]。

在一個觀察研究中發現，嬰兒對牛奶蛋白和對大豆蛋白過敏的機率分別為 3.4% 和 1.1%[5]，可見嬰兒對大豆蛋白過敏的機率是較低的。吃全素母親的母奶成分和一般母親比較起來，並無太大差別，但哺乳期間需補充足夠的維生素 B_{12}（因素食相對來說維他命 B_{12} 的含量較少）；建議攝取量為前 6 個月每天 0.4 微克，之後每天 0.5 微克[3]。純素母乳中所含的多元不飽和脂肪酸（較好的脂肪酸）濃度，相對來說較高，且飽和脂肪酸（易造成高血脂）濃度較低[2]。

純素母乳中的 DHA 含量較一般非素食母乳來得少，但和一般無添加 DHA 的配方奶比起來還是較多。DHA 為腦部發育所必需，此外，於全身細胞膜的形成也占有重要的角色。亞麻仁油含有豐富

3-1　避免嬰兒對牛奶過敏的更佳選擇

項　　目	特　　色
母　　乳	人乳蛋白不會引起過敏，其中所含的免疫球蛋白（IgA）、各種酵素有助腸道的發育及增強抵抗力，可降低牛奶及其他食物的過敏。
嬰　兒 豆　奶　粉	主要是以植物性的蛋白質，來取代牛奶中的蛋白質；以葡萄糖替代乳糖；以短鏈及中鏈的脂肪酸替代一般奶粉中的長鏈脂肪酸。

的 DHA 前驅物（即多元不飽和脂肪酸），純素母親可以考慮多攝取一些亞麻仁油來補充，或是可由海藻萃取的 DHA 來補充[3]。

　　6 個月到 1 歲大的嬰兒必須開始添加副食品。可從稀飯、米粉、豆腐泥、豆泥、蔬菜泥及各式水果泥開始嘗試（表 3-2 為美國全素嬰兒飲食指南，可供參考）。豆腐泥和豆泥可提供足量的鈣質、蛋白質及微量元素，蔬菜泥（尤其深綠色蔬菜）可提供鈣質及鐵質，水果泥則可提供多種維他命及微量元素。此時一半以上的營養來源還是母乳或是嬰兒配方豆奶。

　　1～2 歲的幼兒，可開始嘗試一般大人喝的豆奶，一般微量元素應不至於缺乏。另有一些發酵過的豆類製品，像味噌、天培，以及酵母菌發酵的麵包也可多攝取，以使體內儲存的鋅獲得更好的使用效率[2]。兩歲以上的幼兒飲食，則可與一般大人相同。

　　需要注意的是，對小孩來說，全素飲食較容易造成纖維攝取過高，但熱量相對不足的情形，這種情況會影響小孩的生長。此時可以食用一些較精緻的穀類製品，會比食用全麥製品所吃到的纖維來得少一點，熱量也可以高一些。此外很多家長擔心維生素 D、鐵、蛋白質或其他營養素會攝取不足，則是多慮了。調查顯示，全素幼兒，在這些營養素上面，和其他小孩比起來並無差別。

　　完善的全素飲食已經被證明，對小孩日後發展有良好的影響：包括降低缺血性心臟病的發生率，較低的 BMI 以及脂肪層厚度（在

可維持正常生長發育的情況下）等 [6]。但全素飲食的成功祕訣還是在於食材的多樣性，不固定偏向某一種食材。當小朋友超過兩歲以上時通常會開始有飲食的偏好，此時，就要靠父母親耐心地誘導小朋友接觸不熟悉的食物。

會讓小朋友採用全素飲食的父母親，對於時事的敏感度，以及對地球與全人類的關心，一般來說都比較高；因此對於自己的小朋友在健康方面一定更為關心。所以根據我們的經驗，這樣的父母所養育出來的孩童，發生營養不均衡的機會很低。相信有志於此的父母，一定能讓我們的孩子擁有一個更美好的未來，不論是在身體健康或是生活環境方面！

3-2
美國全素
嬰兒飲食指南
4～12 個月大之嬰兒

食物	4～6 個月	6～8 個月	9～10 個月	11～12 個月
奶類	母奶或嬰兒配方豆奶	母奶或嬰兒配方豆奶	母奶或嬰兒配方豆奶	母奶或嬰兒配方豆奶
五穀類	加鐵之穀類食品（如：米粉或麥粉從 6 個月大開始添加）	嬰兒米粉、麥粉嬰兒米粉、吐司無糖之乾穀類（如：玉米片）	嬰兒米粉、麥粉嬰兒米粉、吐司無糖之乾穀類（如：玉米片）較軟之麵包	嬰兒米粉、麥粉、吐司嬰兒餅乾、無糖之乾穀類（如：玉米片）較軟之麵包、米飯、麵食
水果	不需要	果泥、果汁	較軟或煮過的水果、果汁	較軟的或煮過的水果、罐頭水果、已削皮的水果、果汁
蔬菜	不需要	蔬菜泥、蔬菜汁	軟的或煮過的碎蔬菜、蔬菜汁	軟的或煮過的碎蔬菜、蔬菜汁
豆類	不需要	豆腐、豆泥、豆奶優格（7～8 個月大）	豆腐、豆泥、豆奶起司、豆奶優格	豆腐、碎豆子、豆奶起司，豆奶優格、一口大小的豆類製素漢堡肉、發酵過的豆類（如：天培）

專題報導——新世代模範　當家素寶寶

　　位於臺北縣三重市的勁寶兒喜星園&喜芊園嬰幼教室，是一所用心並成功經營多年的嬰幼教室。孩子在這裡的學習歲月，除了採取多元智能教學之外，更是一所以蔬食實踐愛與學習，重視健康、環保、人道與生命教育的模範好學園。

　　該校主任魏楚軍表示，因為要教育自己的兩個孩子而開始辦學。教育理念是將能讓孩子快樂的學習放在第一位，以全腦開發、全面發展、豐富有趣的教學內容，培植德智體群美五育兼備的孩子。該校辦校九年多來不曾發過廣告傳單或辦招生活動，但家長對孩子的學習與成長，滿意度都很高，常常口耳相傳、主動介紹親友，或讓自家孩子的弟妹續讀，目前兩校學童共超過百人以上。

　　儘管學童中原本就來自蔬食家庭的孩子不到 5 個，校方也不曾特別強調以蔬食來培育健全發展的下一代，但魏主任總是提供蔬食有益身心健康的資料與數據，讓家長了解並取得老師的認同。透過讀報等方式，教育孩子蔬食是友愛生命、保護環境的第一步。同時精心設計菜單，讓孩子們吃得營養、均衡又開心。並鼓勵 6 個月前的寶寶喝母奶，滿 6 個月大的幼童則另外再提供副食品，如：糙米粥、南瓜粥、蔬菜粥、豆腐粥等。

　　所以一般孩子常有的偏食、不吃青菜、便秘等問題，在這所學校裡的孩子們都沒有這類的煩惱。並且性情也比較不急躁、少有暴力傾向，情緒穩定，自然也就健康快樂、學習優異。例如：該校孩子年僅 3 歲就有閱讀能力，並且喜歡閱讀。

　　校方平時也透過規律且正常的作息、運動、均衡的蔬食營養及良好的衛生習慣，讓孩子們的免疫力普遍提升，不但不容易生病，即使生了病，也會很快復原。轉學過來的孩子中，曾有異位性皮膚炎等過敏體質，除了在教室裡採用蔬食的飲食方式，也鼓勵家長在家盡量避免給孩子吃肉（包括魚）、蛋、奶，3～4 個月後，他們的過敏症狀都有大幅的改善，可以減少用藥而且回復健康。

　　喜星園裡每年統計的生長曲線圖，無論身高體重均符合同年齡的標準。畢業生上小學後，無論智能、體能都很優秀，人格發展也很良好。比如小小年齡就懂得尊重和分享，同學中有人是純蔬食者，大家分享餅乾時，也會一起看商標成分是否是素食。茹素多年的魏主任很有信心的表示，從自己的孩子上小學後的表現，也能證實茹素小孩的發展並不落人後，而全校跑步常拿第一、二名，更是大小獎項的常勝軍。雖年僅 9 歲也能閱讀金庸小說！

　　園方多年來堅持以愛的理念與作法，開辦全方位快樂學習成長的幼兒園，分享生活更美好的選擇方式。經驗證實：適當調配的素食，滿足幼童成長發育中的營養需求，更有益兒童健康與身心發展！

04 孕媽媽為孩子做的第一件事

—— 均衡的純素飲食，加上每天一粒孕婦專用的綜合維他命錠，就能提供足夠熱量、蛋白質與營養素。

前陣子新聞報導一位孕婦很少吃青菜，導致葉酸缺乏，結果生出「腦膨出」寶寶。2009 年 3 月，長庚醫院發現一位嗜吃紅肉燒烤的 13 歲男孩已罹患腸癌末期的案例；4 月，新竹縣的診所報導不吃蔬菜愛油炸物的 8 歲女童竟然得痔瘡。除了這類臨床個案的報導之外，醫學文獻中還有更多說明素食益處相關的研究報告。例如，2009 年 4 月，美國國家癌症研究中心公布最新研究發現，孩童時期經常食用大豆的亞裔美國女性，罹患乳癌的風險減少 58%，指出大豆可能具有防癌功效[1]。美國癌症研究學會 2009 年的年會報告指出，胡桃不但可以減少心血管慢性病的發生，而且也能降低乳癌的生成，可能是因為胡桃含有多種活性植物化合物的關係[2]。由此可以看出植物性飲食重要性的端倪。

哥倫比亞大學韓汀博士的比較解剖學研究發現，人類的小腸及大腸與草食性動物牛羊一樣，長又多皺褶，這是為了消化植物性食物的纖維素；不像虎豹等肉食性動物的小腸很短，人類在消化吸收肉類的蛋白質之後，要盡快將肉類排出體外以避免腐敗，否則肉類在腸道中逗留過久會產生毒素，導致大腸癌、肝癌和腎臟病等疾病的發生，所以人類的消化系統是適合植物性食物的。2009 年 6 月

美國疾病管制暨預防中心公布，禽肉是食物中毒最大禍首[3]，也就不令人意外了。此外，人類懷孕初期會產生一種耐人尋味的現象，就是在懷孕 6～10 週期間，大多數新生媽媽一聞到油煙、肉類、魚蝦、蛋類或乳製品等動物性食品，會產生噁心、嘔吐，所謂「妊娠嘔吐症」的情形，只能吃些生菜、米飯或蜜餞等植物性飲食。這現象正反映出人之初的胎兒本性是蔬食，因為胎兒排斥動物性飲食所造成母體的一種反應。

> **+ 醫學小常識**
> 妊娠嘔吐症是指妊娠 12 週以內的孕婦，因為懷孕而發生的反胃及嘔吐現象，可能導致孕婦無法進食，引起脫水、電解質不平衡、酮尿、體重減輕等。

孕媽咪也能無憂吃素食

2009年7月美國營養學會期刊登載代表著該學會對於「適當素食飲食計畫」的官方立場：全素或純素是健康且有足夠營養的，並能預防和治療心臟病、肥胖症、糖尿病等慢性疾病和癌症。素食者通常有較低的身體質量指數和癌症罹患率，會降低血膽固醇濃度、血壓，缺血性心臟病、高血壓及第二型糖尿病的風險。多樣均衡的素食飲食，適合人生各個階段，包括懷孕、哺乳、嬰兒、兒童、青年人、成人及老人，甚至適合運動員[4]。

現在醫學研究已經證實素食對健康的好處：不但會降低代謝症候群等慢性病（第二型糖尿病、冠狀動脈心臟病、高血壓等）[5]，

而且可以減少各種癌症（包括：大腸直腸癌、攝護腺癌、乳癌、胃癌、食道癌、膀胱癌、腎臟癌、胰臟癌、血癌和淋巴癌等）的發生 [6-9]。研究指出，素食者整體的癌症發生率與整個人口相比至少低 12% [5,9]。所以，世界癌症研究基金會和我國的國民健康局一直在推廣的「健康五蔬果」觀念，每天攝取五種以上的蔬菜水果 [9]、避免攝取過多脂肪、少吃紅肉及燒烤食物，自然可以遠離慢性病和癌症的威脅。美國政府 2012 健康人計畫建議的飲食原則是減少油脂和多吃蔬果 [10]。美國小兒科醫學會和美國營養學會也聲明純素飲食可促進嬰兒正常生長 [11]，而且對嬰兒將來成長後的健康也有好處。2009 年衛生署「老年營養飲食指南」建議，少吃動物性脂肪及肥肉，最好食用植物油及多吃新鮮蔬菜和水果。

　　總之，富含水果和蔬菜的均衡植物性飲食，可以減少各種慢性疾病和癌症的發生已無庸置疑！然而，均衡素食不但對健康有很大助益，而且又能減少全球 80% 溫室氣體的排放而能夠有效地對抗地球暖化！既然素食有益健康又抗癌，同時也是最佳的環保飲食，能夠拯救地球生態危機，那麼懷孕和哺乳的婦女是不是也能吃素了呢？答案絕對是肯定的！

> **✚ 醫學小常識**
> 子癲前症是指孕期２０週以後，有血壓升高（140/90mmHg）、蛋白尿、水腫等情況發生，可能使胎兒發育不良，或是胎盤早期剝離，造成死胎的機會增加。

　　懷孕意味著一人吃兩人補。雖然孕婦需要更多的營養，不過因為胎兒很小，所以孕婦整體的飲食和懷孕前的正常飲食並不會有明顯的差別。懷孕時的熱量需求，只需要適度的增加。在第一孕期（受孕到第 14 週），一點也不需要額外的熱量；在第二孕期（第 15～27 週）才需要每天增加 340 卡的熱量；第三孕期（第 20～40 週）則需要每天增加 452 卡的熱量。重點是孕婦要吃營養豐富的食物，而不是高脂肪、高糖分，或過多的熱量。基於素食是營養完整的方式，吃素對任何一位孕婦都是一種健康的選擇。蛋奶素和純素的飲食都符合孕婦營養和熱量的需求。醫學研究指出素食母親（胎裡素）的嬰兒出生體重和非素食者的嬰兒，以及所有新生兒的出生體重相比都沒有差別 [8,12]。另外，有醫學研究指出，素食媽咪也比較少罹患致命的子癲前症 [13]，因此素食對媽咪也有好處。

素食能提供懷孕婦女足夠的營養

鈣質

　　事實上，素食對於鈣質和葉酸的攝取優於肉類。因為從植物吸收鈣質往往優於乳製產品，而葉酸的大自然來源是綠色葉菜類和豆類。許多研究顯示，素食者有較高的鈣質吸收率和利用率 [8]，因動物蛋白會干擾鈣質的吸收。由於孕婦會增強鈣質的吸收，孕婦鈣質

的建議攝取量和懷孕之前相同，19～50 歲婦女為每天 1,000 毫克。良好鈣質的來源，包括：豆腐、大豆、深綠色葉菜類、白菜、硬花甘藍菜、豆芽、無花果、向日葵種子、杏仁奶油、添加鈣的豆奶、添加鈣的麥片和果汁。例如：低草酸鹽類蔬菜——甘藍菜的鈣質，已被證實比牛奶的鈣更好吸收[14]。所以，如同懷孕前一樣，素食容易獲得足夠的鈣質[8,12]，缺鈣在素食者中非常罕見，請素食媽咪放心！

葉酸

葉酸可以幫助預防胎兒的神經管缺陷也是其他功能所必需的，懷孕期間每天需要 600 微克（百萬分之一克）葉酸。葉酸在懷孕初期前幾週尤其重要，因此所有的生育年齡婦女，應該在懷孕之前每天攝取足夠的葉酸。葉酸的大自然來源是綠色葉菜類，還有豆類，現在許多早餐麥片和其他穀類都添加了葉酸。由於飲食可能不規律，所以建議所有婦女在懷孕之前的三個月，就開始每天多吃富含葉酸的綠葉蔬菜或至少補充 400 微克葉酸錠[8,12]。

醫學小常識

胎兒在懷孕的後期會開始儲存鐵質，因此在懷孕第三期，建議孕婦每天必須補充 30 毫克的鐵劑，以應付一般飲食供應的鐵質不足時，提供胎兒對鐵的需求。

鐵

有關鐵、維生素 D 和蛋白質的補充，素食媽咪和非素食者都一樣。懷孕時期鐵的需求量需增加，以幫助胎兒和胎盤的發育，以及維繫孕婦增加的血量。鐵的飲食建議攝取量：19～50 歲婦女為每天 18 毫

克，懷孕時增加為每天 27 毫克。素食者鐵的需求量可能較多，因為非動物來源鐵的吸收較差。不過，對於任何一位孕婦只靠食物來達到增加鐵的需求是不容易的，因此無論何種飲食方式的孕婦，都需要給予鐵劑的補充（或孕婦用含有鐵劑的綜合維他命錠），以預防或治療懷孕常見的缺鐵性貧血。不過，鐵劑的補充不要和茶、咖啡、鈣片或乳製品一起服用，會減少鐵的吸收。植物性鐵的來源，包括：添加全穀類、豆類、堅果、種子、深綠蔬菜、水果乾、黑片糖蜜。素食孕婦除了補充鐵劑之外，鼓勵其每天要攝取豐富的蔬果，因為富含維生素 C 的蔬果可以增加食物中鐵的吸收 [8,12]。

維生素 D

懷孕時維生素 D 的需求和懷孕前一樣（每天 5 微克），不過確保母親和胎兒充足攝取是重要的。維生素 D 是經由曝晒陽光之後在身體合成的，在臺灣陽光充足，除非足不出戶，對大多數人而言是足以符合維生素 D 的需求。當春、夏、秋天，在每天上午 10 點到下午 3 點之間，陽光溫和的時候，讓手臂和小腿或手、臉晒太陽 5～15 分鐘，對多數人而言均符合維生素 D 需求。維生素 D 在所有食物中都缺乏，除非添加到食物中，許多品牌的即沖麥片和豆奶都添加有維生素 D。如同其他孕婦一樣，如果由於缺乏規律曝晒陽光、深膚色、季節或使用防晒乳而擔心維生素 D 合成不足，懷孕和正在哺乳的婦女，就要補充維生素 D，例如含有維生素 D 的孕婦用綜合維

他命錠，或攝取有添加維生素 D 的食品，例如即沖麥片和豆奶，以確保母親和胎兒攝取充足 [8,12]。

蛋白質

蛋白質的飲食建議攝取量，19～50 歲婦女為每天 46 公克，蛋白質的攝取量在第二和第三孕期需要增加為每天 71 公克。雖然這比以前的建議量增加許多（為了涵蓋 97.5%人口的需求量），不過素食仍然是容易符合這樣蛋白質的需求。素食蛋白質來源，包括全穀類、豆莢和豆類、大豆產品、蔬菜、堅果和種子。一套均衡的素食飲食，包括上述這些食物，就能提供足夠熱量，而且也正符合蛋白質的需求 [8,12]。

特別營養素

為了確保獲得足夠的營養，懷孕和哺乳的媽咪請稍留意下列三種營養素。

必需脂肪酸

Omega-3 脂肪酸和 Omega-6 脂肪酸均屬於必需脂肪酸，可促進人體腦部和神經系統之發展。Omega-3 脂肪酸，包括：ALA、EPA 和 DHA。ALA 是一種人體必需脂肪酸，在許多素食的食物都有。研究報告指出，素食媽咪的嬰兒臍帶血和血液中的 DHA 比非素食者的嬰兒較低。這可能是由於素食者在食物中沒有現成的 DHA，所以必

需從 ALA 轉換而來，因此懷孕和哺乳婦女的飲食中應包括 ALA。美國醫學會訂定 19～50 歲婦女 ALA 足夠攝取量為每天 1.1 克，孕婦則為每天 1.4 克。建議素食者經由攝取足夠 DHA 的前驅物，例如亞麻子和亞麻子油（是最濃縮的來源）、大豆和大豆油、胡桃和胡桃油、菜籽等堅果種子，在人體中可轉化成 DHA 和 EPA，有助於中樞神經和眼睛的健康。但是，不要吃過多會抑制 ALA 合成為 DHA 的 Omega-6 脂肪酸（玉米、紅花、棉籽、芝麻和向日葵油）和反式脂肪酸的食物（人造奶油棒、氫化脂肪食物），素食確定能夠符合必需脂肪酸的需求。海菜類也是 EPA 及 DHA 的直接來源，當然也可以補充來自微藻的素食 DHA 補充劑[8,12,15]。

維生素 B_{12}

維生素 B_{12} 的建議攝取量是很少的，因為人體腸胃道的微生物會提供人體部分的維生素 B_{12}。萎縮性胃炎所導致腸胃道微生物的缺乏，才是維生素 B_{12} 缺乏的主要原因。懷孕時維生素 B_{12} 需求只有少量增加，從 19～50 歲婦女為每天 2.4 微克，增加為每天 2.6 微克。懷孕和正在哺乳的純素食者的食物，每天要含有可靠的維生素 B_{12} 來源。維生素 B_{12} 存在於添加食物中，例如：添加的早餐麥片、素肉、豆奶和營養酵母菌。海藻和天培類食物通常是維生素 B_{12} 好的來源。補充包含維生素 B_{12} 在內的孕婦專用綜合維他命，或維他命 B_{12} 錠，是確保獲得足夠維生素 B_{12} 的聰明做法[8,12]。

鋅

懷孕時鋅的需求量會增加，從 19～50 歲婦女為每天 8 毫克，孕婦增加為每天 11 毫克。由於植物來源的鋅吸收較低，所以素食婦女鋅的攝取需求量可能較高。孕婦用的綜合維他命錠中通常都含有鋅。此外，鋅存在於豆類、堅果、全穀類和麥片。植物來源的鋅可以透過下列食物來增加吸收，例如發芽穀類、豆莢或種子和酵母菌發酵的麵包、浸泡和煮熟豆類，以及配合酸性成分的檸檬汁或番茄醬一起食用[11,12]。

醫學小常識
「反式脂肪酸」：是將天然的不飽和油，經由加工的氫化反應後，所產生的不飽和油。由於不存於自然界，人體也難以處理，因此會滯留於人體，進而增加罹患心血管疾病的機率。反式脂肪酸在食物包裝上所出現的名詞有：「氫化植物油」、「部分氫化植物油」、「氫化脂肪」、「精煉植物油」、「氫化菜油」、「氫化棕櫚油」、「固體菜油」、「酥油」、「人造酥油」、「雪白奶油」或「起酥油」等。

素食能提功哺乳期足夠營養

哺乳期最適當的飲食和上述懷孕時期的飲食相似，不過建議熱量、蛋白質和維生素 B_{12} 的攝取量比較高些。建議熱量比平常增加 500 卡，正如同懷孕期一樣，少量多餐是確保攝取足夠熱量的好方法。哺乳期由於母乳熱量的消耗，所以哺乳媽咪的體重會稍微減

輕，產褥期每週減少約 0.23～0.45 公斤是安全的。因為哺乳需要補充額外的水分，推薦多喝果汁、豆奶或菜湯來同時補充熱量及水分。至於母奶分泌的量和食物種類無關，嬰兒有效的吸吮才是關鍵，所以產後盡早哺乳以及依嬰兒的需求隨時哺餵，才是確保奶水充足的不二方法。至於蛋白質的建議攝取量比懷孕期只需增加 5 公克就可以，因此只要多吃些食物就能符合哺乳期蛋白質的需求[12]。

哺乳期間需要補充足夠的維生素 B_{12} 和維生素 D（請參照上述懷孕期的飲食），以滿足嬰兒的需要。純素母乳中，含較高的多元不飽和脂肪酸以及較低的飽和脂肪酸，有益嬰兒健康。雖然純素母乳中的 DHA 含量較一般非素食母乳較低，但仍比無添加 DHA 的配方奶較多，建議多吃富含 DHA 前驅物 ALA 的亞麻子和亞麻子油（是最濃縮的來源）、芥花油、大豆和大豆油、胡桃和胡桃油及海藻（請參照上述懷孕期的飲食）[12]。另外，醫學研究發現，全素母親的母奶成分和一般母親並無多大差別[15]，而且素食媽咪母奶的農藥含量還比一般媽咪低很多。因此素食媽咪不但有益自己的健康，而且吃素哺餵母乳更是母親對嬰兒展現最大愛心的具體行動。

總之，一個均衡多樣化的純素飲食，加上每天一粒孕婦用的綜合維他命錠，就能夠提供足夠熱量和蛋白質，充分符合孕婦和哺乳的營養需求。最後，您可以利用表 4-1 來幫助自己計畫素食餐點。

4-1 孕婦的飲食建議

	食物類別	建議孕婦一天的飲食11～12 個月
一	全穀類、麵包、麥片	9 份以上 1 份＝1 片麵包、1/2 個甜捲麵包或貝果（bagel） 1/2 杯煮熟麥片粥、飯或義大利麵 3/4 ～1 杯即沖麥片
二	蔬菜類	4 份或以上 1 份＝1/2 杯煮熟或1杯生的蔬菜 每天至少選擇一種深綠色蔬果
三	水果類	4 份或以上 1 份＝1/2 杯煮熟或一杯生的水果 1 片水果、3/4 杯果汁、1/4 杯水果乾
四	豆類、大豆產品、非乳酪奶	5～6 份 1 份＝1/2 杯煮熟豆芽、豆腐或天培（tempeh） 8 盎司添加營養素的豆奶或其他非乳酪奶 3 盎司素肉
五	堅果、種子、小麥胚芽	1～2 份 1 份＝2 大湯匙堅果或種子 2 大湯匙堅果油、2 大湯匙小麥胚芽

05 青少年飲食新指標
—— 素食青少年心血管健康指標優於葷食者。

　　素食飲食的好處，在最近幾年經由資訊快速的傳播，使得全素飲食已更為人們所接受，尤其在人們靈性意識越來越提升，和正值全球暖化重大危機之下，素食人口更是快速增加。一般而言，大部分的人並不擔心成年人和老年人採用素食餐飲，但面對正在快速成長發育中的心肝寶貝，許多父母仍然不能確信素食帶給孩童或青少年的營養價值是否足夠，所以時常可見父母雖然為素食者，卻鼓勵孩子們多吃魚肉或奶蛋的矛盾現象。

　　父母如果因為跟不上日新月異的新知識或被傳統教育觀念所束縛，而不能把心中這顆良善種子往下延伸，或是讓下一代擁有更健康的生活模式，那會是多麼可惜的一件事！有鑑於此，筆者參考許多研究而整理撰寫成以下文章，希望有助於父母和莘莘學子了解素食的營養價值。愛他就是陪伴他、帶領他走正確的路。

素食青少年的整體健康

　　青少年肥胖的問題，不僅影響美國，也是澳洲等國家的頭疼問題。根據明尼蘇達大學的一項發現，青少年素食者比非素食者更符

合政府推動的「2010 健康人」所推薦的飲食原則[1]。在這份推薦的飲食目標中，建議在每天的熱量攝取中，減少 30% 的油脂與 10% 的飽和脂肪攝取，並多吃 2 份水果和 3 份蔬菜。在近期對澳洲青少年的研究中也顯示素食青少年在心血管健康指標上都優於葷食者[2]，這些指標包含 BMI、腰圍、膽固醇[3,4]；在整體健康指標上，例如血紅素和平均身高[1-5]在素食和葷食之間並沒有不同。再談到骨骼成長部分，越來越多證據顯示，骨骼密度和骨骼健康在素食和葷食之間並無不同[6,7]，素食者有健康骨骼是被確定的，加上越來越多的研究也顯示影響骨骼健康有多項因子，打破了鈣質和奶製品的商業神話，也還給了素食者一個清白[8,9]。整體說來在青少年時期吃素不僅能維持苗條健康的身材，也同時奠定了中老年健康基礎和健康飲食模式。接下來我們談談一些常被大眾討論或爭議的問題。

素食青少年智商

近年來有一些研究探討素食與智商的關係，發現小時候智商高的人，長大後成為素食者的機率比普通智商的人還高[10,11]。而事實也證明愛因斯坦、牛頓、達文西等都是素食的先驅表率，這也許是智商高的人對生命、健康、環境及道義等問題想得比一般人深入，因而日後成為素食者。一篇以美國醫學院學生為對象的研究也顯示出，醫學生比一般美國成人更容易成為素食者[12]。素食青少年不再

是以前消極遁世的形象，你或你的素食朋友有可能在未來是對世界有重大貢獻的人呢！

素食青少年的鈣質

如前所述，素食青少年的骨骼是健康的[6,7]，研究通常主張全素兒童因為植物蛋白質代謝的關係，產生的酸質較少，因此比起雜食兒童，全素兒童所需的鈣質量較少[13,14]，可是素食者的鈣質攝取，長期以來卻被過度擔心或不當強化。事實上，明尼蘇達大學的研究發現，不論是素食或葷素皆吃的人，每天的鈣質攝取量都可能不足[1]。雖然，美國人是消耗鈣質含量豐富的牛奶和乳酪製品最多的國家之一，肉類食品也攝取不少，但卻對攝取鈣質量的效果仍然不足，這不是很奇怪嗎？因此，推測這可能是由於美國人在鈣質攝取時，是以較高的動物蛋白質攝入為主的緣故；相反的，全素兒童選擇較低的蛋白質攝取，如此一來，除了可以改善肝功能外，也能與體內較高的鈣保持量有關聯[13,14]。因此，「缺鈣」在素食者中其實是很罕見的。

除此之外，根據成大的研究，在臺灣，不論葷素，學齡前兒童鈣質攝取也都在標準值以下[15]。在臺灣，奶粉品牌眾多，大部分的父母也負擔得起，母乳哺育在近年來被大力倡導之前，大部分的小孩也喝牛奶，但其結果仍是「攝取不足」，這真的很令人納悶。越

來越多研究顯示，奶製品不僅是乳癌、卵巢癌、自體免疫疾病的危險因子，也造成孩童的某些消化系統疾病。研究更直接建議素食者能夠避免食用奶製品，對健康將更有益，因為嬰兒斷奶以後根本不需乳製食品[9]。

如前所提，其實有效的鈣攝取、吸收和平衡牽涉很多因子，如增加蔬果攝取量、限制動物蛋白攝取、規律運動、適度足夠的日晒、維生素 D 的補充，和每日從植物中攝取 500 毫克的鈣。研究更強調增加奶製品或單純提高鈣的攝入量，對骨骼健康一點幫助都沒有[8,9]。這正說明了為何攝取奶製品越多的國家，罹患骨質疏鬆而骨折的案例是成正比例的增加。

其實，青少年時期，規律的運動對於鈣的轉換利用有很關鍵的影響。因此從整體來看，素食者比非素食者的鈣質攝取來源雖然較少，但卻已足夠，而且有著更高的利用率。素食者能從食物中吸收並保留更多的鈣，例如甘藍菜（低草酸鹽類綠色蔬菜）中的鈣，已被證明比牛奶中的鈣能更容易被人體吸收[16]。近期的研究也明白揭示了早期研究的不客觀，發現在過去的研究當中，雖證明牛奶和骨骼有正面關聯，但其實都添加了維

> **➕醫學小常識**
> 植物性鈣質的食物，例如：豆腐、豆乾、黑芝麻、芝麻糊、葵瓜子、豆類、加鈣穀類、綠色蔬菜、紫菜、海帶、海苔、甘藍菜、紅莧菜、莧菜、紅鳳菜、芥藍、菠菜等。

生素 D[9]。在此不想再提及那些以利益為本的商業宣傳，只期待未來有更多醫界人士或良能政府，能把正確資訊傳達給無辜的民眾了解。

　　素食青少年的骨骼是健康的，青少年只要盡量多選擇富含鈣質的蔬果食材，以及規律運動和晒太陽，鈣的吸收自然有其整體運作的方式，青少年或其父母不應一直執著擔心鈣攝取量的單一角度而忘了考量實際臨床健康的結果，若是因此而放棄素食的種種好處，真的很可惜！

素食青少年的青春期

　　除了飲食較健康之外，在成長發育方面，素食者的身高和一般人相似只是較瘦[1-5]，體重指標 BMI 較低、更苗條，比起非素食者更接近理想的體重標準。在性發育部分，研究顯示他們的發育和成長是正常的[5,17]。不過也有研究顯示吃全素女孩的月經初潮，比一般女孩月經初潮提前到來的情況稍遲些，也能說比較正常，而且是有益的。因為，初經來得早在往後的日子裡，除了罹患乳癌的機率提高之外，也容易帶來很多問題，如提早有性接觸、感染性病和變成未婚媽媽、墮胎等社會問題[18]。「脂肪組織」在轉化雄激素成為雌激素的過程中，扮演一個很重要的角色。因此，吃全素女孩可能比雜食同儕們較為苗條，這也是全素女孩性成熟比較晚的原因。不只如此，素食青少年也避開了很多外來荷爾蒙的干擾[18-20]，在臺灣，很

多的孩子因為性早熟花了大筆金錢和時間去打所謂的退早熟針，其實，只要早點改變飲食模式是最經濟又健康的辦法。

素食青少年的熱量、蛋白質和情緒

素食雖然好處很多，但有許多人在轉換過程時是失敗的。這個問題其實不是素食本身，而是不均衡的飲食造成情緒或體力上的不平衡。其實對每一位正在成長的小朋友來說，不論是吃素或吃葷，都應該食用各式各樣的食物，如果能量（卡路里）攝取足夠，營養素的需求就比較容易達到。如果因不均衡怪罪吃素，那真的是冤枉啊！吃葷的青少年在轉變全素飲食的時候，有時會因為對素食食材不熟悉而忽略均衡的攝取，這是要特別小心避免的。

平心而論，青春期的時候，情緒容易升高，如果所有的營養素需求都能夠顧及到，就能使身體健康、情緒穩定[21]。素食青少年的均衡營養是需要被關心的，葷食青少年又未嘗不是如此呢？基本上來說，碳水化合物是熱量的主要來源，應該要選擇高纖、低血糖指數的粗澱粉食物，如澱粉類中的糙米、胚芽米、粗麥片、全麥吐司、雜糧麵包、山藥、地瓜，這些複合性碳水化合物消化時間較長，可提供穩定能量；盡量避開低纖、高熱量、高血糖指數的碳水化合物，如西瓜、香蕉等太甜的水果、精緻澱粉的白米、白吐司、西點餅乾、甜食和飲料，這些結構簡單的碳水化合物，會快速燃

燒，短時間內產生大量熱量，但不能持久，而且引起胰島素的數值高高低低，會讓人覺得更累或更飢餓[22]。如果青少年在轉變成全素飲食的過程中，體重減輕過度或沒有飽足感，除了碳水化合物攝取之外，也可試著增加更多高能量、高蛋白質的食物，例如堅果、乾果，或多一點點油脂。其實每個人的身體對食物的反應都不盡相同，能量或蛋白質的需要也因人而異，素食青少年的父母如果能撥出時間，多了解營養學和素食食材的營養成分，將有助於幫孩子挑選及搭配食物。

素食青少年的鐵質攝取[22]

其實要說到素食青少年最受爭議的部分，應該要算缺鐵或缺 B_{12} 造成的貧血，而葉酸也是造血成分之一。基本上，素食者的葉酸高於非素食者，這也許會讓一些問題更真相不明。因為若干原因的影響，對於要求嚴格的素食者來說，鐵的攝取一直是個爭議的話題。基本上很多植物性食物中富含鐵[13]，如強化穀物、大豆、南瓜籽、菠菜、葡萄乾等。然而，植物中的鐵以非亞鐵血紅素形式存在，理論上通常不及肉中的鐵易於吸收；但是，人體對它的吸收量，又是受食物中對鐵質吸收的抑制類和增強類成分所影響，當進食各種不同的食物時，食物中的這些成分在作用上會相互影響。

例如植物類食品中含有大量的維生素 C，這是一種重要的增進

吸收劑，有助鐵的吸收，但必須在同一餐中吃；而鈣片、咖啡和茶會阻礙鐵的吸收，所以想在某一餐中增加鐵的吸收就應該避免。有些研究懷疑，吃素者的疲倦感或情緒問題和缺鐵有關，其實試著增加食物中卡路里或蛋白質，或者降低高糖精煉食品也許就能解決此問題。另有理論指出，當鐵的儲備降低時，人體會分泌一種運鐵蛋白到消化道中，這種蛋白質可以幫助把食物中的鐵送入血液。對於一個長期吃肉的人而言，當他開始吃素食時，如果所能吸收鐵質的量下降，身體會嘗試製造吃素時所需的大量運鐵蛋白，經過一段時間，人體就有可能適應素食，而能更有效地製造運鐵蛋白。但是對於一個立刻就感到貧血而不舒服的人而言，很可能在身體有機會適應之前就放棄了食用素食。有關缺鐵的爭論很多，也不斷在研究。總而言之，青少年如果能均衡吃多種素食而且感覺良好，大抵不必擔心鐵的攝取，正值月經週期的少女可加強食用富含鐵的食物，不放心的話，當然也可以服用鐵的補充劑。但要強調的是，缺鐵性貧血必須靠醫生診斷，並不容易自我診斷，因此應請教醫師解決問題。

素食青少年對 B_{12} 的攝取

另外，有關 B_{12} 的話題也是一直爭論不休，在素食青少年中也不例外。有關爭論點，在此不多贅述，因為缺乏 B_{12} 是很容易藉由 B_{12} 強化素食品或維他命錠補充的，但是葷食所帶來的健康傷害、

環境破壞或良心譴責是難以彌補的。

不過，要強調的是，近期在美國的研究上，發現 B_{12} 的不足不只發生在素食者，也發生在葷食者、酗酒者、哺乳婦女和老年人身上 [23,24]；與飲食相比，一些疾病，例如萎縮性胃炎所導致的微生物缺乏才是維生素 B_{12} 不足的原因。另外，美國近來的一些研究已聚焦於考慮是否在穀物食品上全面添加 B_{12} [25]。

現在歐美社會中，營養學的領域正在發生革命。過去鼓吹「為了攝取優質蛋白質及鐵質，請多吃肉」的建議已成了舊式營養學。二十一世紀的最新營養學建議「要多攝取新鮮的水果、綠色蔬菜、豆類、芋類、未經精製的全穀類等植物類食物。」美國國內的優秀醫師及營養師們則建議「以素食養育孩子」。享年 94 歲、世界最知名的小兒科醫師 —— 斯波克博士（Benjamin Spock）就是其中之一。相信素食的營養將被更加肯定，青少年的素食飲食模式也將蔚為風潮，讓我們拭目以待！

06 老掉牙也能享受健康
——— 多吃蔬菜、五穀和豆類與預防或減少老年慢性病有關。

臺灣地區老年人口概況說明

民國 82 年 9 月底，臺灣地區 65 歲以上的老年人口為 1,485,200 人，占總人口的 7.09%，已達聯合國世界衛生組織所訂的高齡化社會指標；民國 97 年底，老年人口增加到 2,402,220 人，占總人口的 10.43%。另依據行政院經建會推估，至民國 114 年左右老年人口將達總人口的 20.1%，即每五人中就有一位是老年長者。

> **➕ 醫學小常識**
> 世界衛生組織的定義，65 歲以上人口占總人口數的 7% 以上，即可稱為老人國。根據內政部統計，臺灣地區在民國 82 年底，65 歲以上的人口已占了 7.1 %，因此臺灣已正式步入了高齡化社會。

由此可見，醫療衛生、科技的快速進步，促使國民平均壽命延長，也增進人口老化的速度。平均每七位工作人口（年齡 15～64 歲）要扶養一位老年人口[1]。

老年人的疾病與飲食

根據行政院衛生署「老年人營養飲食指南」之建議：少吃動物

性脂肪及肥肉、最好食用植物油及多吃新鮮蔬菜和水果，如此可獲得豐富的維生素、礦物質和纖維質。國人的十大死因，由民國 41 年以傳染性疾病為主，轉變為近年以慢性退化性疾病為主的型態，其中尤以心臟血管、腦血管疾病增加最為顯著，也最為重要。以民國 89 年臺灣地區死因分布顯示，因腦血管疾病、心臟病、高血糖、腎炎、腎病症候群、腎病變及高血壓性疾病死亡者占總死亡人口的 31.18%[2]。這些疾病群共有的危險因子，包括高血壓、糖尿病和高血脂，此三者盛行狀況，皆隨著年齡上升有增加的趨勢，以 60～69 歲最高，男性普遍多於女性[3]。此外，若能改變其生活習慣與飲食，將有助於降低疾病發生率與死亡率，並節省社會之健康成本。故本文針對老年人的飲食型態與健康問題作深入之探討。

老年人的營養需求

由於老化導致基礎代謝率與活動量減少，老年人對食物的需求量減少，加上味蕾退化及牙齒咀嚼功能欠佳，腸胃蠕動與消化功能減退，更加限制食物種類的選擇[4]。流行病學研究發現：多吃蔬菜、五穀和豆類可能與預防或減少慢性疾病有關。蔬果類是各種營養的豐富來源，包含有維生素、礦物質、纖維素和許多具有生物活性的植物化合物（植化素）。這些植化素可以調節抗氧化酵素，增進免疫能力，降低血小板凝聚，調節膽固醇合成和荷爾蒙代謝，有

＋醫學小常識

植物化合物（植化素）廣泛存在新鮮蔬果類及豆類的天然食品中，具抗氧化作用，可降低過氧化物對身體傷害。例如：降低膽固醇和罹患心臟血管疾病的風險、提升免疫力、降低乳癌、子宮頸癌、肺癌等多種癌症的發生率。

降低血壓、抗菌、抗病毒等作用[5]。豆類、雜豆類和黃豆類，更是高品質蛋白質的來源，營養密度高，纖維素多，並能降低膽固醇，維護血管健康及保持骨骼礦物質密度，減輕更年期症狀[5]。

美國國家癌症研究院的科研人員，發表最新研究結果[6]：研究人員在 5 年間調查了 54 萬多名美國中老年人的飲食狀況，發現攝取過多紅肉和加工肉品（熱狗、醃肉），會讓總死亡率、心血管疾病和癌症的致死率提高。他們從 1995 年開始對來自美國退休人員協會的中老年人，進行了歷時十年的飲食狀況調查。這些被調查者的年齡從 50～71 歲，在整個調查期間有七萬多名被調查者死亡。這項研究把調查對象分成五組，攝取紅肉量最多的群組，十年內死亡機率，明顯高於紅肉吃得最少的群組。調查結果顯示，與每星期進食紅肉不到 0.14 公斤的男性相比，每星期食用約 0.79 公斤牛肉的男性，死於癌症的機率高了 22%；死於心血管疾病的機率高了 27%。在女性方面，大量吃紅肉的女性與吃紅肉較少的女性相比，前者死於癌症的機率高了 20%；死於心血管疾病的機率高了 50%。研究人員據此認定，只要少吃點肉，每年至少可以少死幾千人。調查還顯

示，大量吃加工肉品也會增加心臟病的機率，但不如多吃紅肉導致的患病機率高。

根據美國飲食協會研究報告指出，隨著老化及對能量需求減低，大部分素食老年人與非素食老年人的飲食攝取非常相似 [7,8]，但建議需補充幾項營養素，包含：鈣、維生素 D、維生素 B_6 或是蛋白質等。老年人接受太陽光照射時間經常受限，維生素 D 的合成減少，所以從飲食來源補充維生素 D 對老年人而言特別重要。另外，老年人在從食物中吸收維生素 B_{12} 也可能有困難，所以有關維生素 B_{12} 的加強或補充是必需的 [9]。關於老年人蛋白質的補充則有爭議，現行的趨勢並不建議給老年人額外補充蛋白質。「氮平衡」的分析研究指出，並沒有足夠的證據顯示老年人需要額外補充蛋白質 [10]。關於老年人蛋白質需求量建議每公斤體重 1～1.25 公克。老年人只要多吃富含蛋白質的植物，就可以很輕易的達到需求標準，這些食物包含五穀類和豆類製品。這類食物不僅富含蛋白質，又有纖維質，對於老年人的便秘問題很有幫助。素食對於老年人的營養需求來說，不但容易咀嚼又簡單準備，而且也是適當和有益健康的飲食 [11]。

以下介紹幾種老年常見慢性病與素食的關係：

素食與肥胖症

在基督復臨教徒中，有 40% 遵循素食的飲食模式。研究顯示不

論男性或女性教徒，素食與非素食作比較，素食者都有較低的身體質量指數（BMI）[12]。牛津素食研究中也發現，素食者在各年齡層的男性與女性中，都比非素食者的 BMI 較低。英國有一個關於肥胖與肉食的研究，其中包含 4,000 名男性與女性，有肉食者、魚食者、奶素者及素食者，結果發現肉食者的身體質量指數最高，而遵守五年或五年以上的奶素及素食者的身體質量指數最低[13]。

素食與心血管疾病

超過 76,000 個研究對象的前瞻性研究報告指出，男性素食者，比非素食者死於缺血性心臟病的機率低 31%；女性素食者比非素食者則低 20%。且素食男性及女性的死亡率，皆低於半素食者（只吃魚類或一週只吃一次肉類或更少者）[14]。另一篇來自九個研究的綜論顯示，素食者的血中膽固醇也低於非素食者[15]。哈佛大學進一步的研究發現，只要多吃蔬菜水果就能有效減低罹患慢性疾病的機率。因此建議一天至少攝取五種或更多的蔬菜水果[16]。

素食與高血壓

許多研究報告指出，素食者擁有較低的收縮壓及舒張壓，其中素食與非素食者約相差 5～10 mmHg[17]。關於高血壓的研究發現，只要降低 4 個 mmHg 就是顯著的降低血壓[18]。在一項研究中，42% 非素食者有高血壓（140/90 mmHg），而素食者僅 13% 有高血壓。體重在這樣的研究中跟血壓的情況很類似。把非素食者安置在一個

素食的環境，顯示出非素食者會逐漸降低血壓值至正常血壓範圍。一些研究報告指出，降低身體質量指數、運動習慣的改變、減少肉食及牛奶蛋白質、增加纖維質，或是鉀、鎂、鈣的攝取差異，都是影響血壓值的相關因素。另外，素食者的鈉攝取量約略低於非素食者，以及素食品具有較低升糖指數的特性，和素食中許多對身體有益的植化素，都可能是造成血壓差異的原因[19]。

素食與糖尿病

素食可完全符合糖尿病飲食的指引，而且部分研究顯示越多植物基礎的飲食，越能預防第二型糖尿病發生。在基督復臨教徒糖尿病發生率的自我報告中指出，素食者比非素食者有較低的糖尿病發生機率[20]。研究發現，校正年齡因素後，發生糖尿病的風險分別是：素食者（1.00）、半素食（1.35）、非素食者（1.97）；女性則是素食者（1.00）、半素食（1.08）、非素食者（1.93）。總括來說，素食有可能造成的正面影響，包括較低的身體質量指數、較高的纖維攝取量和改善胰島素在身體的敏感性[21]。

素食與癌症

與整體人口相比，素食者整體的癌症發生率較低，但飲食的影響程度有多大，還不是很清楚。在基督復臨教徒的研究報告中指出，在控制年齡、性別及抽菸等相關因素之後，非素食者比素食者罹患攝護腺癌的機率高了 54%，罹患大腸直腸癌的機率則高了

88%。研究指出素食的許多營養物質對於癌症有相當正面的影響。素食者食物來源中富含植物化學物質,也有較好的抗癌能力[21]。

　　美國聯邦老人營養計畫,提供美國各州、各地區、種族部落和各機構的送餐服務,目前已經有為期四週的素食菜單在這個服務中提出並實行[16]。許多學術報告已經證實,飲食型態和老年人的營養與疾病有密切的關係。一般人對於素食時常存有營養不足,或是容易虛弱生病的誤解。事實上,素食對於健康或生病的老年人益處多多。因此,建議老年人的保健,除了作息與運動之外,若能有計畫的盡量茹素,將對健康有更大助益,同時對於環保與生態也是一大善舉。

07 運動選手的致勝祕訣
—— 奧運奪金有祕方？超過兩成的奧運選手為素食者！

　　西元 1896 年，James Parsley 率領成員皆為素食者的自行車隊贏得勝利。緊接著一星期後，James Parsley 個人又以提早一分鐘抵達的破紀錄成績，取得英國著名登山賽的冠軍，擊敗其他吃牛肉的參賽者[1]。著名的三鐵世界紀錄保持人——大衛史考特（David Scott），獲得連續六屆在夏威夷舉辦的三鐵世界競賽冠軍，被稱為鐵人，在那段鼎盛時期，他堅持純素食[2]。美國著名田徑運動員卡爾‧路易斯（Carl Lewis）曾獲得九枚奧運金牌，也是一位純素食者，他從大量的小扁豆攝取蛋白質。路易斯酷愛豆類、果汁，並從多種素食中獲得需要的營養。路易斯說：「當飲用新鮮果汁，吃素漢堡或者含豆腐的沙拉的時候，感覺更有活力，自己的消化系統也更清潔、更暢通，而且，覺得自己變年輕了。」他在談到吃素的體會時說：「實際上，在田徑賽中，我最好的參賽成績是在吃素後的第一年。」[3] 而根據中國大陸《新京報》報導[4]，2008 年北京奧運選手村餐廳非正式統計，有超過兩成的奧運選手為素食者。

　　從二十世紀開始有越來越多研究顯示，調配適當的植物性飲食，可以滿足人生不同階段的營養需求，降低慢性病的風險，比如糖尿病、高血壓、冠心病的死亡率及某些癌症，因此素食形成一股

流行風。素食是否也適合所有類型的運動員？本文將針對運動員的特別營養需求提出探討。

運動時的能量來源與需求量

運動員和一般人最大的差別應該是額外的熱量需求及水分流失的補充，巨量營養素如碳水化合物及脂肪提供熱量，蛋白質則為建構身體的素材，足夠的熱量及蛋白質的攝取，是確保其他微量營養素（維生素及礦物質）也能夠被充分獲得的基本要素。

運動時肌肉收縮所需的能源，通常以下面三種方式提供[5]；第一種能量來源包含游離的腺甘三磷酸（ATP）及磷酸肌酸（ATP在肌酸中的儲存形式），為肌肉立即可用的能量來源，主要是提供前幾秒高強度肌肉收縮的能量來源，例如舉重、短跑衝刺、丟擲等；第二種能量來源為葡萄糖及肝醣的厭氧糖分解，提供1～3分鐘的能量供給；第三種能量來源為有氧糖分解，燃料來源為肌肉及肝臟中的肝醣，肌肉、血液及脂肪組織裡所含三酸甘油酯釋放出來的脂肪酸，以及少量來自肌肉、血液、肝臟及腸子的胺基酸。有氧糖分解可提供最大量且作為長時間運動主要的能量來源，如長跑馬拉松、耐力自行車賽及長距離泳賽。每個運動員熱量需求大小不一，其因素包括年齡、性別、體重、身體組成（脂肪及非脂肪成分的比例），及運動的頻率、強度與時間長短等。

以下就幾種與運動表現密切相關的營養物質提出說明：

巨量營養素

碳水化合物

　　碳水化合物是運動員最主要的能量來源，運動員的碳水化合物比例不夠，會使肝醣的儲存不足，易導致疲勞、耐力差[6]。西式飲食含較多的蛋、奶製品及肉類，會排擠減少碳水化合物的攝取，素食者有比較大的能量比例來自碳水化合物，對一些耐力型選手比較能確保攝取足夠的碳水化合物。一般運動員的碳水化合物占能量來源 55～58%，而耐力型的選手建議碳水化合物占能量來源 60～70%，另外在安全減重的運動員也建議較高碳水化合物 60～65% 的攝取[7]。

脂肪

　　運動員在經過一段時間的有氧運動訓練後，其身體熱量的來源，來自脂肪的比例將升高，來自碳水化合物的比例則會降低[5]。脂肪提供能量，同時也是細胞膜的構造原料，也幫助脂溶性維生素 A、D、E 的吸收，脂肪的建議攝取量大約占每日飲食熱量的 20～35%[5]，其中飽和脂肪酸占 1/3，單元不飽和脂肪酸占 1/3，多元不飽和脂肪酸占 1/3，植物油含有較多的不飽和脂肪酸，加上不含膽固醇，較有利於心血管健康。

✚ 醫學小常識

左旋肉鹼（L-Carnitine）：
是運送長鏈脂肪酸通過細胞膜進入粒線體代謝，以產生能量的運輸工具。因此，運動員常用它來減少乳酸在肌肉的堆積、增加運動的耐力，或在賽前用來幫助燃燒脂肪，並且控制體重。

肉類中含左旋肉鹼（L-Carnitine），可促進脂肪的氧化，理論上對耐力的表現有幫助，但並沒有科學證據顯示，運動會造成素食者左旋肉鹼的短缺，或補充左旋肉鹼對運動的表現有幫助。不吃肉也不會影響脂肪代謝[8]，反而在安全減重上，高纖低脂的純素飲食有絕對幫助，研究上顯示素食者平均 BMI 值較低，對做重量分級的選手（如跆拳、拳擊、舉重），及維持低體脂選手（芭蕾、體操）很有助益，但運動員儘管在減重期，脂肪攝取量仍不應低於總攝取量的 15%。

蛋白質

一般大於 18 歲的健康成年人，建議每一公斤體重攝取 0.8 公克的蛋白質，但為了達到氮平衡的目標（請參考本書 Ch35），運動員蛋白質攝取量建議如下[5]：耐力型運動者（如長跑），每一公斤體重攝取1.2～1.4 公克；力量型運動者（如舉重），每一公斤體重攝取 1.2～1.7 公克。為了避免蛋白質中的胺基酸被用來燃燒充當熱量，導致耐力及力量喪失，甚至影響免疫、內分泌及肌肉骨骼功能，運動員需從碳水化合物攝取充足的熱量。研究顯示，大豆蛋白質被視為高品質蛋白質，可有效修補及合成骨骼肌的蛋白質[5]。目

前並無充分的證據支持，額外
的蛋白質或胺基酸補充對運動
表現有正面幫助。蛋白質大約
占總能量的 11～20% 都可以接
受，而素食運動員一般都能落
於這個區間[6]。

> **✚ 醫學小常識**
>
> 運動員遵循「均衡飲食」，也可以
> 從植物性食物中攝取適量的蛋白
> 質，不需要額外食用高蛋白營養補
> 充劑。當蛋白質攝取超過每公斤體
> 重 2 公克時，對肌肉的增長沒有幫
> 助，過量蛋白質最後會轉換成脂肪
> 儲存。此外須注意，肉食通常含有
> 膽固醇及飽和脂肪，容易使體重上
> 升，同時增加心血管疾病的風險。

微量營養素

　　維生素及礦物質在能量的產生、血紅素製造、骨骼健康及免疫
力等功能上居重要的角色。運動過程中，人體可能會漏失一些維生
素及礦物質，加上運動後身體組織需要重建與修補，因此可能有需
要攝取較多微量的營養素[5]。和運動員較有關的維生素，包括維生
素 B 群、維生素 C、維生素 E、胡蘿蔔素及維生素 D；礦物質則包括
鋅和鐵。會造成上述營養素不足的原因通常是熱量攝取不足，或為
了美觀減重（如體操選手），而捨去某些類型的食物，或攝取低營
養密度的食物所造成。這些運動員可以從綜合維生素及礦物質補充
劑獲益。但對於營養攝取已足夠的運動員，額外的補充劑對運動表
現將無幫助。

維生素B群

　　包含硫胺素（B_1）、核黃素（B_2）、菸鹼酸（B_3）、泛酸

（B_5）、吡哆醇（B_6）、生物素（B_7）、葉酸（B_9）和氰鈷胺（B_{12}）。除了葉酸和 B_{12}，其他六種和能量代謝產生有關，影響肌肉能量的供應。葉酸和 B_{12} 則與血紅素製造、蛋白質合成及中樞神經功能有關，影響運動時的血液帶氧效率及運動後組織修補[5]。

未精緻加工的穀類，如糙米及全麥，即含有豐富的維生素B群（B_2 和 B_{12} 除外），對於不吃乳製品的純素者，建議由豆類（黑豆、黃豆、紅豆、栗子、杏仁）、芝麻、花生、木耳及香菇等食材攝取 B_2[9]，至於 B_{12} 請參考本書 Ch31。

維生素 C、維生素 E 及胡蘿蔔素[5]

運動會增加組織耗氧量 10～15 倍，所以理論上肌肉和其他細胞會產生較大的氧化壓力，造成細胞膜脂質過氧化。雖然較少研究顯示，抗氧化劑的補充有利於運動表現，然而能量攝取不足，或採取低脂飲食，或蔬菜水果及全穀物攝取不足的人，的確面臨較大的抗氧化劑不足的風險。

鐵[10]

素食者尤其是年輕女性的耐力選手，血中鐵的儲存量較少，但不至於影響運動表現，植物中非血鐵基質含量高但身體利用率低，因植物中高纖維、植酸、單寧酸（茶、咖啡、可樂）會抑制吸收，奶類含鈣量高也會影響吸收，但維生素 C、檸檬酸可促進吸收，而且藉著發酵、浸泡、發芽等技巧可水解植酸加強吸收，鈣、鋅也

可以利用這種技巧，一般有缺鐵疑慮的運動員（不限於素食者），建議六個月追蹤一次鐵蛋白濃度[7]。雖然動物組織的血鐵基質吸收佳，但卻和大腸癌有密切關係。建議素食者鐵的攝取量是一般人的 1.8 倍；一般男性建議攝取量是 8mg／day，停經前女性是 18mg／day[11]。

> **✚ 醫學小常識**
> 正常人鋅的建議攝取量是每日 15 毫克。超過建議量可能會造成中毒，因而傷害人體神經、造血及免疫系統，並且增加心血管疾病的風險。

鋅

鋅的功能為幫助肌肉組織的成長與修補，及能量的產生和免疫力的維持。雖然植物來源的鋅在體內的利用率低，但素食者卻沒有缺乏的現象，可能是素食者的身體適應而增加吸收能力的關係。鋅較多的來源為芝麻、南瓜子、啤酒酵母及芥末[9]。

肌酸

肌酸，主要是提供前幾秒肌肉收縮的能量來源，比如說短跑衝刺、丟擲、舉重等，而素食者肌肉中的肌酸含量較低，因為肌酸的來源是動物組織，但值得注意的是肉類中的肌酸加熱後易產生致癌物。一般估計可能的每日肌酸量約 2 克，而體內可自行合成 1 克，目前的研究認為不含肉的飲食並不會影響這些運動員的表現，因為

口服的肌酸補充劑量是每天 20 克，相對於飲食中的攝取量高出許多。有些研究甚至認為素食者因肌肉的肌酸低，口服肌酸補充劑的助益比雜食者大 [6]，但長期口服肌酸有可能會對腎臟造成傷害。

酒精

雖可間接作為能量儲存，但不能直接作為肌肉的能量來源。此外，酒精熱量高，過量酒精會以脂肪儲存造成肥胖，它的利尿作用，也會造成脫水、體溫調節不良而影響表現，亦可能導致維生素和礦物質的缺乏，及延緩受傷組織之恢復，所以運動員應盡量避免，尤其在比賽前 24 小時 [7]。

其他素食運動員的特殊考量[11]

女性運動員與素食

神經性厭食：目前認為是神經性厭食症使病患趨向素食，而非素食本身造成神經性厭食症。

月經不規則：有研究指出素食者的血中動情素及黃體素較低，造成經期不規則；但愈來愈多研究支持係低熱量飲食而非素食本身造成經期不規則。

骨質疏鬆症：純素運動員只要熱量攝取足夠，食材種類多樣化，必要時攝取鈣質強化的食物，如鈣質強化豆漿或穀物，並不會有這個問題。

年輕運動員與素食

研究發現 7～11 歲的運動員中，素食者和雜食者的體重及體脂肪差不多，而素食者的身高要高些，初經較晚些。要強調維生素 B 群、鈣、鐵、鋅的攝取量，因為年輕人及小孩可能會吃太多零食（單醣多，維生素及礦物質少）而營養不均衡。

運動員永保安康須知

整體看來，純素運動員的飲食較易偏向高纖、高碳水化合物、低蛋白質及低脂，故建議要重視熱量與蛋白質的均衡攝取；而雜食者易有高脂低纖的現象，故應特別注意體重控制及慢性病的預防。由於一般職業競賽運動員的生涯顛峰期往往只有數年的時間，因此對於運動員的飲食建議應側重於長期健康飲食習慣的養成，及學習良好的壓力管理技巧，而非只是強調運動成績表現，畢竟運動成就是一時的，但健康則是永久的。衡量進步的方式，除了運動表現以外，預防運動傷害，維持正常的月經，以及整體健康美好的感受也很重要。

改變飲食習慣讓你遠離病痛

常言道：「病從口入」，既然如此，養生關鍵就在如何「吃出健康」！

08 用刀叉戰勝癌症
――――素食者得到癌症的機率比葷食者低25～50%。

　　根據臺灣衛生署最新公布，2006 年國人十大死因，癌症高居
第一位（28.9%），平均每 13 分 50 秒就有一人死於癌症，遠遠超
過第二名的心臟疾病（9.3%），成為公共衛生及健保支出最頭痛的
問題 [1]。根據世界衛生組織（WHO）統計，癌症也是全世界民眾
的主要死因，在 2004 年就造成 740 萬人死亡（占所有死亡人數的
13%），預估在 2030 年全球每年會有 1,200 萬人死於癌症 [2]。

　　癌症的成因至今尚未完全明瞭，每種癌症又有不同的危險因
子。若以微觀的細胞基因機轉來看，目前仍沒有一套定律可以完全
解釋癌症發生成因，但若從宏觀的公衛角度審視，已有許多證據顯
示肉類或乳製品和許多癌症的發生有密切相關，如大腸直腸癌、肝
癌、攝護腺癌及乳癌等。

　　1970 年代，美國前總統候選人喬治・麥嘉文（George
McGovern）集合全美許多專家學者，研究飲食習慣與癌症及慢性病
的關係，於1977 年發表了著名的長達五千多頁的〈麥嘉文報告〉，
報告的結論指出：「大部分疾病的原因來自錯誤的飲食方式」，即
高脂肪的肉食習慣。

　　1982 年，美國國家科學院發表一份飲食、營養及癌症的報告，

同樣表示，以素食為主的飲食方式可以預防癌症。1990 年代所發表英國及德國流行病研究亦指出，素食者得到癌症的機率比葷食者低 25～50%[3,4]。

8-1	衛生署國健局公布國人罹患癌症的十大癌症排行榜（2009年）		
	1st	2nd	3rd
男性	肝癌	結腸直腸癌	肺癌
女性	乳癌	結腸直腸癌	肺癌

2007 年世界癌症基金會及美國癌症研究所，發布名為「食物、營養、身體活動和癌症預防」的世界性研究報告，明確指出植物性為主的飲食方式有預防癌症的作用，並建議大量減少肉類的攝取[5]。另外，美國醫學會所出版的著名醫學雜誌也於 2009 年刊登一篇由美國癌症中心所主導的 50 萬人大型飲食研究，直指紅肉和加工肉類的攝取和癌症死亡率有密切相關。這篇研究數據顯示，每天只要吃一片炸排骨大小的肉類，10 年內光是因癌症死亡的機率就會增加 20%，更不用提及因此產生癌症的比例了[6]。主編並在該期雜誌刊登一篇名為〈減低肉類攝取對世界整體健康有多重助益〉的社論，

語重心長的闡明減少肉食，可以降低癌症與慢性病發生率，並解決饑荒與全球暖化等問題[7]。

說到飲食與癌症，就不能不提到由「營養學界的愛因斯坦」—柯林‧坎貝爾博士（T‧Colin Campbell）所主導，結合美國康乃爾大學、英國牛津大學和中國預防醫學院，為期 27 年的「中國營養研究」[8]。這個多年期全世界最大規模的營養流行病學研究，旨在比較以素食為主的中國鄉村飲食和美式飲食對癌症及慢性病的影響。坎貝爾博士最後將「中國營養研究」的研究成果，集結了 750 篇研究論文，寫成《救命飲食》一書，告訴我們，唯有改採不含蛋奶的全素飲食，才能真正避免癌症的發生[9]。

大腸直腸癌

全世界每年有 63 萬 9 千人死於大腸直腸癌。95 年度臺灣地區十大癌症排行，大腸直腸癌往上竄升至第二位，病患增加的速度讓醫界大吃一驚，並直指這和國人飲食西方化，以致肉食攝取增加有關。放眼世界，北美、歐洲、澳洲與亞洲富裕國家的大腸直腸癌發生率很高，但非洲與中南美洲多數國家則很低。當居民從低癌風險地區遷徙到高癌風險區，飲食習慣改變，肉類攝取增加，罹患大腸直腸癌的風險在兩個世代內就會提高。而上述流行病學的研究證實，肉食為主的飲食模式的確和大腸直腸癌有密切相關。

　　同一地區人種研究結果也是類似，一項針對美國加州 3 萬多名基督復臨安息日會教徒所做的研究指出，葷食者的大腸直腸癌發生率比素食者多了 88%[10]。雖然以往其他大多數的研究是針對紅肉，然而該研究指出攝食白肉亦會增加大腸直腸癌的發生率。對於本身就是大腸癌高危險群的家族性大腸息肉症患者，素食中的高纖被證實，能在短時間降低患者息肉數量，避免癌症發生[11]。

　　一篇回顧數十篇論文的文章也指出，肉食和大腸癌的密切相關性，特別是紅肉及加工肉品[12]。另一篇 14 萬多人的研究報告顯示，紅肉及加工肉品攝取最高的那兩組，其大腸癌發生的機率和最低那組相比，分別多出了 30～40% 及 50%[13]。在這篇研究中，攝取紅肉類最高組的男性為每日 3 盎司，女性為每日 2 盎司，也就是一塊漢堡肉大小的量。攝取加工肉品最高組的男性為每星期食用 1 盎司的肉 5～6 次，女性每星期食用 1 盎司的肉 1～2 次，也就是一片培根肉大小的量。如今葷食者的食肉量，每天平均超過一塊漢堡肉，但即使看似正常的食肉量，也會明顯增加大腸直腸癌發生率。

　　科學界已找出肉類中數種和大腸癌發生有關的因子。肉類中有較高的類胰島素生長因子，這種因子被認為和大腸直腸癌及多種癌症的發生有密切相關[14]。

　　另外，肉食者腸道內有較多的有毒致癌膽汁[15,16]，糞便分析也證實，肉食者所排出的糞便含有較高量的致癌物質[17]。正常進食脂

肪類食物後，身體會分泌膽汁消化脂肪，但這些膽汁會被腸道內細菌轉化成有毒致癌物，稱為次級膽汁酸。肉類不但含有較高的脂肪，也會促進腸道內細菌增生，進而產生更多的次級膽汁酸。相反的，植物中的纖維對腸道具有保護作用，避免不良細菌增生，抑制次級膽汁酸的產生。

　　肉食中的血鐵蛋白雖被稱為好的鐵質來源，其實它會在腸道中形成有毒物質，使得腸黏膜產生異常，形成癌組織[18]。另外紅肉中含有特殊的胺基酸及肌酸，這兩種物質一遇高溫烹煮很容易形成致癌的雜環狀胺化合物，導致癌症的產生。此外，雜環狀胺化合物，也會從白肉及魚類的正常烹煮過程中大量產生[19-21]。燒烤肉類所產生的多環芳香族碳氫化合物也是著名的致癌物[22]。

攝護腺癌

　　攝護腺癌為男性特有的癌症，也是國人男性第五大癌症。許多流行病學研究已指出，飲食方式或特定營養素和攝護腺癌的發生率有顯著相關。大型的六十多國跨國研究及前瞻性的研究指出，乳製品和紅肉的攝取及脂肪的食用量，都和攝護腺癌的發生有正向關聯[23-26]。相反的，多吃黃豆製品、高纖維食品、十字花科蔬果及茄紅素則被報導可以降低其發生率[27-31]。乳製品也因含有高量的類胰島素生長因子，所以會增加攝護腺癌的發生率。著名的《科

學》雜誌上的一篇文章指出，類胰島素生長因子為攝護腺的致癌因子，飲食中類胰島素生長因子最高的一群人，其攝護腺癌發生的機率是最低一群的 4.3 倍[32]。另一篇 1 萬 5 千人的研究報告則指出，每星期吃肉五次的男性，其攝護腺癌的發生率是每星期吃一次者的 2.5 倍[33]。

對已經確診為攝護腺癌的患者，飲食方式也會影響病程。一篇回顧二十多篇臨床論文的文章指出，攝護腺癌如果改採植物性飲食或服用植物性營養補充品，可能會減緩疾病的惡化[34]。攝護腺癌病人如果採行高飽和脂肪的飲食，其惡化風險及死亡風險，比低飽和脂肪飲食的病人高出 3 倍。多食用大豆或大豆異黃酮則被報導，可改善攝護腺癌患者預後[35-37]。這些研究顯示，高纖、富含植物營養素及低飽和脂肪的素食提供攝護腺癌患者較好的保護，其機制可能是因為這種飲食方式，可以調節體內男性及女性荷爾蒙的濃度，進而抑制癌細胞的生長及促進其凋亡。

乳癌

全世界每年有 51 萬 9 千人死於乳癌。在臺灣，乳癌是國人女性十大癌症首位。流行病學研究顯示出，脂肪攝取量（特別是動物脂肪）較高的國家其乳癌發生率都較高[23,38,39]。以日本為例，1940年代乳癌的發生率很低，當時其脂肪攝取只占熱量來源的 10%。可是當

飲食西化，脂肪攝取占熱量來源的 30～35% 之後，日本女性的乳癌發生率急驟上升。富有人家中常吃肉的女性，其乳癌發生率是沒吃或吃少量肉女性的 8.5 倍[40]。

食用高油脂食物，特別是肉類、乳製品、油炸食物，都會使體內女性荷爾蒙的製造量增加，進而造成乳房及其他對女性荷爾蒙感受性強的器官內癌細胞增生。2003 年，一份發表在美國國家癌症中心的論文指出，即使只是將孩童飲食中脂肪量中度降低，接下來青春期幾年，這些孩童血中的女性荷爾蒙（女性荷爾蒙為乳癌的一種危險因子，血中女性荷爾蒙過高者，其乳癌發生率也越高）數值都會維持在安全範圍內。這項研究中，受試孩童增加蔬果、穀類及豆類的攝取，並少吃動物食品，結果血中女性荷爾蒙下降了 30%[41]。

另一項哈佛大學所主導的前瞻性研究則顯示：經前婦女飲食中的脂肪攝取量和乳癌的發生有關，在此項研究中，動物脂肪攝取量最高的組別，其乳癌發生率比最低的組別多了33%[42]。月經過早及停經過晚是兩個重要的乳癌因子，動物食品中的高脂肪及飼養動物過程所注射的荷爾蒙，會使女性產生上述兩個問題，增加乳癌的風險。

也有另外的研究證實，將總熱量及總脂肪攝取量等干擾因素控制後，肉類的攝取其實和乳癌發生是相關的[43,44]。其原因可能和致癌的雜環狀胺化合物有關，一份回顧性的報告指出，雜環狀胺化

合物會進入乳腺中，而這些物質本身可以在乳腺中活化，進而破壞DNA，造成乳癌[45]。

肝癌

肝癌高居國人男性十大癌症第一名及女性十大癌症第三名。一般人對肝癌危險因子的印象大多停留在肝硬化、飲酒、B 型及 C 型肝炎，但柯林‧坎貝爾博士的實驗中卻發現一個驚人事實，日常飲食中 15～16% 的動物性蛋白攝取量，就能啟動癌症[8]。流行病學研究亦指出肉食攝取和肝癌發生有正向關聯[46]。

其他癌症

雖然不如前幾種癌症研究那麼徹底，已有一些學者指出肉食和腎臟癌及胰臟癌有關。在八個病例對照研究中，其中有三個病例顯示，高肉食攝取量和腎臟癌的發生有顯著相關[47]。在日本的一項前瞻性研究亦指出，高肉食者得腎臟癌的機會較高[47]。

> **✚ 醫學小常識**
> **防癌食物** 十字花科之作用機轉：含有吲哚類（indoles），可有效減少乳癌及卵巢癌發生機率，另外含硫代配醣體可活化肝臟解毒酵素，抑制自由基傷害細胞。
> 來源：花椰菜、油菜、芥藍菜、雪裡紅、高麗菜、芥菜、大白菜、小白菜、青江菜、白蘿蔔。

美國國家衛生院的 50 萬人飲食研究，亦指出高肉食攝取量的人比低量肉食攝取者，其胰臟癌發生率高出 41%，特別是攝取高溫燒

烤的肉類。這項研究中所謂的高量攝取是指每天 93.3 克的攝取量，其實是小於一般人的平均肉食攝取量[48]。

動物性蛋白質是致癌危險因子

動物性食品可說是各大癌症共同的危險因子，不論是紅肉、白肉或乳製品都和癌症有緊密關聯。大型的世界性癌症與飲食研究，皆強烈建議減少或避免動物性食品攝取，採素食降低癌症發生率。

少量的動物性蛋白攝取也能致癌

1.一天吃一片炸排骨大小肉類，十年後癌症死亡率增加 20%。

2.一天吃一塊漢堡肉大小肉類，大腸癌發生率增加 30～40%。

3.每天 93.3 克的肉類攝取，胰臟癌發生率增加 41%。

4.每日攝取總熱量 15～16% 的動物性蛋白，就能啟動癌症。

動物性食品相關的致癌因子

1.類胰島素生長因子：多種癌症。

2.次級膽汁酸：大腸直腸癌。

3.血鐵蛋白：大腸直腸癌。

4.雜環狀胺化合物：大腸直腸癌。

5.多環芳香族碳氫化合物：多種癌症。

6.飽和脂肪酸：多種癌症。

7.人工女性荷爾蒙：乳癌。

8-2 飲食習慣與罹患癌症之相關性

飲食習慣	易罹患之癌症
動物性飲食	乳癌、肺癌、結腸癌、攝護腺癌、卵巢癌、淋巴癌
飲酒	食道癌、肝癌
低纖維飲食	結腸癌、乳癌
醃製、燻製、晒乾保存的食物	胃癌、食道癌

09 釋放心血管壓力
────素食者缺血性心臟病的發生率比非素食者低24%。

　　國人十大死亡原因（2007）中，心臟病及腦血管疾病僅次於癌症，分別占第二、三位（在美國則分占第一及第三位死亡原因），而心臟病及腦血管疾病皆擁有類似的危險因子，如：高血脂、肥胖、糖尿病、高血壓及抽菸[1]。根據最新的全國營養健康調查初步結果顯示，國人罹患糖尿病、過重與肥胖、代謝症候群的盛行率均大幅攀升，這些疾病都與飲食型態有關。

　　以糖尿病盛行率為例，94～97 年全國營養健康調查結果顯示，成年男性為 11.7%，大約是 82～85 年調查結果（3.7%）的三倍；肥胖與過重之盛行率，成年男性已超過 1/2，成年女性已超過 1/3；在代謝症候群方面，成年男性已超過 1/4，女性則超過1/5[2]，這些數據已預見了日後的健保醫療支出將持續增加。

　　有鑒於全球非傳染性疾病之危害與負擔日益沉重，2004 年世界衛生組織大會決議：「當前世界各國最重要的健康策略，為推動健康飲食與提高身體活動量，以緩和或減少非傳染性疾病之負擔。」因此，建立正確的飲食觀念、養成健康的飲食習慣、均衡攝取各類有益健康的食物、控制肥胖盛行率等已成為世界趨勢。

心血管疾病與素食

根據五個前瞻群聚研究分析：素食者缺血性心臟病的發生率比非素食者低 24%[3]，顯示飲食方式的確對心血管疾病有明確的影響，本文就飲食和三項導致心血管疾病危險因子的關係提出說明。

高血脂

根據一項針對 423 個心肌梗塞存活者的飲食研究，患者依飲食方式被分為兩組，一組採行傳統地中海式飲食，飲食內容以全穀類主食配合大量的蔬菜水果，油脂大部分來源為橄欖油、芥花油，少量來自動物。另一組採行謹慎西方式飲食。兩組相同之處為脂肪皆占飲食熱量的 30%、有相同的飲酒量，相異之處為西方式飲食含有較多動物性飽和脂肪及膽固醇，但較少的蔬菜水果。研究結果在四年的追蹤過程，因心臟病及心肌梗塞而死亡的人數，地中海式飲食組比謹慎西方式飲食組少 60%[4]，具有明顯的統計意義。地中海式飲食的療效應是來自飯後血脂肪的控制，及植物飲食中多量纖維、抗氧化物質及植物性雌激素對血管的保護作用。

根據統計，素食者擁有較低的血清總膽固醇及低密度膽固醇[5]。可能因植物纖維可增進膽固醇與膽酸的結合，而後由糞便排出，可溶性的纖維則藉由發酵產生的短鏈脂肪酸，抑制肝臟製造膽固醇，而降低血中低密度膽固醇及膽固醇的濃度。每天如增加十公克膳食纖維的攝取，冠狀動脈心臟疾病發生率會減少 14%，而因冠狀

動脈心臟病死亡的比率也減少 27%[6]。

　　一項針對 1,889 位芬蘭老年人所做的研究顯示，血中 enterolactone 的濃度愈高，因冠狀動脈心臟病死亡的風險愈低[7]。enterolactone 源自於細菌分解腸道中的木酚素，木酚素則是蔬果、漿果及亞麻仁子中的成分之一。另外，豆莢中的 saponin 和乳糜形成不溶解複合物，也可降低膽固醇的吸收[8]。植物蛋白質亦可促進細胞對低密度膽固醇（LDL-C，俗稱壞膽固醇）的吸收，降低血中的膽固醇[9]。堅果中多量的單元及多元不飽和脂肪酸、纖維及類黃酮，也在不影響高密度膽固醇（HDL-C，俗稱好膽固醇）的前提下，有助於降低血中低密度膽固醇及膽固醇的濃度，降低心血管疾病的風險[10-12]。

　　對於糖尿病患者而言，每日吃一顆蛋比每星期吃一顆蛋的人，冠狀疾病風險多一倍[13]，而每日吃一顆蛋或許只提高 LDL-C 10%，但卻讓 LDL-C 氧化程度增加 34%[14]，氧化的 LDL-C 會促進血管壁的發炎反應，是動脈硬化的主要原凶。素食者血中因抗氧化物質，如 β 胡蘿蔔素、維生素 C、維生素 E、硒元素及類黃酮等較多，使得低密度膽固醇氧化程度下降，因而降低心血管硬化之風險[15]。

高血壓

　　高血壓導致心臟負荷增加，心肌容易因此而缺血及產生心律不整。根據研究，非素食者比素食者的血壓高[16-19]，心血管自主神經調控之感壓反射降低是原因之一[20,21]。心臟迷走活性被認為和心血

9-1 抗氧化營養素

抗氧化營養素
為自由基的終結者。人體自身不能合成，必須由外界之食物攝取

抗氧化維生素
維生素C、維生素E、β胡蘿蔔素

抗氧化微量元素
硒、鋅、鐵、銅、錳等

管疾病的風險和嚴重度有關，臺灣本土流行病學研究亦發現感壓反射減弱會導致冠心病存活率降低，感壓反射降低也會使血壓上升，而素食者則有較佳的感壓反射[22]。

植物性飲食透過不同的特性與成分影響血壓，素食者因去掉了動物性飲食中的飽和脂肪及膽固醇，血液有較低的黏滯性且血壓較低[23]；植物性飲食中的膳食纖維藉由降低血中的發炎指標，如 CRP、IL-6、TNF-α 及 fibrinogen，減低血管硬化[24-25]，並有助於血壓降低。同樣在另一項涵蓋多人種，研究對象逾 6 千人的研究結果顯示，常攝取堅果與種子有助於降低發炎指標[26]；另一項針對 7 萬 4 千名護士所作為期十二年的研究，食用未加工穀類較多的人，體重增加的程度較低[27]，而較輕的體重有利於降低血壓（包括收縮壓與舒張壓）[28]。

9-2 各項生活型態調整與降血壓之功效

調整生活型態			
體重控制	限鈉飲食	限制飲酒量	增加體能活動
▼5-20 mm Hg	▼2-8 mm Hg	▼2-4 mm Hg	▼4-9 mm Hg

糖尿病

　　第二型糖尿病患，罹患心血管疾病的風險是非糖尿病者的 3～5 倍[29]，素食可改善糖尿病的治療及預防併發症。素食者攝食穀類纖維，可改善血糖控制，降低血脂濃度，減低罹患第二型糖尿病及心血

> **✚ 醫學小常識**
> 第二型糖尿病患者攝取含大量膳食纖維的食物，可以改善血糖及血脂肪，例如：全穀類、水果和蔬菜，因為這些食物能夠提供維生素、礦物質、纖維質和其他對健康有益的物質。

管疾病的風險[30-33]。增加攝取全穀類及豆莢食物，可改善第二型糖尿病的肥胖患者之胰島素阻抗、降低血糖及空腹胰島素血中濃度，也可降低血脂濃度[34]。研究顯示，相對於採行美國營養學會的飲食建議，糖尿病患者若採行低脂素食飲食，對降低糖化血色素，血脂肪及體重皆有更明顯之效果[35]、也因此能降低心血管疾病的風險。

　　而根據對擁有較為健康生活型態的基督復臨安息日會教徒所做的研究發現，採取素食的教徒其糖尿病發生率較非素食者少一半 [36]。這個研究引人重視之處，在於一群有著同樣信仰及類似社會經濟地位的西方白人，因飲食方式的差異，對糖尿病發生率產生有意義的影響，顯示選擇飲食的重要性。

　　由於近代西式精緻加工、動物性油脂、高蛋白質、高熱量飲食的盛行，國人罹患糖尿病、過重與肥胖、代謝症候群的盛行率均大幅攀升，而這些問題均為心血管疾病的危險因子，唯有透過攝取各種天然新鮮的食材，如：全穀類、豆類、種子、堅果及色彩繽紛的蔬菜水果，讓我們的身心與大自然相呼應，即能釋放壓力，輕鬆的生活，減少心血管疾病。

人物專訪——**專訪克里夫蘭醫學中心**
卡爾德威爾・耶瑟斯庭教授（Dr. Caldwell B. Esselstyn）

綜觀人類歷史，曾有整個文化，包括中國鄉村、新幾內亞高地、中非、北墨西哥等，從來都無冠狀動脈心臟病，而他們只依靠純植物飲食的營養，我認為利用這一知識並運用在這個疾病，是完全恰當的。

我的同事庫勒醫師是匹茲堡醫學院公共衛生系教授，他研究心血管健康已有十年，他說 65 歲男性和 70 歲女性，若採用傳統西式飲食，都有心血管疾病，應接受相關治療，可見情況很糟糕，可以說西式飲食正把我們推向懸崖。而目前治療心血管疾病的手術和藥物很昂貴，也可能造成很多副作用，現在我們治療此病有一特殊方法，叫做血管成形術，其實算不上治療疾病，因為這只是一種權宜的修補術，而且悲哀的是，不論支架、成型術或繞道手術的益處，都會隨時間消減，而且過程有風險亦極其昂貴。相反的，當您僅是改採植物性飲食，並正確地執行，就不會再發病，更令人興奮的是，益處不會消減，而是繼續改善。

我曾與 24 位患者合作，他們是冠狀動脈心臟病重度患者，我輔導他們攝取植物為主的營養，探討去除飲食中所有會造成心血管疾病食物後的效果。這些患者的心臟搭橋手術與血管成型術都沒有成

功，他們已厭惡或拒絕接受此療程，其中 5 位被心臟科專家告知活不過當年，我很開心這 5 人至今已活超過 22 年。

研究的前 5 年，每隔兩週，我親自探視每個患者，檢查他們的每口食物，第二個 5 年期間，週期變成每四週。我們完成 12 年的研究，8 年後我們再度檢查他們，所以總共超過 20 年，我多次刊登此結果於同儕評核的科學文獻，因為這證明幾件事，我們向患有心臟病重症患者證明：「在適當指導下，願意接受生活方式重大改變的人，不僅能消除症狀，也能治癒疾病，願意改變的患者，不僅維持三個月或一年，而是終其一生！」在患者眼中最有力的部分，是他們體會到現在能夠自己掌控病情了！因為曾經心臟病發的患者，自己和家人最害怕的，莫過於心臟病何時會再復發。

10 絕對防治腦中風
—— 蔬果可以預防腦中風的發生，而且攝取越多成效越佳。

　　癌症、心血管疾病和腦血管疾病，是全美、也是國人的三大殺手[1]，專家表示醫學研究已走到重要的抉擇時刻，過去的研究方向與技術並不能解決這三大難題，未來的研究重點不再只是醫藥上的鑽研，探討生活習慣，如飲食和行為的改變更值得被重視，包括經濟與政策層面的研究，如何從畜牧業發展轉移到穀物、蔬果等農產品，以增進大眾健康，這是新時代的新課題[2]。本文以腦血管意外（腦中風）為例，探討飲食與疾病之關聯，以及蔬食防治疾病的重要發現。

> **✚ 醫學小常識**
> 腦血管疾病患者血脂肪控制目標：
> 1 總膽固醇＜160mg/dL
> 2 三酸甘油酯＜150mg/dL
> 3 低密度脂蛋白＜100mg/dL

腦中風的成因與重要性

　　腦中風是一種突發性的腦部血管傷害，包括腦血流的灌流量不足或腦部出血，臨床上可分作缺血性和出血性腦中風兩大類型。缺血性腦中風占八成，主要成因是由於動脈硬化症或血管栓塞；出血性腦中風占兩成，可源自腦部血管瘤破裂，或因控制不良的高血

壓、糖尿病、老化等造成的血管脆弱而破裂[1]。腦中風會導致病患感覺或運動功能的喪失，嚴重者也可能致命。在臺灣，每年約有 3～5 萬人發生腦中風，造成約 1 萬 3 千人的死亡[3]，腦中風也是導致成年人失能的最大原因[1]。

腦中風與心血管疾病的危險因子相同[2]，包括高血壓、高脂血症和吸菸等，控制這些因子可有效防治腦中風。研究顯示，除了增加運動量可以減少腦中風的危險外[4]，攝取較多的全穀類、蔬菜與水果，也有同樣的功效[4]。

蔬果預防腦中風的研究報告

法國醫療團隊透過統合分析法，於 2005 年發表一項大規模的研究報告[5]，探討攝取蔬果預防腦中風的實證。研究內容主要來自七個前瞻性的觀察試驗[6-11]，其中包括五個美國的研究，另一個來自歐洲，還有一個是日本；研究時間從西元 1970～2004 年，年齡層從 25～103 歲，研究對象共計 232,049 人（男性 90,513人，女性 141,536 人），總計 2,955 人發生腦中風。

研究結果發現，每天多增加一份水果，可減少 11% 的腦中風發生率；若每天增加一份蔬菜和水果，也可下降 5% 腦中風的發生率。而且預防的成效與攝取的份量呈劑量效應，意即蔬果份數越多，預防效果越好[5]。

　　西諺有云：「一天一蘋果，醫師遠離我。」從最新的研究證據來看，這句古諺語可以改成「一天多蔬果，中風不是我。」[1]許多大規模、跨國多中心的前瞻性研究，已經證實蔬果可以預防腦中風的發生，而且攝取越多成效越佳，因此有效防治腦血管疾病，蔬食的營養攝取是值得大力推廣的選擇。

醫學小常識
預防腦中風的飲食原則：應攝取**高纖維、低脂肪、低熱量、高營養素**的均衡飲食，如果伴有高血壓者，還要遵守**少鹽、低膽固醇、高鈣、高鉀、高鎂**之原則。

11 糖尿病從根救起

————許多動物性蛋白或相關產品，已被證實和糖尿病的發生有關。

　　根據健保局 2006 年的統計，臺灣地區約有 96 萬名糖尿病患，占全部人口 4.3%，為國人十大死因中名列第四位。糖尿病每年花掉健保三百多億元，約占健保總額的 11.5%。全世界糖尿病患人數，1997 年為 1 億 2,400 萬人，預估 2025 年將達 3 億 8,000 萬人。由於糖尿病患人數快速增加及其併發症，造成財務負擔、生活品質下降，因此聯合國將每年的 11 月 14 日定為「聯合國世界糖尿病日」。事實上，素食可以預防及治療，包括糖尿病在內的慢性疾病[1]，本文將探討素食對糖尿病的影響。

素食能降低糖尿病的發生率

流行病學證據

　　糖尿病分為第一型（胰島素依賴型）和第二型（非胰島素依賴型）兩種類型。胰島素阻抗是第二型糖尿病的主要致病原因，而根據研究，肥胖為胰島素阻抗的主因，因此肥胖可說是第二型糖尿病的最主要危險因子[2,3]。

　　研究顯示，飲食和生活型態改變，可減輕體重，並降低罹患第二型糖尿病的風險[4]。另外研究也指出，低脂全素飲食比傳統低脂

飲食更能有效減輕第二型糖尿病患的體重及降低血糖值[5]。有關美國加州安息日會教徒研究亦證實蔬食者較少罹患第二型糖尿病[6]。

一項一萬人的美國調查顯示每天攝食五份蔬果的男性，其罹患第二型糖尿病的風險只有不攝食蔬果者的 0.73 倍，而女性更只有 0.54 倍[7]。另一項四萬多人的研究亦指出以攝取蔬果為主的男性，其罹患第二型糖尿病的風險只有傳統西式飲食者的 0.84 倍[8]。由此看來多攝食植物性飲食，的確可降低罹患第二型糖尿病的風險。

前瞻性的數萬人飲食研究亦指出，攝食較多紅肉、肉類加工品、動物脂肪、精緻穀類等的西式飲食的人，較易罹患第二型糖尿病[9,10]。同樣也是前瞻性的數萬人飲食研究顯示，攝食紅肉及肉類加工品是第二型糖尿病的重要且獨立危險因子，這表示攝食愈多，第二型糖尿病的罹病率愈高[11,12]。另一項研究指出每增加一份培根的攝取，罹病糖尿病風險會增加 1.73 倍，熱狗增加 1.49 倍，加工肉品增加 1.43 倍，紅肉增加 1.26 倍[13]。由此可見，**攝食動物性食品確實會增加罹患第二型糖尿病的風險。**

肉食導致糖尿病的可能原因

攝食西式飲食、紅肉及肉類加工品導致第二型糖尿病的原因，目前還不是很清楚。可能原因是西式飲食含較多脂肪、膽固醇、動物蛋白質、醣類、硝酸鹽、亞硝酸鹽、血紅素鐵等。硝酸鹽和亞硝酸鹽是常用的肉類防腐劑，可使肉品呈鮮紅色，增加賣相。但它們

卻會在消化道和胺作用變成亞硝酸胺[14]，對胰臟的 β 細胞產生毒性[15]，增加罹患第一型糖尿病的風險[16]。

　　肉類烹煮及加工過程會生成所謂的非酶糖基化及脂質氧化最終產物，可促進氧化反應進行，導致胰島素阻抗的產生，並加速糖尿病併發症的進展[17-19]。相反的在實驗中，若我們給予非酶糖基化最終產物的抑制劑，可以減緩第二型糖尿病的進展[20]。若直接限制非酶糖基化最終產物的攝取，可增加胰島素敏感性，改善糖尿病[21]。

　　紅肉中的脂肪已被證實會增加罹患第二型糖尿病的風險[22]。蔬食者體內鐵質較少，攝食紅肉者，體內鐵質較多。有趣的是，研究指出身體鐵質若儲藏過多，會產生胰島素阻抗，增加罹患第二型糖尿病的風險[23-25]。

素食有益糖尿病的治療

　　糖尿病治療指標：美國糖尿病學會、心臟病學院及美國糖尿病教育計畫三個團體，聯合推出「控制糖尿病ABC」，作為血糖控制的重要指標，「A」代表 HbA1c（糖化血色素），「B」代表 Blood Pressure（血壓），「C」代表 LDL-Cholesterol（低密度膽固醇）。ABC 目的在提醒糖尿病患免除心血管疾病威脅，除了血糖控制，還要關心血壓和血脂肪。據 2006 年的健保統計，臺灣地區六成以上的糖尿病患死於心血管疾病，而糖尿病合併腎病變占所有洗腎患者的四成。

11-1 糖尿病患者血糖控制的標準

	檢驗項目	糖尿病人的目標	單位
A	糖化血色素（HbA1c）	＜7	%
	早上空腹血糖（AC Sugar）	80～110	mg/dL
	飯後血糖（PC Sugar）	80～140	mg/dL
B	血壓（BP）	＜130/80	mmHg
	膽固醇（Cholesterol）	＜160	mg/dL
C	三酸甘油酯（TG）	＜150	mg/dL
	高密度膽固醇（HDL）	男＞45 女＞55	mg/dL
	低密度膽固醇（LDL）	＜100	mg/dL

註：1. 糖尿病人的檢驗值須嚴格控制，以預防並延後併發症的發生。
　　2. 糖化血色素（HbA1c）：代表最近 2～3 個月的血糖控制情形。

降低血脂肪

　　第二型糖尿病患者，罹患心血管疾病的風險是非糖尿病者的 3～5 倍[26]。根據研究，蔬食者由於攝食大量的穀類纖維，可以改善血糖控制，降低血脂濃度，減低罹患第二型糖尿病及心血管疾病的風險[1,27-30]。研究亦顯示，增加全穀類及豆莢食物的攝取，可改善肥胖的第二型糖尿病患者之胰島素阻抗問題，進而降低血糖、空腹時血中胰島素濃度及血脂濃度[31]。另外有學者指出，蔬食中的堅果（如杏仁）、黏稠膳食纖維（如燕麥、大麥）、黃豆蛋白、植物固醇等，可減低血脂濃度[30,32]。

　　純素飲食者（不含任何動物成分如蛋、奶），血中低密度膽固醇（俗稱壞膽固醇）的濃度很低[33]。另有研究顯示，純素飲食可降低血中低密度膽固醇的濃度達 25～30% [34]。此外，研究指出第二型糖尿病患若進行高纖維碳水化合物（60%～70%）的飲食方式，可以改善血糖控制、降低血膽固醇，而且不增加三酸甘油酯濃度[35]。

Barnard 等人的研究也顯示，高纖維碳水化合物為主的植物性飲食合併運動，不但可降低第二型糖尿病患的體重，減少降血糖藥物使用，亦可降低病患血中膽固醇濃度達 25%，及三酸甘油酯濃度達 27% [36,37]。Barnard 在進一步的研究中更指出，少脂（脂肪占總攝取卡路里量 10% ）蔬食飲食合併運動，可使第二型糖尿病患體重減輕（4 公斤/26 天），降低空腹血糖 24%、血膽固醇 20%、三酸甘油酯 30%，研究中 39% 的病患（212 位中 83 位）停用胰島素，71%病患（197 位中 140 位）停用口服降血糖藥[38]。

> **✚ 醫學小常識**
> **植物固醇能降低膽固醇被人體吸收食**物來源，例如：大豆、植物性奶油、五穀雜糧、植物油、堅果類等。因此，植物固醇每天攝取 2 公克，可以降低總膽固醇與低密度脂蛋白。

降低糖化血色素

　　另一個雙盲實驗顯示對於第二型糖尿病患，雖然低脂純素飲食和美國糖尿病協會 2003 版推薦飲食，都可以改善其血糖及血脂

肪控制，但低脂純素組效果更好。在這研究中純素組的糖化血色素（HbA1c）降低了 1.23%，但遵循美國糖尿病協會 2003 版推薦飲食組的只降低 0.38%。體重方面，純素組於 22 週減輕了 6.5 公斤，遵循美國糖尿病協會推薦飲食那組則減輕 3.1 公斤。至於低密度膽固醇，純素組降低 21.2%，遵循美國糖尿病協會推薦飲食組則降低 10.7%。而 24 小時白蛋白尿純素組減少了 15.9 毫克，遵循美國糖尿病協會推薦飲食組則減少 10.9 毫克[39]。

降低血壓、改善腎臟功能及疼痛性神經病變

其他研究亦顯示低脂蔬果限鹽飲食，可降低血壓，效果相當於服用單一降血壓藥物[40]。另外也有研究指出，黃豆蛋白可以降低血壓[41]。植物性蛋白質飲食，可改善腎絲球過濾率過高及蛋白尿的問題，對於糖尿病腎病變的預防與治療，也優於傳統動物性蛋白質飲食[32,42]。攝食動物性蛋白質，會增加腎臟血流量及腎絲球過濾率，但攝食等量蛋白質的黃豆，並不會影響腎臟血流量及腎絲球過濾率[43,44]。

研究亦顯示，腎絲球過濾率大於 120cc. ／每分鐘／每 1.73 平方米的第一型糖尿病患者，若每天攝食黃豆蛋白 55 公克，並減少攝食動物性蛋白質，腎絲球過濾率則顯著減低[45]。另有研究顯示純素飲食加上運動，除了可使體重減輕，且可改善 81% 罹患糖尿病合併疼痛性神經病變患者的症狀[46]。

素食含有降糖去脂的特殊成分

植物為主的飲食，有助於糖尿病及高脂血症的治療，可能和植物蛋白質、植物固醇、膳食纖維的攝取和全素飲食中的醣分釋出較緩慢有關（如全穀類、豆莢）。喜歡食用紅肉的糖尿病患者，通常攝食較多熱量、膽固醇及動物蛋白質，飲食中的膳食纖維則偏少。此時若增加膳食纖維攝取，可改善患者的血糖控制[47]。蔬食飲食因食物份量較大，可增加飽足感，而減輕體重，有助於血糖控制[48]。

美國食品藥物管理局已證實某些植物含有特殊的成分，稱為功能性食物成分，可以降低膽固醇。這些成分，包括黏稠纖維（如燕麥[49]、車前子[50]）、黃豆蛋白[51]及植物固醇[52]。若每天攝食 45 公克黃豆蛋白，可使降低血中低密度膽固醇 12.5%[53]；攝食 9～10 公克車前子，可降低 6～7%[54,55]；攝食 1～2 公克植物固醇，則可降低 10%[56]；多攝食 5% 黏稠纖維、黃豆蛋白及植物固醇，可降低血膽固醇 15%[57]；高脂血症病患，若給予黏稠纖維、植物蛋白及植物固醇飲食，可減少低密度膽固醇 25～30%，其效果相當於降血脂藥物[58]。

堅果是素食者蛋白質的重要來源。堅果蛋白含植化素，功能和黃豆一樣，可降低血膽固醇[59-67]。每天攝食 4 公克胡桃、花生、開心果、10 公克澳洲堅果或 11 公克薄殼胡桃，可減少低密度膽固醇 1%[61-65]；每天攝食 7～10 公克杏仁，可減少低密度膽固醇 1%；蔬食中的黏稠纖維，不但可降低血膽固醇[68]，也可降低飯後血

糖[69,70]。另外高纖但不強調黏綢纖維的飲食，如穀類、蔬菜、水果，也可降低飯後血糖及血脂肪[47]。高纖維低糖指標飲食，更可有效降低第一型糖尿病患的糖化血色素[71]。

這類飲食（包括全穀類麵包、豆莢、水果、堅果及澱粉，加工食物如義大利通心粉）都可減緩醣類吸收，並預防[72]及治療糖尿病[73]，有效降低飯後血糖及血脂肪[74]和減低心血管疾病風險[75]，同時預防胰島素阻抗相關的癌症風險（如大腸癌[76]和乳癌[77]）。

從流行病學資料來看，植物性飲食可以減低糖尿病的發生率，動物性飲食則被證實和糖尿病的發生有關。由許多研究證據來看，低脂純素飲食，優於美國糖尿病協會的推薦飲食[39]，可有效控制糖尿病患者的血糖、血壓及血脂，使患者減少、甚至不需使用糖尿病藥物。

2006 年聯合國〈畜牧業的巨大陰影〉報告指出，畜牧業的溫室效應氣體排放，大於全球全部交通工具（車、船、飛機）排放的總和。2007年 18 位諾貝爾獎得主，發表〈原子科學家公報〉，將暖化與核戰，並列為人類文明的兩大威脅。低脂純素，實為簡單、有效、經濟、環保的糖尿病患者重要飲食，值得大力推薦。

> **✚ 醫學小常識**
> 植物性蛋白質的食物來源，例如：豆類、穀物、堅果類、種子等。因此，素食飲食也可以達到蛋白質的需求量，不需要在餐點中額外食用特殊的食物。

人物專訪——逆轉糖尿病的飲食療法
與伯納醫師（Dr. Neal Barnard）和柯森醫師（Dr. Gabriel Cousens）深度訪談

伯納醫師是「美國責任醫學醫師協會」的會長，他最近發表不含動物成分的純素飲食，對第二型糖尿病的控制效果。他說純素飲食對糖尿病患有幾項好處：首先，有助減重，每週約可減少一磅，也可降低膽固醇和血糖；另外，還會減少對藥物的需求，許多病患完全不服藥血壓也跟著會下降！

伯納醫師提到，糖尿病患的問題在於葡萄糖無法進入細胞，只能留在血液中。葡萄糖在血液中的作用，是為了供給細胞能量，使肌肉細胞不斷活動，胰島素這把鑰匙已來到細胞表面，為何卻讓葡萄糖不得其門而入呢？因為這個大肌肉細胞充滿了小脂肪球，就像擁有一把開門的好鑰匙，出去之後又回來時，卻再也無法開門，因為有人在門鎖上塗膠，使鑰匙不管用。來自乳酪、肉、蛋類和油炸食物的脂肪，就是門鎖上的膠！

為證明動物性脂肪導致糖尿病的威力，伯納醫師和其同事在美國國家衛生院的贊助下進行一項實驗。實驗很簡單，這也是純素飲食的優點，只有三個原則：第一是不含動物成分；第二要低油；第三是避免白糖和白麵包等食品，要攝取健康的醣類，因此可吃米

飯、義大利麵、地瓜、薯類和豆類等，直到滿足為止。

最先看到的成果是病人真的很喜歡這種飲食，接受實驗的人非純素食者，他們原本都不忌口，參加研究實驗之後卻有了改變。其中有一組對照組，遵循美國糖尿病協會的飲食，效果很好，不過純素食這一組，體重明顯下降，血糖控制得出奇的好，膽固醇也下降，其他方面也獲得改善，顯然這是更好的飲食！

伯納醫師舉了一個生動的例子：有位名叫范斯的男士，他的父親 30 歲就過世了，范斯 31 歲時被診斷罹患糖尿病，他說：「我知道自己過重，不太注重飲食，吃太多烤雞等」我們說：「沒關係，那些日子過去了，現在是攝取健康飲食的時候。」

我們使他很容易進行，如果早餐吃的是燻肉和蛋，就不是素食，把那些全扔掉，然後煮一大碗燕麥粥，上面灑些肉桂和葡萄乾等，想吃多少就吃多少，或吃一些黑麥麵包，別塗奶油或其他醬料，以上都是很好的早餐；至於午餐，范斯喜歡吃辣餅，所以就改吃素辣餅，或吃豆泥麵餅捲之類的食物；晚餐吃義大利麵，就選擇不含肉的番茄醬汁義大利麵，這種飲食對他而言再簡單不過了，因為他不需要限制食量。

隨著時間過去，他的體重不斷下降，一年後減輕 60 磅，原本失控的血糖，也下降許多，醫生要他坐下來並說：「范斯，吃這樣的飲食已使你擺脫糖尿病，你不必再服藥了！」

　　柯森博士是內科醫生兼美國綜合醫學委員會代表。他擅長運用純素生食的營養，以及改變生活等整體方式來治療糖尿病。柯森博士有個 21 天的療程，即使原本血糖值為 500 或 400 mg/dL，在 2～3 週裡，都會恢復到 100 mg/dL 以下的正常值！

　　柯森博士指出，我們早就了解從植物性飲食文化，進入肉食文化後，其糖尿病的罹患率就一路飆升。柯森博士的研究發現，糖尿病的三大肇因是：糖類食物、動物脂肪與毒素；而抽菸、咖啡因與白麵粉也會造成胰島素抗性。

　　食用肉類與乳製品會帶來很多問題，高度烹煮的動物脂肪會阻擾胰島素運作，這是基本成因，這些都會導致發炎，糖尿病即整個系統的慢性發炎，尤其是胰臟製造胰島素的 β 細胞，而生食蔬果會產生抗氧化的效果，去除身體毒素，恢復並維持健康。咖啡因也造成三成的胰島素抗性；而吸菸量不論大小，香菸都會增加 2～3 成的胰島素抗性。此外，二次大戰期間英國醫療服務負責人克萊醫師，他研究全球的飲食文化，發現食用白麵粉與白糖二十年以後，就易得到糖尿病！

　　有鑑於此，柯森博士從生食蔬果與果汁斷食中，找到控制糖尿病與抗老健康的密碼。柯森博士說：「我們指導最佳的飲食是什麼呢？就是有機純素飲食！……八成的生食。我們研究許多食材，像是寬葉菜豆等蔬菜與有些穀類，對於糖尿病患者相當有幫助。當

然，運動和減重也是不可少的相關要素。」

　　柯森博士舉了一個從糖尿病重生的實例：有位先生本來將接受截肢，因為他身體某些部位已開始失去知覺，參加計畫後的三週內，他雙腳痊癒，糖尿病神經病變也不再復發，皮膚獲得改善，心理狀態也明顯好轉。這些病人的復原過程都記錄在《三十天治癒糖尿病》的這部新片中。

　　兩位醫生都各自證明純素飲食的糖尿病療效，儘管一位大部分運用熟食，另一個卻是八成採用生食，但兩位都主張植物性的純素飲食。伯納醫師再次強調，純素食對治療糖尿病利益多多，首先，血糖開始逐漸而極溫和地下降，接著體重也下降了，血液中的膽固醇也大幅下降，就像服用降膽固醇藥物一樣，最後連血壓也下降了。這些都是主要利益，附帶利益則是消化更順暢，受便秘之苦的人，1～2天就可治癒，就是這麼快！有關節炎的人，很多人都會好轉，有偏頭痛的人也可以獲得改善。

12 零膽固醇的美食
—— 膽固醇存在所有動物性食物中，植物來源的食物則沒有膽固醇。

　　高脂血症是指血液中的脂肪——膽固醇、三酸甘油酯含量過多。美國心臟醫學會建議，正常血液中的膽固醇應低於 200mg/dL，三酸甘油酯則應低於 150mg/dL。血液中脂肪含量過高，會增加罹患肥胖症、心血管疾病、高血壓與腦中風的風險，也會增加糖尿病的嚴重性，這些都是常見的「動脈硬化」相關疾病。

　　二十一世紀，動脈硬化相關的疾病與癌症，是人類生命的兩大殺手。臺灣 2,300 萬人口中，罹患癌症者約有 140 萬人，每年新增加的癌病人約 7 萬人，每年死亡約 4 萬人；但死於動脈硬化相關疾病者，總和高於癌症。所以良好控制血中脂肪的主要目標，就是為了降低罹患動脈硬化相關疾病的風險。合宜的血脂肪含量，可延長壽命。高脂血症通常症狀不明顯，容易讓人掉以輕心，直至心臟疾病突發造成遺憾，或因中風發生癱瘓時才有所警覺，則悔之已晚。

脂蛋白的種類與作用

　　膽固醇是人體內細胞膜的基本成分，也是形成膽酸、腎上腺類固醇、性荷爾蒙及維生素 D 的重要物質；三酸甘油酯則是人體能量

的重要來源。它們會與蛋白結合成為脂蛋白，變成水溶性，才可經由血液運輸到各組織中使用。

脂蛋白隨著內含的膽固醇、三酸甘油酯、磷脂質、蛋白質之組成不同，分為高密度脂蛋白、低密度脂蛋白、極低密度脂蛋白、乳糜微滴、中間密度脂蛋白等五種。而與血管硬化有關的脂蛋白為高密度脂蛋白、低密度脂蛋白與極低密度脂蛋白。

低密度脂蛋白是從肝臟攜帶脂肪至身體各組織的脂蛋白，也是所謂的「壞膽固醇」（LDL），因為被氧化的 LDL 會黏在血管壁上，逐漸造成血管粥狀硬化，導致血管管徑變狹窄，甚至發生阻塞。高密度脂蛋白是所謂的「好膽固醇」（HDL），因為它能將多餘的 LDL 運送回肝臟代謝排除，避免 LDL 黏在血管壁上造成血管硬化，具有保護血管之功能。極低密度脂蛋白則可自肝臟攜帶脂肪至身體各組織，卸下大部分脂肪後，即轉變為 LDL。

當食物含太多脂肪時，肝臟就會製造大量的極低密度脂蛋白來運輸脂肪，因此易形成過多的低密度脂蛋白，而後黏在血管壁上，此時若無足夠的高密度脂蛋白來幫忙清除補救，就會造成血管的粥狀硬化，長期下來血管發生阻塞，隨後就會發生導致致命的心臟病或中風。

醫生抽血檢查血脂肪，除了總膽固醇的量，還會同時檢測 LDL 與 HDL 值，並計算總膽固醇與高密度膽固醇的比值。正常

之 LDL 值為小於 130mg/dL，HDL 值男性應大於 40mg/dL，女性應大於 50mg/dL。總膽固醇低而高密度膽固醇高，則罹患心血管疾病的風險愈低，總膽固醇與高密度膽固醇理想的比值應為小於 4.0。

12-1　一般人血脂濃度的建議標準

檢驗項目	正常值（mg/dL）
三酸甘油酯（TG）	＜200
總膽固醇（Cholesterol）	＜200
低密度膽固醇（LDL）	＜130
高密度膽固醇（HDL）	男＞40 女＞50
總膽固醇／高密度膽固醇（Chol/HDL）	＜4.0

膽固醇的來源

　　膽固醇可由人體肝臟自行合成。另外，膽固醇也存在所有動物性食物中，如：紅肉、雞肉、魚、蛋、奶、乳酪、優格或其他肉類與奶製品。植物來源的食物，則沒有膽固醇。另外，脂肪攝取過多，亦易造成高血脂。動物性食品尤其是肉類、冰淇淋、乳酪、油炸食物、人造奶油、沙拉、甜點都含有許多脂肪。減少食用脂肪，

尤其是飽和脂肪，亦有助於改善高脂血症。

因此，除了一些由遺傳、疾病或藥物所致的因素外，人類造成高脂血症的原因大都與飲食相關。植物來源的食物不含膽固醇，所以要避免高脂血症，除了減少脂肪攝取外，最好減少或避免食用動物性食品。

素食者血脂質較低

人類因地域環境、個人因素、宗教或文化差異，飲食習慣各有不同，有許多對不同地域與種族的飲食研究，證實飲食中不含動物來源食物或食用量極低，而以穀類、豆類與蔬果類為主者，其血脂質含量會較低。

一項對中國大陸素食和尚與尼姑的研究[1]，其飲食中的熱量富含碳水化合物，和尚有 63%，尼姑有 58%；脂肪方面和尚與尼姑所攝取的脂肪分別占了熱量的 25% 與 30%，當中又以未飽和脂肪占最多；蛋白質的來源主要為米與黃豆。與參與研究的對照組葷食醫學院的學生相比，和尚與尼姑的血中膽固醇值、高密度脂肪的脂蛋白元 A1 與低密度脂肪的脂蛋白元 B 比值、血糖值與尿酸值均較佳。臺灣一些地方性的研究，亦指出佛教素食者的血中膽固醇與三酸甘油酯含量較葷食者低[2,3,4]。基督復臨安息日會的素食者，亦有較低的血中膽固醇與低密度膽固醇含量[5]。另有研究，讓參與研究的非洲裔

人士，每天多食用當地的蔬菜與水果八週後，亦降低了其血中膽固醇與三酸甘油酯含量，有效地減少了高血壓非洲裔人士的心血管疾病風險[6]。

事實上，冠狀動脈心血管疾病，很少發生在以植物性食物為主的飲食文化中，如：北墨西哥處的土拉乎馬拉印地安人[7]、新幾內亞的普波阿高地人[8]，以及居住在非洲中部的人[9]。長久以來，成千上萬的中國鄉下人，亦少有被記載心肌梗塞的發生[10]。有一項較大規模，對四萬名婦女飲食與死亡率的調查[11]，證實了含有豐富水果、蔬菜與穀類的飲食，對健康有利。另一對男、女死因調查之研究[12]，於 76,000 人中之 8,300 位死亡者，素食者死於缺血性心臟病較非素食者低。

高脂血症對年輕人的影響又如何呢？8 萬年輕人經 16～34 年的追蹤，因心臟血管疾病死亡者將近 40%，發現其中愈年輕就有高膽固醇血症者，罹患心臟血管疾病風險愈大；若膽固醇含量正常者，則活得較久[13]。

素食，有全素（不食蛋與奶類）、奶素（食用奶類）、蛋奶素（食用蛋與奶類）的分別。對美國黑人全素者與蛋奶素者膽固醇的研究比較，發現全素者的血脂肪含量較適中[14]。這證實了只要採用動物性來源的食物，即使是不食肉類而採用蛋類與奶類，仍會有膽固醇含量過高的影響。

採用植物性飲食後血脂質的驚人變化

人類可藉由改變飲食，快速改善血中高膽固醇含量。有研究指出，飲食中只要以植物性蛋白質（大豆蛋白）取代動物性蛋白質，雖然攝取的總脂肪量與飽和脂肪量不變，仍可降低血中的膽固醇量[15]。

歐寧胥醫師於 1986～1992 年[16]，以 28 位中等程度至嚴重程度之冠狀動脈疾病病人為實驗組，不使用降血脂藥物，改採以含脂肪量 10% 的素食飲食，並禁菸、做有氧運動，另以服用降血脂藥物治療的 20 位中等程度至嚴重程度之冠狀動脈疾病病人為對照組，並讓他們維持原有的飲食習慣。經過了五年追蹤研究，結果顯示：

1. 一年後，實驗組的 LDL 降低了 37.2%、心絞痛發作次數減少了91%、冠狀動脈管徑狹窄由 40.0%改善為 37.8%；對照組的 LDL 降低了 6%（因使用降血脂藥物）、心絞痛發作次數增加了186%、冠狀動脈管徑狹窄由 42.7% 變成 46.1%。

2. 五年後，實驗組的 LDL 又降低了 20%、心絞痛發作次數又減少了 72%、冠狀動脈管徑狹窄又改善了 7.5%；服用藥物的對照組之 LDL 則降低了 19.3%、心絞痛發作次數減少了 36%、冠狀動脈管徑狹窄卻相對加重了 27.7%。其結果發現甚至第二型糖尿病患者的高血脂症[17]，亦可藉助採用蔬食而獲得改善。

採用蔬食，自然降脂

人類肝臟可自行合成所需的膽固醇，可不必經由食物攝取補充之。穀類、豆類、蔬菜與水果，其脂肪的含量不到飲食卡路里含量的 10%，這種飲食是最健康的飲食。最近的統計資料顯示，採用紅肉與加工過的肉類飲食，死亡率較高，尤其是會死於癌症，或心血管疾病[18]。於本世紀初，美國心臟學會[19]、藥物食品管理局（FDA）[20-23]與成人疾病治療委員會[24]不約而同開始呼籲民眾調整飲食，增加蔬菜、水果等富含纖維質的食物攝取量，減少脂肪的攝取，多食用豆類、堅果類為蛋白質來源，以減少血脂肪含量，預防或降低罹患心血管疾病的風險。

高脂血症不一定會有症狀，而篩檢是早期發現高脂血症的主要方法，成人作例行健康檢查時，應包括血脂的測量。一旦發現血脂肪偏高時，醫師可以考慮建議患者採用「低脂高纖的素食」處方，加上適當的運動，以自然方式控制血脂肪，而不是馬上開降血脂藥物處方，以避免可能的藥物副作用，並可節省醫療費用。

13 瘦身密技——有蔬最美
—— 純素男性及女性，較肉食者體重平均少了 5.9 及 4.7 公斤。

　　肥胖症是現在文明社會的一大問題，由於現代人的生活型態，尤其是居住在都市中的人口，常為了忙碌而疏忽了均衡的飲食，平日常以高熱量、低營養成分的速食，取代營養均衡的正餐，再加上久坐辦公室，看電視時間長，及缺少運動等，造成身體多餘的熱量快速堆積，以脂肪的形式儲存於人體，造成身材肥胖，不但會造成日常生活諸多不便，也容易招致社會異樣的眼光，並引發一些慢性疾病，如：心血管疾病、非酒精性脂肪肝、成人型糖尿病、痛風、骨性關節炎等，並有減少壽命之虞[1, 2]。

肥胖的盛行率與計算方式

　　據估計，全世界過重人口已超過 10 億，而全美有一半以上的人過重，1/3 的人有肥胖症，由肥胖而衍生的社會經濟問題，更是不計其數。肥胖的評估普遍以身體質量指數來推估，也就是體重（公斤）除以身高（公尺）的平方。根據衛生署 91 年公布我國成年人肥胖的定義：「過重」的定義是 BMI 值介於 24～27 間，而「肥胖」則是 BMI 值大於 27。

$$BMI = \frac{體重（kg）}{身高的平方（m^2）}$$

　　以一個身高 170 公分的人來說，如果體重大於 69.3 公斤，就稱為過重，超過 78.0 公斤，就稱為肥胖。BMI 值約略等於身體的脂肪比，也就是說 BMI 值愈高的人，身體中脂肪的比例愈高。身體脂肪比例高，會造成過多的脂肪堆積在皮下、腹腔中，甚至血管壁上、造成心血管疾病；也可能造成血中膽固醇、三酸甘油酯、尿酸的上升。增加體重，會造成心臟負擔，容易有高血壓；下肢關節增加負荷，容易使關節退化、變形。此外某些癌症，如：子宮內膜癌、乳癌、大腸癌等，在肥胖者中也有較高的發生率。由此可見，肥胖不是福，而是一種病症，若想活得健康，必須根除這種病症[1, 2]。

飲食型態與肥胖症的研究

　　肥胖症是除了抽菸以外，第二大可預防性疾病[1, 2]，歐美國家想盡辦法，宣導人民過健康的生活型態，包括適量的運動和均衡的飲等，以減少肥胖人口，降低因肥胖所導致的健康問題與支出。近年來一些大型的研究，以不同飲食型態的 BMI 值做比對，獲得重要的

國人成人肥胖定義	
體重過輕	BMI < 18.5
正常範圍	18.5 ≦ BMI < 24
異常範圍	過重：24 ≦ BMI < 27 輕度肥胖：27 ≦ BMI < 30 中度肥胖：30 ≦ BMI < 35 重度肥胖：BMI ≧ 35

資料來源：行政院衛生署

結論，表示以植物性飲食的人，普遍有較低的 BMI 值，而雜食者或肉食者的 BMI 值，普遍較食素者高[3-7]。

在 2003 年，一項由英國牛津大學流行病學癌症研究團隊，針對 37,875 位 20～97 歲參與歐洲前瞻性癌症與營養研究計畫的人，依其飲食型態，分為四大群，分別是：食肉者、食魚不食肉者、奶蛋素者、全素者，探討其 BMI 值的差異性，結果發表於國際肥胖學期刊中。該研究並針對不同的性別、年齡層、抽菸量、身體活動程度、婚姻、種族、教育程度及婦女生產次數等，可能干擾 BMI 值的因素納入考量。結果顯示：四個族群中，食肉者的平均 BMI 值最高（男性 24.4 kg/m^2、女姓 23.5 kg/m^2），純素者的平均 BMI 值最低（男性 22.5 kg/m^2，女性 22.0 kg/m^2），食魚不食肉者及奶蛋素者的 BMI 值，則介於兩者之間。該研究也針對飲食的成分做了探討，發現高蛋白、低纖維的飲食型態與 BMI 值偏高，有強烈的關係[3]。

　　早在 1996 年，英國醫學期刊，已有學者對 3,947 位男性及 17,158 位女性作飲食調查，結果發現食肉者（平均 BMI 值在 23～25）比其他不同程度的素食者，有較高的BMI值，而純素者的平均 BMI 值最低（平均 BMI 值在 21～23），換算成公斤數，平均食肉者男性及女性，比純素者男性及女性分別多了 5.9 公斤及 4.7 公斤。而肥胖的比例也以食肉者為最高，約占 6～10%；純素者最低，只有 0～4%[4]。還有其他不少研究，也都證實食肉者比純素者的平均 BMI 值為高[5, 6]。這一點在 2003 年美國營養學會的報告，關於素食的角色與定位中，也獲得支持[7]。

　　為何素食的飲食型態較肉食不易肥胖，學者們認為可能和素食含有較多膳食纖維、較少高熱量及較少低營養成分的飲食內容有關，因低纖、高熱量、低營養的飲食，是已知的肥胖形成因子[5]。

　　素食除了可以降低肥胖的發生率，其所含的素食蛋白質，因含大量非必需胺基酸，可以促進肝醣的生成而增加胰島素的敏感性，進而預防第二型糖尿病的產生[6, 8]。素食還可以降低血脂濃度[8]，有助於維持健康的弱鹼性血液。

有鑒於目前全球暖化問題迫在眉睫，而生產肉食的集約式農場及畜牧業，又是排放溫室氣體的元凶，考慮吃素，是現代人值得深思的一個重要課題！

> **✚醫學小常識**
> 依據國民營養健康變遷調查結果顯示，國人有 80% 蔬菜水果達不到衛生署的建議量。因此，倡導「天天五蔬果」也就成為國人健康維護的重要課題。

14 代謝症候群的剋星

—— 素食者體內胰島素抗性低，不會有葷食者年紀越大血糖越高的風險。

何謂代謝症候群

代謝症候群泛指生理代謝層面的心血管危險因子的聚集現象，這些危險因子，主要包括：高血壓、血脂異常、糖尿病、肥胖，以及高尿酸與凝血因子的不正常等。

代謝症候群的定義曾經多次改動，目前仍在使用的定義也有好幾種，其差異可能來自對於代謝症候群的切入點不同所致。依據國民健康局 96 年 1 月修正公告之〈我國代謝症候群臨床診斷準則〉，以下五項危險因子中，若包含三項或三項以上者即可判定（表14-1）。

14-1 代謝症候群之判定標準

分　類	來　源
腹部肥胖	腰圍：男性 ≥ 90cm 、女性 ≥ 80cm
血壓偏高	收縮壓 > 130mmHg ／ 舒張壓 ≥ 85mmHg
高密度膽固醇（HDL）偏低	男性 < 40mg/dL 女性 < 50mg/dL
空腹血糖值偏高	≥100mg/dL
三酸甘油酯偏高	≥150mg/dL

代謝症候群的重要性

與代謝症候群相關的疾病，包括：腦血管疾病、心臟疾病、糖尿病、腎病變、高血壓等。根據民國 92 年臺灣十大死因統計資料，上述疾病標準化死亡率（134.4/106）已超過惡性腫瘤（124.9/106），因此控制代謝症候群的工作，跟對抗癌症一樣重要。

14-2 97年國人十大死因與代謝症候群之關聯

順位	死亡原因	致病因子
1	惡性腫瘤	飲食（肉食）、病毒、肥胖、各種汙染
2	心臟疾病	高血壓、糖尿病、高血脂、肥胖、飲食（肉食）、抽菸
3	腦血管疾病	肥胖、高血壓、糖尿病、高血脂症
4	肺炎	感染性疾病
5	糖尿病	飲食（肉食）、肥胖、遺傳
6	事故傷害	喝酒、不戴安全帽
7	慢性下呼吸道疾病	抽菸、免疫系統異常、感染、環境因素
8	慢性肝病及肝硬化	病毒性肝炎、酒精、藥物、肥胖
9	自殺	生活壓力、心理創傷
10	腎炎、腎症候群、腎變性病變	糖尿病、高血壓、藥物、重金屬

胰島素敏感性與代謝症候群

胰島素的敏感性降低是代謝症候群的主要表現，在肥胖症、高血壓、脂質代謝異常症及血管硬化等疾病的形成中，占有很重要的角色[1-3]，與心血管疾病中血管內膜功能降低也有密切的關係[4]。

因此，胰島素的敏感性是代謝症候群的重要指標，當胰島素的敏感性增高時，表示可改善代謝症候群，當胰島素敏感性降低時，則表示會加重代謝症候群。因此在研究的各種方法中，能增加胰島素的敏感性，就可視為改善代謝症候群的方法。

素食能改善代謝症候群的研究報告

根據大林慈濟醫院的研究，觀察奶蛋素與雜食者體內胰島素敏感性的變化，素食改善代謝症候群的答案是肯定的，結果並發表在歐洲臨床營養學雜誌[5]上。據慈濟醫院的研究中，對 19 位素食者（至少有一年以上的素食史）與 17 位雜食者，檢測其胰島素敏感性得到以下兩個結論：

1. 素食者對胰島素的敏感性大於雜食者。

2. 素食年限愈長久者，對胰島素的敏感性越高。

因此越早開始吃素，對健康越有幫助[5]。

一項針對 200 多位素食及葷食者的研究亦指出，素食者的血糖及胰島素抗性（胰島素敏感性的相反詞）都較低，相反的葷食者

從 30 歲開始，就有胰島素抗性逐年增加的情形。因此研究結論是「素食者由於體內胰島素抗性低，且不會有葷食者年紀越大血糖越高的風險，所以其代謝症候群及心血管疾病的風險也較低。」[6]

其他相關的文獻也有類似的報導，依據美國內《科學》雜誌 2005 年的報導[7]，有一篇關於低脂素食，對體重、新陳代謝及胰島素敏感性的研究，結果發現低脂素食對停經後體重過重之婦女，有顯著的減重效果。該研究是由華盛頓醫科大學內科學系的 Barnard 教授，對 59 位停經後肥胖女性所做的試驗，他針對 29 位低脂素食的實驗組與 30 位一般飲食的對照組，依據美國膽固醇教育指導計畫表，做減重試驗，在 14 週的飲食控制後，檢測實驗組與對照組在體重、靜止基礎代謝率、食物熱量的消耗效果及胰島素敏感性四方面的變化，結果發現低脂素食的實驗組在這四方面，比一般飲食者，更為有效改善代謝症候群[7]。

在體重方面，實驗組體重減輕了 5.8 公斤，對照組只減輕了 3.8 公斤；在食物熱量消耗方面，實驗組每 170 分鐘比對照組多消耗 4.4 大卡。靜止基礎代謝率的降低是體重減輕的一大指標，實驗組比對照組更能降低靜止基礎代謝率（50kcal/day）。胰島素敏感性試驗中，實驗組也比對照組多增加了 0.8，從這四方面的數據觀察發現，素食確實能改善代謝症候群。素食可以增加胰島素的敏感性，降低血糖及血脂，進而有效降低代謝症候群及相關疾病的風險。

15 過敏與氣喘的救星
──中重度異位性皮膚炎及長期氣喘患者，改採素食後可顯著改善臨床症狀。

什麼是過敏性疾病？

基本上過敏性疾病包括：異位性皮膚炎、過敏性鼻炎與氣喘，以及一些特定的食物與昆蟲叮咬引起的過敏，這些疾病會導致相當程度的發炎反應，造成皮膚、黏膜組織或是血管的慢性發炎。近年來，逐漸成為國人健康上一大威脅的氣喘疾病，便是氣管的慢性發炎，造成氣管收縮及分泌物過多而阻塞呼吸道。如果是鼻腔黏膜接觸到過敏原，則黏膜處會分泌相當高量的發炎物質，造成過敏性鼻炎的症狀。相同地，侵犯到皮膚的過敏反應，則會引起異位性皮膚炎。

與過敏有關的重要因素為異位體質，也就是包含所謂的遺傳因素。有異位體質的人，特別容易對過敏原產生免疫球蛋白E抗體。過敏疾病的致病原因，不外乎就是過敏原、過敏原特異性的免疫球蛋白E，以及肥大細胞等的共同作用。過敏原的種類相當多，包括：花粉、黴菌、動物毛屑、塵蟎及蟑螂等。不過近年來，有些研究指出，動物性蛋白質（例如海鮮、奶類和蛋）和過敏也有相當的關係。

異位性皮膚炎與素食

　　簡單來說，異位性皮膚炎是一種病因仍不明確的過敏性皮膚炎。根據統計，有一半的患者在一歲前就會有皮膚的異常症狀，而約有 80% 會逐漸合併氣喘、過敏性鼻炎、結膜炎等其他過敏性症狀，及血液中免疫球蛋白 E 較高的情形，而家族的其他成員，也常有類似過敏的疾病。根據衛生署國民健康局委託臺大公衛學院所做的「臺灣出生世代研究」發現，嬰幼兒異位性皮膚炎盛行率，已從 1995 年的 1%，大幅攀升到 2004 年的 6.7% [1]。據估計，全臺目前約有 300 萬人飽受異位性皮膚炎之苦。就如它的名字，異位性皮膚炎的病情起伏難以捉摸，其症狀有脫屑、紅疹及發癢，嚴重影響皮膚外觀及生活品質，令人苦不堪言，反覆好發更是患者及家長的一大夢魘。

　　因為異位性皮膚炎並不容易治癒，因此許多醫生嘗試西醫以外的方法來治療。在日本，就有醫師發現低熱量素食，可以有效改善異位性皮膚炎患者的症狀 [2]。在這份研究中，病患於治療期間，沒有接受類固醇或抗組織胺控制病情，單純由飲食著手，轉變成健康素食的模式。令人訝異的是，單單只有飲食習慣改變，這群患有中重度異位性皮膚炎的患者，在短短八個星期後，不論是主觀的自我症狀評估，或客觀的臨床發炎指標數值，都有顯著的改善。進一步的研究指出，這和患者體內的嗜伊紅性白血球及攝護腺素 E2 的下

降，有顯著關係[3]。而嗜伊紅性白血球及攝護腺素 E2，已被證實和異位性皮膚炎的發生有關[4, 5]。

氣喘與素食

根據世界衛生組織的估計，全球約有 1 億 5 千萬人罹患氣喘疾病。從學理上而言，一旦得到氣喘病，就終生無法痊癒，但是如果治療得當，氣喘病人可以獲得長期緩解，終生不再發作，但並

> **✚ 醫學小常識**
> 某些人對過敏原易產生過敏性抗體，即免疫球蛋白 E(IgE)。過敏體質遺傳機率高，而且母親比父親的影響力更大。

非完全痊癒，因此氣喘可說是十分惱人的一種慢性病。氣喘病之病因，包括兩部分：其一是體質（遺傳）因素；其二是環境因素。

在食物中，胡桃、榛、栗等核果類與海產類食物是最常見的氣喘誘因。根據醫學期刊《氣喘》曾刊登一篇文章，描述一群長年氣喘的病人，如何藉著全素飲食擺脫久病的夢魘，雖然這只是個小規模的研究，成果卻可作為氣喘治療上的借鏡。這群病人平均得到氣喘病的時間是 12 年，一半以上都用到類固醇治療，但在開始全素飲食治療一年後，有 92% 的人無論在臨床症狀或實驗室氣喘指標上，都得到顯著的改善[6]。為何素食可以改善氣喘的病理，原因仍待研究，不過從這項研究看來，全素飲食雖無法治癒病人，但的確能改善長年氣喘的疾病，所以確實是一種可以考慮的食療方式。

過敏性疾病是令全世界醫師都頭痛的病症，雖名為過敏，但讓許多病人終生都困擾不堪。雖然到目前素食和過敏性疾病的研究並不多，但從這幾篇前驅性研究報告看來，既然素食可以顯著改善需靠長年服藥控制的過敏症狀，其中必定有許多我們不知的原因，是值得進一步深入研究。從之前幾篇所述，動物性蛋白大概是唯一和各大小慢性病都有關的物質，從流行病學角度來看，我們也可以發現大部分的慢性病都和社會工業化、飲食中肉食增加有關。對於過敏性疾病的患者，「素食」可說是沒有副作用又可防治其他慢性病的治療方式之一。

人物專訪——對抗過敏症從食物開始：
埔里榮民醫院眼科主任——劉登傑臨床經驗談

　　眼科最常見的過敏疾病為過敏性結膜炎（或合併眼瞼皮膚炎），症狀為眼睛和眼皮搔癢，常合併鼻炎的症狀，如打噴嚏及流鼻水等。季節變換及氣溫高低起伏時為其好發之時機，一般眼科醫師的作法是開立含類固醇、抗組織胺或巨大細胞穩定劑的眼藥水給患者使用，但通常病況會一再復發，由於醫師或患者一般會將原因歸咎於體質或外來的過敏原，如花粉和塵蟎等，治療上習慣以治標的方式把症狀消減即算完成。但在許多的臨床觀察中，我們發現一些值得注意的共通現象，即飲食習慣在過敏症的發生機轉上，其實占有重要的角色！

　　一名 7 歲的小孩，因眼睛及眼皮癢來看我的門診，天真的笑容掛在臉上，這已經不是他的第一次求診了，檢查時除了一般結膜炎的表徵以外，最明顯的是他的上眼皮和脖子上反覆搔抓的皮膚炎痕跡。詳問之下，他還有耳朵癢（中耳炎）及常感冒的病史，當時我好奇的多問了一些飲食情況，發現學校營養午餐每星期有兩次提供鋁箔包的牛奶，而他每天下午的點心也常吃草莓夾心麵包。麵包的主要成分是白麵粉、奶油、蛋、香料、精製糖和草莓醬，再以高溫烘烤而成，然而臺灣三大慢性食物過敏原正是

牛奶、蛋和小麥（白麵粉的原料），而精製糖和高溫烘烤的過程，也成了火上澆油的幫凶！

看著眼前一位年約 50 歲的中年女性，她因眼睛反覆紅癢來看診，翻閱病歷時，發現她也有甲狀腺腫及高血壓和便秘的病史，在稍嫌腫大的頸部還有尚未完全消失的皮疹，前臂皮膚儘管藥物治療下，仍透露出濕疹的變化。她的舌苔厚膩，飲食習慣為——早餐：牛奶加麵包，午、晚餐皆喜肉食，這樣典型的患者其實不少。

我的想像力正試著把這一連串的訊息加以解讀：她的身體正在為推動血管中黏膩的飽和脂肪而奮戰；另一方面，由於缺乏植物纖維的高動物蛋白飲食易導致宿便累積，腸胃系統也正為排除宿便努力著。心臟及腸胃道的平滑肌不斷用力收縮，主控新陳代謝的甲狀腺，為了幫助打贏這一場混仗，也不惜增大自己，投入戰局！戰況是如此沸沸揚揚，另人血脈賁張，為了這場身體保衛戰，大家都殺得「眼紅」、「皮皮剉」，於是「血壓」也跟著上升了！

另一個年約 50 歲中年男性患有糖尿病及高血壓，因視力急劇衰退到眼科看診，眼底檢查發現已有嚴重的視網膜血管破壞及缺氧之現象，除了施以雷射燒灼手術外，也詳細詢問了患者飲食習慣，發現他偏愛重口味的肉食，煎、烤、炒、炸和多鹽的美食也是他的最愛。經過一番溝通後，患者嘗試少肉多菜的飲食改變，以蔬果及豆類、穀類的攝取為主，加上亞麻仁油的使用，一段時間後，不僅視

力改善、便秘現象消失，隨後微凸的小腹也不見了，現在即使不吃降血壓藥，血壓也可維持在正常範圍！

類似這樣的臨床案例還有好幾位：一位年約 75 歲的阿伯，有一天來到我的門診，指著右下眼皮下方，一個約五十元硬幣大小、帶著濕黏分泌物的病灶，要求我開止癢的藥膏。這個病灶已經困擾他超過一年的時間，找遍了臨近城鎮的皮膚科醫師，不知擦了多少條藥膏，就是無法根治。甚至一度因病情太「蠻皮」，而被懷疑是皮膚癌，轉診至醫學中心做皮膚切片檢查！當下我請阿伯把舌頭伸出來，厚厚的舌苔，白中帶黃，搭上滿口零落蛀掉的牙齒，令人印象深刻！他很少吃蔬菜水果，兒子從電話中告訴我，他的父親最愛吃肉。

為了根治他的頑疾，我建議阿伯減少肉食，並幫他代購了兩瓶含豐富必需脂肪酸、低溫冷壓的亞麻仁油，用來淋在青菜、飯或麵條中食用，並建議將新鮮水果打成果汁飲用。三、四個月後再度看到忠厚木訥的他時，皮膚病灶雖然還在，已經好轉不少，阿伯也說搔癢的情況大幅減少，直誇我比皮膚科醫師還厲害！

亞麻仁油的奇效在我家小狗 Lucky 身上也得到驗證，牠背部皮膚曾出現紅腫脫毛的皮膚炎，除了不斷脫屑以外，一個十元大小的皮膚範圍毛髮均掉光。經過兩個星期，幾乎每天都餵食約 15cc. 的亞麻仁油後，皮膚紅腫脫屑現象自然消退，大約一個月後，毛髮也完全長回來。

　　知名的日本腸胃科醫師新谷弘實，以他四十年的執業歷程，執行超過 30 萬例的胃及大腸內視鏡，也是大腸息肉內視鏡切除手術的創始者，他告訴我們含動物性蛋白質的肉、蛋、奶飲食，除了動物性油脂中的膽固醇會阻塞血管，也累積腸道中諸多難以排除的宿便，為了排除宿便，腸壁肌肉收縮過度、痙攣變硬，腸道生態大幅改變，以致身體環境慢性發炎，促成時下包括：癌症、糖尿病等慢性病的盛行。

　　為了防衛第一線外來的衝擊，腸道擁有人體最多的免疫細胞，然而因為不當的飲食內容（肉、蛋、奶）、過多氧化的提煉油、精製糖，以及過度的烹煮方式（煎、炒、炸、烘、烤），人體免疫系統過勞的負擔是可以想像的。隨著免疫系統的超載，過敏症及自體免疫疾病的大幅增加似乎也是必然的！依據中醫的理論：「肺與大腸相表裡，且肺主皮毛」，大腸黏膜的負荷會轉移到同為黏膜系統的呼吸道、中耳及眼結膜，乃至於體表的皮膚，似乎全都印證了上述臨床患者的症狀。

　　因此，治療過敏及免疫相關疾病時，除了傳統的壓抑及減敏療法以外，我們的思考方向似乎應該朝向如何藉由簡單天然的植物性飲食，讓人體免疫機能有更多的餘力，這樣身體自然放鬆，疾病也會跟著說拜拜了！

16 天然養肝第一方

———— 素食含有較少芳香族胺基酸的蛋白質,可減少肝性腦病變的發生。

臺灣地區為 B 型肝炎高盛行率地區,據估計,成年人口約 15～20% 為 B 型肝炎帶原者,自民國 73 年起全面性 B 型肝炎疫苗注射後,兒童與青少年 B 型肝炎帶原率,已降至 1～2%,因此推估目前國人約有三百萬 B 型肝炎帶原者。臺灣地區 C 型肝炎帶原率約 1～2%,雖然不及 B 型肝炎帶原者人數之多,但是因其有較高的慢性肝炎與肝硬化之機會,亦值得重視。B 型肝炎與 C 型肝炎帶原者,隨著肝臟發炎、反覆纖維化的病程發展,進而會造成肝硬化或併發肝癌。由於肝臟為人體蛋白質、葡萄糖、脂質代謝之重要器官,因此,失去代償性肝硬化患者常會出現腹水、自發性細菌性腹膜炎、肝門脈高壓與靜脈曲張、肝腎症候群,以及肝性腦病變。

流行病學

根據民國 97 年度死因統計[1],慢性肝炎與肝硬化為國人十大死因之第八位,每十萬人口死亡率為 21.4%,且高居壯年人口死因之第四位,中年人口死因之第三位。由此可見,慢性肝炎與肝硬化,在中壯年人口特別顯示其重要性。因此,慢性肝炎與肝硬化的預防與保健,具有醫療保健政策上之重要性。

素食與肝臟疾病

由於素食飲食富含高纖維、高維生素、高抗氧化物的營養成分，且含有較少芳香族胺基酸的蛋白質，過去曾有研究探討素食與肝性腦病變的關係，茲說明如下：

肝性腦病變的病理機轉

肝性腦病變是一種急性或慢性肝臟衰竭後，所出現嚴重的神經、精神併發症，雖然其真正的病理機轉尚未完全了解，但是其原因可能是氨無法在肝臟解毒成尿素，轉而在周邊進行解毒，結果造成腦水腫。另一個可能的假說，是腦部代謝胺基酸與氨所產生的「假性神經傳導物質」，干擾了腦部神經傳導物質的正常作用[2]。

素食與肝性腦病變

素食可以減少肝硬化病人肝性腦病變之毒性作用，其原因可能是素食有較豐富的精胺酸含量，精胺酸會增加尿素合成，進而減少血中氨的濃度。素食含有豐富的纖維質，在小腸具有較高含氮代謝產物的清除率，也可以減少碳水化合物的吸收，提供穩定的葡萄糖。素食含有較少的甲硫胺酸、色氨酸，也分別減少了神經毒性物質硫的合成[3]。

素食與膽囊疾病

過去研究發現，凡肥胖、多次生產、女性、年齡 40 歲以上，都是膽囊結石的高危險群。然而，近來研究發現，素食可能因為含有較多纖維質、維生素 C、抗氧化物質，以及礦物質，可促進腸道蠕動，減少膽汁中 deoxycholate 成分，也可能因為多種營養成分交互作用而形成的保護，避免膽囊結石的形成 [4,5]。在一項名為「護理人員健康研究」中，總共有 77,090 位護理人員參與，經過 16 年的長期世代追蹤，在控制干擾因素後，發現蔬菜與水果食用量最高組別，其接受膽囊切除手術之相對危險為 0.79 倍，且有食用蔬菜與水果量愈高，手術相對危險愈低之趨勢。因此，食用蔬菜與水果，可減少女性需接受膽囊切除手術的風險 [6]。

醫學小常識

膽囊疾病好發於 40 歲以上且體重超重的婦女們，平日預防膽囊炎發生，飲食上應採取高纖維、低膽固醇及低熱量飲食型態。

17 不一樣的好「胃」道

——蔬果與豆類等可溶性膳食纖維的飲食,對十二指腸潰瘍有保護作用。

消化性潰瘍是食道、胃、十二指腸黏膜,受到胃液之侵蝕,而形成深入消化道壁組織的良性破損。在臺灣,消化性潰瘍是極常見的疾病,終身產生潰瘍的機率約在 10%。而於病因分類上,消化性潰瘍可大致分為:與幽門桿菌相關;及非類固醇抗發炎藥物相關兩大類。

1982 年 Marshall & Warren 兩位學者首先發現了幽門桿菌。1989 年,此菌即被認為是造成消化性潰瘍最重要的因子。證據顯示 90～95% 以上的十二指腸潰瘍患者及 60～80% 的胃潰瘍患者,同時罹患胃幽門桿菌感染。當幽門桿菌根除後,消化性潰瘍的年復發率,可由原來的 60～80%,降低至 5～20% 左右。所以治療消化性潰瘍,必須將幽門桿菌一併根除。

臺灣地區幽門桿菌感染的盛行率,10 歲以下約 20%,20～30歲約 50%,30～40 歲則高達 60%,而潰瘍的發生率則為 0.7% 左右。80% 以上感染幽門桿菌的人,不會發生潰瘍。顯示單是幽門桿菌感染,還不足以誘發消化性潰瘍,其他因素也很重要。 比如說東德人移民至西德後,潰瘍發生率跟著升高。因此飲食生活型態,也許會改變幽門桿菌的活性,和非類固醇抗發炎藥物的作用,而誘發產生

消化性潰瘍。或者說飲食本身在潰瘍的疾病過程中，就扮演著極重要的角色，可改善或加重疾病的症狀。

潰瘍發病和飲食的關聯

與潰瘍發病的飲食因子有許多，非一篇文章所能詳述，本文將針對與素食有關的部分討論。

十八世紀前，消化性潰瘍很少發生。二十世紀以後消化性潰瘍病例增加，一般認為和精緻飲食有關[1]。印度 Malhotra[2] 曾撰文表示北印度消化性潰瘍病例較少，而南印度消化性潰瘍病例較多，原因為南印度攝取多精緻及液態飲食，少咀嚼、快速吞食，較易引發潰瘍。中國學者的報告表示，精緻米食比全麥麵食較易引發十二指腸潰瘍[3]。另有研究顯示十二指腸潰瘍病患，胃排空速度較對照組快[4]，而蔬果、豆類等可溶性膳食纖維，可減緩胃排空速度[5]。

過去曾有研究比較 88 位十二指腸潰瘍病患，和 166 位對照組的飲食，發現十二指腸潰瘍病患，攝食較多精緻食物，較少吃蔬菜[6]。另一項針對 47,806 位 40～75 歲男性，追蹤六年的研究顯示：蔬菜、水果、豆類等可溶性膳食纖維攝取較少者，較易罹患十二指腸潰瘍[7]，且可溶性膳食纖維有緩衝胃酸侵蝕消化壁的作用。

蔬菜富含硝酸鹽，硝酸鹽經過唾液和胃酸的作用，變成一氧化氮，可增加胃黏膜血流，加強表面細胞的屏障，增加黏液及碳酸氫

離子的分泌，促進黏膜細胞的更新和修
補，加強防禦能力[8]。

╋ 醫學小常識
無 CAP 飲食：是指飲食
中無咖啡（Coffee）、
酒精（Alcohol）及胡椒
（Pepper）等刺激性食
物，可以減少對腸道黏膜
的刺激。

喝牛奶治療潰瘍沒有功效

在強效的制酸劑發明之前，潰
瘍治療常推薦牛奶。但有等學者曾研
究 65 位十二指腸潰瘍住院患者，分析含牛奶及不含牛奶兩組飲食對
潰瘍治療的效果，結果顯示兩者並無差異[9]。

潰瘍復發和飲食的關聯

針對 21 位攝食高纖飲食的慢性十二指腸潰瘍病患，和 21 位
攝食精緻米食的慢性十二指腸潰瘍病患之研究顯示：精緻米食組，
十二指腸潰瘍復發率為 81%；高纖飲食組，十二指腸潰瘍復發率只
有 14%[10]。瑞典一項 73 位十二指腸潰
瘍病患的研究，也有相同結果[11]。

╋ 醫學小常識
膳食纖維：分可溶性與非水
溶性兩類。可溶性纖維：以
蔬菜、水果及豆類較多；非
水溶性纖維：以穀類或蔬菜
粗梗和水果外皮較多。肉類
則缺乏纖維質。

雖然目前有關素食和十二指腸
潰瘍的研究不多，但已有證據顯示蔬
菜、水果等可溶解的膳食纖維飲食，
對十二指腸潰瘍有保護的作用。而喝
牛奶對潰瘍的治療似乎沒有效用。

18 重新找回好新「腸」
—— 高纖維飲食能降低大腸憩室症的罹患率。

　　大腸憩室症是指大腸的黏膜及黏膜下層組織，因腸內壓力升高的關係，而穿透肌肉層向外突出，在大腸表面上形成一個個小囊袋樣的病灶。大腸憩室症是西方國家最常見的大腸疾病，以美國為例，40 歲以上成人有 10% 罹患，之後隨著年齡增高而增加其發生率，60 歲以上的人甚至半數有大腸憩室症[1,2]。

　　大腸憩室症較常見於西方國家，在亞洲、非洲國家則相對少見。形成的原因，學者們一般認為和飲食有關，在西方國家盛行精緻飲食，這些食物的纖維質含量較少，使糞便因含水量不足而變硬，容易造成便秘，大腸內壓力升高結果，將導致大腸憩室症的發生[2,3]。

　　95% 的大腸憩室症好發於乙狀結腸，因為那是大腸相對較狹窄的段落，容易有腸內壓力升高的現象。絕大多數大腸憩室症的患者並無任何症狀，只有 10～25% 的患者會有憩室炎產生，嚴重者甚至可能導致出血、穿孔、膿瘍、腹膜炎、瘻管形成等[3]。

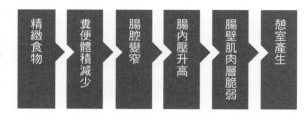

18-1 憩室炎產生

精緻食物 → 糞便體積減少 → 腸腔變窄 → 腸內壓升高 → 腸壁肌肉層脆弱 → 憩室產生

飲食成分與大腸憩室症的關聯

在 1994 年，美國權威的營養學期刊——《美國臨床營養學》，刊登了一篇由美國哈佛大學學者們所做的前瞻性研究，探討飲食成分作為大腸憩室症致病因子的相關性調查[4]。該研究開始於 1986 年，網羅了 51,529 位美國 40～75 歲的男性醫療從業人員，發給詳細的問卷調查，鉅細靡遺地記載其飲食的內容與量。問卷中還調查過去病史、過去診斷的疾病、年齡、身高、體重、運動量、吸菸及飲酒習慣、咖啡因的消耗等，以去除干擾因素。之後每隔兩年發予新問卷，從 1986～1992 前後六年內、共計有四次問卷調查。其中，1988 年以前曾得過癌症及任何大腸疾病的人，則予以排除（餘 47,888 人參與後續研究），研究僅納入 1988 年之後，被診斷出大腸憩室症的人，共計有 503 人。

這 503 人中有 385 人有腹痛、排便習慣改變、便中帶血等症狀出現。飲食成分的評估包含熱量、脂肪及纖維質。研究結果顯示，飲食成分中，總纖維含量高的、攝取蔬菜水果纖維的人，大腸憩室

症的罹患率較低；而攝取紅肉的人，大腸憩室症的罹患率較高。另外也發現有兩組人的大腸憩室症罹患比率最高，分別是飲食中總脂肪量最高、纖維含量最低的一組，以及飲食中攝取紅肉量最高、纖維含量最低的一組。相對比較下，飲食中纖維含量最高、總脂肪量或攝取紅肉量最低的一組，其大腸憩室症的罹患率，只有前述二組罹患率的 1/3。

研究的結果證實，高纖維飲食能降低大腸憩室症的罹患率，而高脂肪及紅肉含量高的飲食，則增加大腸憩室症的罹患率。飲食中纖維含量低、脂肪或紅肉含量高的人，大腸憩室症的罹患率尤其增加。

素食減少大腸憩室症發生

在 1979 年，著名的《刺胳針》（Lancet）期刊，有篇關於無症狀大腸憩室症患者的飲食研究[5]，該研究由英國牛津大學學者進行，針對超過 45 歲的 264 名非素食者及 56 名素食者，比較其飲食中纖維成分的含量與大腸憩室症的罹患率。其結果發現，素食者比非素食者的飲食中，普遍含有較高成分比例的纖維質（前者每天飲食的纖維質含量為 41.5 公克，而後者為 21.4 公克），差別極大。兩者的大腸憩室症罹患率，分別為：素食者 12.7%，非素食者 44.4%，若依年齡組別分類，45～59 歲中，素食者及非素食者的罹患率分別為 6% 及 40%；59 歲以上，則分別為 21.7% 及 43.3%。

醫學小常識
預防大腸憩室症與治療憩室炎的飲食不同
預防大腸憩室症的飲食：應採取高纖維飲食型態；當憩室炎發生時，則改
採用低渣飲食。

　　為何素食者較非素食者，有較低的大腸憩室症罹患率呢？是因為飲食中纖維質含量較高，總脂肪含量較低。至於為何攝取紅肉與罹患大腸憩室症有關？是因為紅肉中的某些成分造成[4]？還是因為肉類改變了大腸內細菌的代謝，而釋放出某些毒素，造成局部腸壁肌肉層變弱？目前尚未有定論[6]。

植物性飲食改善便秘困擾

　　植物性飲食含有豐富的纖維素，而這些纖維素是如何利於排便的？根據研究，穀類中的纖維，於糞便中有鎖住水分的功用，可以增加糞便質量，減少糞便傳送的速度，而利於排便。而蔬果中的纖維，則主要經由發酵作用，刺激腸道細菌生長，而達到增加糞便質量的效果，以利於排便[4,7]。

　　科學觀察顯示，大腸憩室症好發於低纖維、高脂肪、含紅肉的飲食，而植物性飲食，則相對含有較多纖維素、較少脂肪，且不具肉類所可能產生的毒素因子，因此對腸道的健康是較為有利的飲食選擇。

19 宿便 EASY GO！

————攝取富含膳食纖維的全素飲食，是治療便秘型大腸激躁症的有效方法。

大腸激躁症盛行率約為 10～15%，女性為男性的 2～4 倍。其實大腸激躁症是須藉由飲食指引來幫助治療的，但目前少有研究報告分析食物攝取和大腸激躁症的關聯。有趣的是，根據統計，2001年美國雅虎網路有超過 33,000 篇關於大腸激躁症的飲食建議，顯示大眾十分關切飲食與大腸激躁症的關係，因此仔細分析大腸激躁症患者就醫前和就醫後的飲食，在治療上實屬重要。

如何判斷大腸激躁症

大腸激躁症的病因還不是很清楚，診斷主要依據臨床症狀。患者有腹脹、腹痛和排便習慣的改變，查不出實質器官的病變。依羅馬準則 III（ Rome III Process ），大腸激躁症的診斷依據為：

1. 症狀開始於六個月前，有反覆的腹部不適或疼痛，合併排便習慣改變。
2. 最近三個月內，每個月至少有三天以上有上述症狀。
3. 合併下列三個症狀中兩個以上：

- 排便後腹痛改善。
- 腹痛併排便次數改變。
- 腹痛併排便軟硬度改變。

大腸激躁症特徵

大腸激躁症的特徵為有無痛性腹瀉、腹瀉與便秘交替發生、便秘、脹氣、排便排不乾淨等症狀。

致病原因

中年婦女研究顯示，膳食纖維攝取不足者較易罹患大腸激躁症[1]。飲食攝取和大腸激躁症的關聯，可包括心理（壓力）和生理（食物刺激消化道）兩方面，其原因可分為兩種：

1. 食物引起胃大腸過度反應。學者證實大腸激躁症患者，胃大腸感覺神經對食物中的脂肪產生過度反應，引起餐後症狀[2]，另有研究證實食物中的某些成分，確實能觸發消化道產生過度反應[3]。

2. 食物增加腸內氣體生成。某些食物會增加大腸激躁症病患大

> **＋醫學小常識**
> 腹脹患者，避免攝食易產生氣體的食物，如：洋蔥、豆類、番薯、青椒、甘藍、花椰菜、汽水、可樂等。

腸內細菌發酵反應，使大腸內氣體生成增多，特別是氫氣，而產生腹脹[4]，避免這些食物可使症狀會改善。

飲食治療

大腸激躁症病患的飲食治療，依症狀，分為：便秘、腹瀉及脹氣三組。美國腸胃科學會治療指引建議，便秘組飲食需增加膳食纖維攝取，但是對腹瀉及脹氣組則沒有飲食指引。

對於便秘型大腸激躁症，美國腸胃科學會建議每日攝取 20～30 公克膳食纖維，可以改善便秘症狀[5]。膳食纖維是非澱粉類多醣體，來自穀類、蔬菜、水果，不易被人體消化吸收。西式飲食膳食纖維攝取通常不夠，其平均每日攝取量少於 10 公克，若增加膳食纖維攝取，可以改善便秘症狀[6]。實驗數據顯示高膳食纖維攝取，可促進腸蠕動[7]。

膳食纖維，分為：可溶性膳食纖維及不可溶性膳食纖維。可溶性膳食纖維包含半纖維素、果膠及樹膠，主要來自豆類及蔬果，如燕麥含 50% 可溶性膳食纖維，車前子含 80% 可溶性膳食纖維，果膠含 100% 可溶性膳食纖維。可溶性膳食纖維經大腸內細菌發酵，會產生短鏈脂肪酸，如酪酸、丙酸以及乙酸。酪酸是大腸細胞的主要能量來源。另外可溶性膳食纖維也是益菌生長物質，可幫助腸內益生菌生長，增加正常發酵反應進行[8]，使得糞便軟化，幫助排便。

　　不可溶性膳食纖維則包含纖維素、半纖維素及木質素，來自穀類外殼，主要生理作用為，吸收及保住水分而軟化糞便，幫助排便。每日攝取 20 公克穀物纖維，可軟化糞便，降低乙狀結腸及直腸腸壁壓力，減輕大腸激躁症病患腹痛及便秘的症狀[9]。

　　美國腸胃科學會對腹瀉組並沒有飲食指引，不過可嘗試增加可溶性膳食纖維攝取，如水解膠華豆膠，改善大腸激躁症病患腹瀉症狀[10]。至於大腸激躁症脹氣組，美國腸胃科學會也無飲食指引，目前也沒有實證醫學的飲食報告可供採用。

　　增加膳食纖維攝取，包括可溶性及不可溶性膳食纖維攝取，有助於改善大腸激躁症病患便秘症狀。因此富含膳食纖維之全素飲食，可說是治療便秘型大腸激躁症最有效的食療方式。

20 強腎固本，無石一身輕

——攝取植物性蛋白是腎病症候群、慢性腎衰竭與尿毒症的優先選擇。

蔬食改善腎病症候群

腎病症候群是由於腎絲球無法將過濾尿液中的蛋白質保留在體內，造成血中蛋白質偏低，且會合併高血脂的異常。改變飲食可以幫助血壓、水腫與高血脂的控制，也可減緩腎臟病的進展。

> **＋ 醫學小常識**
>
> 腎病症候群患者，飲食中攝取過多的蛋白質反而會破壞腎絲球過濾障壁，導致蛋白質流失更厲害；控制飲食中適當的蛋白質攝取，可減緩腎臟功能衰退或減輕臨床症狀的發生。

由此可知，若給予高蛋白的動物性飲食，不但無法提高血中蛋白質濃度，反而會加重腎臟的負荷，又會升高膽固醇，因此對腎病症候群的患者，動物性飲食並不是一個良好的選擇。

植物性的蔬食飲食，熱量多數由澱粉類提供，蛋白質的含量對腎臟不會形成負擔，且不含膽固醇，又含有各類抗氧化物，可保護和修補受損的腎小球。因此，對腎病症候群的患者，是一個值得推薦的飲食。著名的醫學期刊《刺胳針》（The Lancet），曾經於 1992 年發表過義大利的飲食研究：一群腎病症候群的患者，給予

為期八週的素食飲食，結果尿蛋白的流失呈現明顯的改善，膽固醇和三酸甘油酯也明顯下降[1]。

蔬食是慢性腎衰竭的推薦飲食

多數的末期腎臟病患，可歸因於糖尿病或高血壓，素食已證實對血糖和血壓的控制有良好的幫助。腎衰竭的病患在尚未開始透析時，必須限制蛋白質與磷的攝取量，以免產生尿毒相關的併發症。但是這種飲食並不可口，因此病患不是無法遵循，就是攝取不足導致營養不良。植物性的蔬食飲食，蛋白質與磷的含量適中，在口味上病患接受度高，又含有充分的抗氧化物，早已是很多國家推薦給腎衰竭病患的飲食。

研究顯示，低蛋白飲食，可減緩輕度和中度腎功能不全的病程進展，而使用植物性飲食的療效更優於動物性蛋白[2]。義大利、以色列等國的研究，也證明了蔬食的確對腎衰竭的病患，是一個值得考慮的方針。研究證實，相較於傳統的低蛋白飲食，純素飲食可提供輕度腎衰竭患者適當的蛋白質，且維持正常的無機磷濃度[3-5]。

蔬食有益尿毒透析病患

尿毒透析病患的死亡威脅，並不是尿毒本身，而是心血管與腦血管疾病，以及感染症，而這一切都指向透析病人有較高的氧化壓

力所造成。植物性的蔬食飲食，由於有豐富的抗氧化物（特別是大豆異黃酮），且早已證明可降低心血管疾病的死亡率，因此近年來各國腎臟醫學界，對蔬食飲食在透析族群中的保護角色一直相當重視。2006 年，著名的醫學期

> **✚ 醫學小常識**
> 黃豆的蛋白質比一般植物性蛋白（如米飯）有較多的離胺酸，因此將黃豆與五穀飯一起食用，可以提高蛋白質的利用率。

刊就發現，透析病人食用富含異黃酮的豆類蛋白，有較佳的營養狀態及較低的發炎指標，顯示其體內的氧化壓力較低[6]。大豆異黃酮（Isoflavones）建議攝取量為 40mg/day。

20-1 食物中的大豆異黃酮含量

含　量	豆漿100cc.	豆腐100g	味噌100g	納豆100g
大豆異黃酮(mg)	10	23～33	43	59

註：大豆異黃酮：在黃豆裡含量最豐富，其結構類似女性荷爾蒙，故稱為「植物雌激素」。有抗氧化作用，還可以舒緩更年期症狀，預防骨質疏鬆、乳癌及攝護腺癌等。

蔬食預防腎結石

腎結石有不同的成分，72% 是草酸鈣結石，如果腎臟排出較多的鈣離子或草酸鹽，就容易形成草酸鈣結石；另外有 23% 是尿酸結石，尿酸是來自蛋白質分解後的產物。

蔬果類為良好的腎結石保護性飲食

+ **醫學小常識**
飲食攝取足夠的鈣，可增加鈣與草酸在腸道結合，腸道會形成不可溶的草酸鈣，減少草酸的吸收，因而降低尿液草酸濃度，可預防泌尿道中草酸鈣結晶的形成。

水分的攝取是腎結石重要的保護因子，因為充足的水分可稀釋鈣離子、草酸鹽和尿酸。水分的來源，包括果汁或湯汁，最好在感覺口渴前就做例行性的補充。其次是高鉀的食物，例如蔬果類。哈佛大學一項針對 46,000 名男士所作的研究發現，高鉀飲食可降低一半的腎結石機會 [7]。因為鉀離子會幫助腎臟留住鈣離子，而減少鈣從尿中排出。值得一提的，許多植物性食物雖然富含草酸（例如巧克力、堅果、茶和菠菜），卻不會增加腎結石的風險 [7]。

動物性蛋白為腎結石的促進因子

動物性蛋白質會增加尿酸的量，也會導致人體的鈣從骨質流失進入尿液。美國《臨床營養》期刊的報告證實，飲食中排除動物蛋白的受試者，比一般飲食者少了一半以上的鈣質流失 [8]。哈佛大學的研究也指出，即使每日動物蛋白只增加約 50～70 公克，男性腎結石的風險就多了 1/3 [7]。另一個針對女性長期大規模的研究報告顯示，動物蛋白對女性有更高的腎結石風險 [9]。

　　動物蛋白導致腎結石發生的原因，與其較多的含硫胺基酸有關。胱胺酸和甲硫胺酸中的硫，會被轉化成硫磺鹽而酸化血液，使骨質中的鈣溶出以中和酸性，最後導致鈣從尿中流失；肉類和蛋較穀物或豆類多了 2～5 倍的含硫胺基酸，因此會加重腎結石的風險 [10,11]。

　　統計學的分析也強烈指出，腎結石的發生率與動物蛋白的消耗量有關。1958～1976 年間，英國境內腎結石患者大量增加，該時期草酸鹽或含鈣食物的食用量並未上升，但家禽、魚類和紅肉的消耗量卻增加了 [12]。

　　腎病症候群、尿毒症及慢性腎衰竭，在臨床上皆為不易根治的腎臟疾病，在這些疾病的治療上，蛋白質扮演重要的角色。目前已有許多證據指出，植物性蛋白應該是這些病人蛋白質攝取的優先選擇。同樣的，植物性蛋白也是預防腎結石的功臣，動物性蛋白質則明顯升高腎結石的風險。

21 舉手之勞遠離痛風
───── 攝取植物性蛋白飲食，會減少 27% 痛風的風險。

普林與尿酸

「尿酸」是「普林」代謝產物，大部分的哺乳類動物，因為具有可以代謝尿酸的尿酸酶，因此血液中尿酸濃度極低；但是由於人類缺乏尿酸酶，因此，當血液中尿酸濃度超過 7mg/dL 的超飽和濃度時，尿酸結晶會沉積在關節，進而造成關節局部紅腫熱痛的關節炎，稱為「痛風」。臨床上也會出現血液中尿酸濃度超過 7mg/dL，但沒有關節炎等症狀之個案，稱為無症狀高尿酸血症。同時，尿酸結晶也可能會沉積皮下軟組織或腎臟，形成痛風石、腎臟結石與造成尿酸腎病變[1,2]。

流行病學調查

根據 1993～1996 年國民營養健康狀況變遷之全國性調查[3]，關於臺灣地區高尿酸血症之狀況，若定義男性的血清尿酸高於 7.7mg/dL，或女性高於 6.6mg/dL 為高尿酸血症，19 歲以上男性與女性，分別有 26% 與 17% 的高尿酸血症或服降尿酸藥物；其中男性與女性原住民高尿酸血症或服降尿酸藥物的盛行率，分別高達 62% 與 53%。

若定義男性的血清尿酸高於 7.0mg/dL，或女性高於 6.0mg/dL 為高尿酸血症，19 歲以上男性與女性高尿酸血症或服降尿酸藥物的盛行率，分別提高到 42% 與 26%；男性與女性原住民高尿酸血症或服降尿酸藥物的盛行率，更分別高達 82% 與 65%。全國性調查顯示，在臺灣的原住民種族具有較高的高尿酸血症風險。根據美國國家健康營養第三次調查報告發現，30 歲以上美國男性罹患痛風之機會為 2%[2]。

破解痛風迷思

過去普遍認為，包括海鮮類與動物性內臟等食物在內，高普林類的植物性飲食與痛風有關。然而，根據2004 年發表在《新英格蘭期刊》，長期追蹤 47,150 位受試者，十二年的研究成果發現（圖21-1 ），高攝取量的肉類飲食，會增加 41% 罹患痛風的危險性，高攝取量的海鮮類飲食，會增

> **✚ 醫學小常識**
> 攝取黃豆製品(如豆腐)，可以改變血漿蛋白濃度，以及增加尿酸排泄。

加 51% 罹患痛風的危險性，證實了海鮮類與動物性食物與痛風的發生有關；同時，研究也發現，高攝取量的植物性蛋白質飲食，會減少 27% 罹患痛風的危險性，也證實了高普林類的植物性飲食，與痛風的發生無關，推翻了過去長期對於高普林類植物性飲食的誤解[4]。

21-1 不同食物與痛風發生的相對危險性

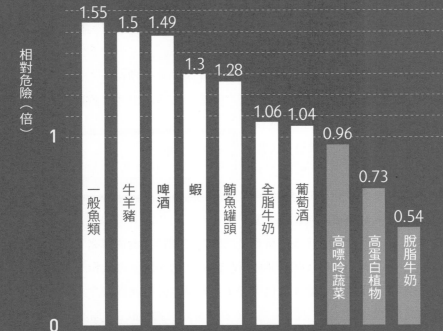

22 頭痛不再靠邊站
———常攝取乳製品、蛋、肉類，易誘發偏頭痛及導致荷爾蒙不平衡。

　　偏頭痛是現代人常見惱人的症狀，根據臺北榮總神經內科，於大臺北地區，針對 15 歲以上民眾之調查顯示，9.1% 的民眾最近一年內有偏頭痛，其中男性一年盛行率約 4.5%，女性約 14.4% [1]。強烈的偏頭痛往往會造成生活品質變差，甚至無法工作。根據美國的研究調查顯示，男性每年因偏頭痛導致無法工作達 3.8 天；女性為 5.6 天，預估每年全國因偏頭痛而請假的累計總天數為 1.12 億天，僱主的經濟損失達 13 億美元 [2]，因此了解偏頭痛的成因與預防之道，以改善患者的生活品質，已成為醫學研究的重點。

偏頭痛的症狀及成因

　　偏頭痛的症狀是反覆性陣痛發作，一般是單側搏動性；中至重度的疼痛，可能會因光、聲音及日常活動而加重。大部分偏頭痛會有噁心、嘔吐、畏光、怕吵等現象 [3]。造成偏頭痛的原因有很多，然而，與日常生活息息相關的就是飲食誘發的偏頭痛，像是乳製品、蛋、肉類、巧克力、柑橘、小麥、堅果、番茄、洋蔥、玉米、蘋果、香蕉等 [4]。

飲食可以預防偏頭痛

英國針對 88 位有嚴重偏頭痛的病童，進行飲食排除方法，將確認會誘發頭痛的食物從日常飲食中去除，結果 78 位孩童完全康復，另外 4 位則明顯改善[5]。美國責任醫學醫師委員會則建議，飲食中最好將乳製品、蛋、肉類從中去除，因為它們除了易誘發偏頭痛外，也會導致體內荷爾蒙的不平衡，進而成為另一個誘發偏頭痛的因素；另外也可以增加完全不會造成頭痛的食物，包括糙米、熟的蔬菜（花椰菜、高麗菜、菠菜、萵苣、胡蘿蔔、地瓜、南瓜）、非柑橘類的水果乾（櫻桃、小紅莓、梨子、梅乾），以減少偏頭痛的發作[4]。而小白菊也能有效預防偏頭痛的發作[6-8]，建議一天 2～3 片的新鮮葉子，或 250 毫克的用量[4]。

雖然偏頭痛也能用藥物治療，但多數都是已發作造成不適後才服用的，而且藥物可能也會有所謂的副作用，因此若能多採用較少造成頭痛的植物性飲食，並避免攝取易誘發偏頭痛的動物性食品，不僅對自己的身體有益而無害，也能有效預防偏頭痛的發生，進而改善個人的生活品質。

23 預防失智憂鬱有妙法
—— 吃肉者得到失智症的機會比素食者高 2.18 倍。

憂鬱症和失智症的重要性

憂鬱症和失智症是老年人最常見的兩種心智疾病。近年來，有關營養學方面的研究，已經可以連接飲食型態與老年期憂鬱症、認知功能與身體功能之間的關係。因此以下將為讀者摘錄幾篇科學性論文，探討與老年期憂鬱症、認知功能與身體功能相關的營養成分與飲食型態。

飲食型態與老人憂鬱症和失智症息息相關

已有研究指出水果與蔬菜的攝取，與成年人較佳的自覺健康有相關[1]。而不健康的飲食型態及較差的自覺健康，均為死亡率的獨立預測因子[1]。然而目前僅有少數研究，著重於年長者的飲食型態與老年期憂鬱症、認知功能與身體功能之間的關係。但有部分的證據顯示某些營養成分與憂鬱症相關，例如：血脂與憂鬱症有關[2]、維生素 D 和葉酸鹽缺乏，則與惡劣的心情相關[3]。

日本的學者等人於 2001 年所作的社區型研究報告中[4]，以隨機取樣方式，選取 500 位年齡介於 65～75 歲，居住在岡山的老年人。

扣除不完整的問卷資料後,共分析了 279 筆問卷調查結果(133 位男性和 146 位女性)。該研究指出:胡蘿蔔素攝取量前 1/3 的男性中,憂鬱症的觀察型勝算比為 0.36(意謂攝取胡蘿蔔素較多者,憂鬱症風險下降為 0.36 倍)。維生素 C 攝取量前 1/3 的男性中,憂鬱症的觀察型勝算比為 0.33。碳水化合物攝取量前 1/3 的男性中,憂鬱症的觀察型勝算比為 0.29。維生素 E 攝取量中等程度的男性中,憂鬱症的觀察型勝算比為 0.33。女性也有類似的結果,但未達到統計上顯著意義。此篇研究報告認為較高碳水化合物、胡蘿蔔素及維生素 C 的攝取,與日本社區老人之憂鬱症降低有關。

不僅是飲食型態與社區老人產生憂鬱症的危險性有關,飲食型態與認知功能和自覺健康也有關係。法國的一份社區型研究[5],採聚落分析法來分析飲食型態的類別,結果該研究指出:攝取蔬果較多的自覺健康之女性,有較佳的簡易認知功能測試成績,其相關性已將人口學與社會學因素考量進去,且此健康飲食型態者,呈現較少憂鬱症狀的傾向。相對的,女性中餅乾、麵包和小點心的愛好者,也比健康飲食型態者有較差的自覺健康。

一項對美國加州居民的研究發現,吃肉者(包括白肉及魚肉)得到失智症的機會比素食者高(相對風險 2.18 倍),若將這些人過去長時間的食肉量也考慮進去,相對風險更高達 2.99 倍[6]。

抗氧化物質食物

　　研究指出，80～90% 的老化性疾病都與自由基有關，因此，減少體內自由基累積而傷害腦神經細胞，就可延緩老化，預防退化性失智症（阿滋海默氏症）。因此，多攝取蔬果的素食飲食型態，可能可以及早預防老人的憂鬱症與失智症。

23-1 抗氧化物質食物建議表

抗氧化物質	成人建議量	食物來源
維生素 C	100 毫克／天	芭樂、奇異果、木瓜、柳橙、葡萄柚、青椒、花椰菜等
維生素 E	12 毫克／天	植物油、小麥胚芽、杏仁等
β 胡蘿蔔素	β 胡蘿蔔素是維生素 A 的前驅物質	胡蘿蔔、芒果、番茄、木瓜、番薯、南瓜等

24 神經保健的第一堂課
―――植物性飲食有保護神經系統的作用。

巴金森氏症和多發性硬化症是常見的兩種退化性神經系統疾病。近年來有關營養學方面的研究，已經可以連接飲食型態與巴金森氏症和多發性硬化症之間的關係。因此以下將為讀者摘錄幾篇科學性論文，探討素食與這兩種疾病的機轉及可能的相關營養成分與飲食型態。

巴金森氏症的重要性與病理原因

巴金森氏症是一種退化性神經系統的疾病，尤其是病患腦部基底核處受到破壞而導致失能[1]。基底核位於大腦半球的側腦室與腦島間，而此區塊則與大腦皮質投射相接而稱為錐體外路徑。錐體外路徑是隨意動作的中樞，掌管著複雜動作的流暢度。因此，巴金森氏症的病症，包括：顫抖、步履僵硬、運動過緩及姿態不穩。治療原則以症狀控制及延緩惡化為主，常用的藥物多以增強多巴胺作用為其

> **＋醫學小常識**
> **左多巴（Levodopa）藥物**
> 巴金森氏症為多巴胺的缺少，造成動作障礙。而左多巴是多巴胺（dopamine）的前驅物質，它可以通過血腦障壁，在腦內與酵素結合而形成多巴胺，以增加多巴胺的數量，使基底核運動功能可以正常運作。

藥理機轉；外科則以蒼白球切除術及丘腦切除術，或是腦部深層刺激術來減緩巴金森氏症的徵狀。

巴金森氏症在歐美國家的盛行率約在 90/100,000～234/100,000 之間 [2]。但在撒哈拉區非裔民族、中國偏遠地區及日本人民的盛行率則相對低很多，約在 67/100,000[3]～18/100,000 之間 [4]。

飲食型態與巴金森氏症的關係

由於巴金森氏症在歐美國家的盛行率與死亡率，比撒哈拉區非裔民族、中國偏遠地區及日本人民高，學者提出一種假設，認為素食可以保護人們避免得到巴金森氏症 [5]。其可能的機轉為素食含較少的蛋白質、某些胺基酸和飽和脂肪，因此可能經由減少類胰島素生長因子和增加熱擊蛋白質，進而保護神經細胞與其他組織免於各式各樣的傷害 [6,7]。熱擊蛋白質會因環境的溫度或壓力（例如：感染、發炎、運動、中毒等）升高而增加，其功能主要為協調各蛋白質之間的互動。

因此，素食也許可以經由熱擊蛋白質，來延緩各類神經系統疾病所引起的神經元死亡。有研究證實，早期使用熱擊蛋白質，可以保護神經細胞和腦部海馬迴神經元，以免因類澱粉堆積而導致細胞死亡[8,9]。

> **✚醫學小常識**
> 巴金森氏症患者如果飲食中攝取大量蛋白質及維生素B$_6$時，會阻礙左多巴（Levodopa）的吸收，而影響多巴胺的製造。

也因為巴金森氏症病人的主要死因為心血管疾病[10]，所以建議巴金森氏症病人採用素食，能有效降低心血管疾病的危險，並獲得保護神經系統以外的益處。再者，素食可降低蛋白質吸收，如果配合左多巴的治療，可以增加此類藥物進入腦血屏障，而到達病患腦部以促進療效[11]。

多發性硬化症的重要性與病理原因

目前在全世界約有 250 萬人罹患多發性硬化症[12]，此病是美國最常見的退化性暨發炎性神經系統疾病，好發於 15～55 歲病人[13]。80%的病人發作多次，每次好轉後，將於神經鞘上產生損傷並結痂[14]。多發性硬化症是一種發炎性疾病，損傷部位包括大腦白質、脊髓和視神經[1]。大腦白質的損傷甚至於會影響大腦灰質[15]。損傷部位結痂後則稱為斑塊或硬塊，當斑塊逐漸老化，附近的神經軸突也受到傷害，進而引起失能。

雖然多發性硬化症的真正病因不明，但以下幾個因素可能有關：免疫球蛋白增加、先天基因影響、性別（女性）、地域及兩種具多發性硬化症特異性的蛋白質：神經鞘自體免疫基礎蛋白質，以及蛋白質酯類自體免疫蛋白質[16]。多發性硬化症的病症，包括：眼

24-1 髓鞘質損害導致多發性硬化症

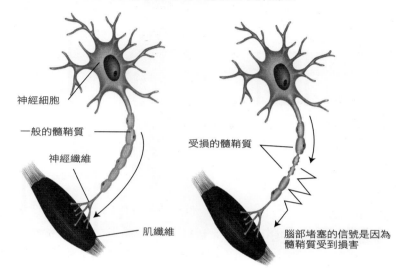

神經細胞

一般的髓鞘質

神經纖維

肌纖維

受損的髓鞘質

腦部堵塞的信號是因為
髓鞘質受到損害

球震顫、口吃、上肢顫抖、疲勞、認知與行為改變、膀胱功能失調
與性功能障礙 [1]。得病十年後，約一半的病患嚴重失能，臥床或使
用輪椅，抑或發生更糟的狀況。

　　治療急性多發性硬化症發作，包括抗發炎藥物，例如類固醇；
另外預防性治療可減少發作頻率，例如干擾素等免疫調節劑。干擾
素治療最常見的副作用是類似感冒症狀 [1]。臨床上使用干擾素的絕
對療效是很小的（約達 8%），但醫藥花費與副作用卻是很大 [17,18]。

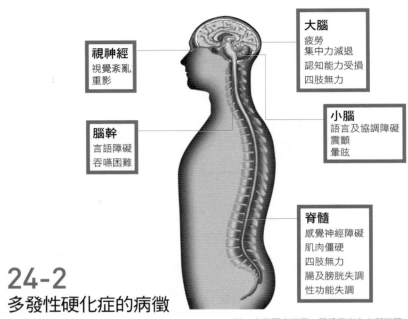

視神經
視覺紊亂
重影

大腦
疲勞
集中力減退
認知能力受損
四肢無力

小腦
語言及協調障礙
震顫
暈眩

腦幹
言語障礙
吞嚥困難

脊髓
感覺神經障礙
肌肉僵硬
四肢無力
腸及膀胱失調
性功能失調

24-2
多發性硬化症的病徵

註：病徵因人而異，嚴重程度亦有所不同

動物性脂肪和乳製品與多發性硬化症的發生有關

多發性硬化症的發生與地域分布有關，越遠離赤道，發生率越高。若自小從高危險區移民到低危險區，可顯著降低發生率[19]。日本雖為遠離赤道的已開發國家，但日本人多食用米類食物，與多發性硬化症較不普及的國家類似，通常這些國家也是較窮困的國家。

最近的證據顯示，低動物性脂肪飲食可改善多發性硬化症病人的臨床表徵[20,21]。動物性脂肪，尤其是乳酪相關的產品，與形成多

發性硬化症有很高的正向關係[22,23]。其中一個假設認為，嬰兒飲用牛乳會形成日後神經系統損傷的病因[24]。牛乳只含母乳 1/5 的亞麻油脂肪酸（一種形成神經鞘的重要脂肪酸），採用高動物性脂肪飲食的嬰兒，長時間因缺乏亞麻油脂肪酸，而形成較弱的神經系統，所以年長後容易罹患多發性硬化症。

目前較廣泛被接受的病因理論為自體免疫理論。多發性硬化症與自體免疫型糖尿病人有諸多相似之處，包括：發生於幾乎相同的種族、地域分布與基因因素[25,26]。在容易發生多發性硬化症的病人身上，牛乳蛋白經由腸道進入血流當中，身體將其視為外來蛋白質而產生抗體攻擊之。不幸的是，這些抗體並非單對牛乳蛋白有特異性，他們亦對位於神經鞘的類似蛋白質產生作用，結合其上，進而摧毀之。在第一型糖尿病人身上，這些抗體因為找尋牛乳蛋白而結合於胰臟中產生胰島素的細胞上，進而破壞這些細胞[25,26]。

動物性飲食富含飽和脂肪，研究發現多發性硬化症病人的腦部組織，其飽和脂肪含量較無此病症之人高。學者 Swank[20] 和其同僚[21] 以及醫師 McDougall[27]，強調以素食治療多發性硬化症的重要性。他們由研究中得到三個重點：

1. 多發性硬化症病人越早接受低脂飲食治療越好，其降低損傷及避免死亡的機率越高。病人限制飽和性脂肪攝取量低於一天 20 克以下者，不再出現此疾病惡化的情形（大部分美國

　　人一日飽和性脂肪攝取量約為 125 克以上）。

2. 病人限制飽和性脂肪攝取量為一天 17 克，或低於 17 克者，其三十五年死亡率約為 31%，接近一般正常死亡率。對於那些採取嚴格低脂飲食，且越早在此病診斷後三年內執行此類低脂飲食的病人，其死亡率可降至 21%。

3. 對於那些一日飽和性脂肪攝取量超過 25 克的病人，於研究其間的死亡率為 79%；而且幾近一半以上的死亡是直接導因於多發性硬化症。

> **✚ 醫學小常識**
> 多發性硬化症由於神經功能的缺陷，隨著病情的進展，患者的營養照顧重點如下：
> 1. 降低飽和脂肪酸攝取。
> 2. 增加 ω-3 脂肪酸攝取。
> 3. 補充維生素及抗氧化劑。

　　雖然就預防與治療巴金森氏症和多發性硬化症而言，我們需要更多的臨床隨機實驗，以了解並支持素食的作用機轉與功效。但可以肯定的是：健康的飲食，尤其素食，由於動物蛋白與飽和脂肪較少，因此可以幫助巴金森氏症與多發性硬化症的病人。

　　越來越多的證據顯示：飲用牛乳或食用乳酪產品，可能增加攝護腺癌、卵巢癌、自體免疫疾病（例如：多發性硬化症）及兒童疾病的危險。事實上，人們一旦斷奶之後，即不再迫切需要牛奶，牛奶所含的營養成分，在植物性飲食中也都可以找到，且素食沒有飽和脂肪與膽固醇，所以可以為慢性病患帶來更健康的結果[28,29]。此外，低脂素食可以幫助過重者控制體重、減緩便秘以及減少醫療費用；更重要的是，素食還是保護環境的關鍵飲食呢[30]！

25 骨骼保健，牛奶別「鈣」了！

―――― 牛奶及動物性蛋白攝取越多，越飽受骨質疏鬆症及骨折的威脅。

何謂骨質疏鬆症

世界衛生組織於 1994 公布成年人骨質疏鬆症的定義為：「一種因骨量減少或骨密度降低，而使骨骼微細結構發生破壞的疾病，惡化的結果將導致骨骼脆弱，並使骨折的危險性明顯增高」。美國國家衛生院最新的定義則強調，骨質疏鬆症為「一種因骨骼強度減弱，致使個人增加骨折危險性的疾病」。骨骼強度則包含骨密度及骨骼品質，涵蓋骨骼結構、骨骼代謝轉換、結構損傷堆積及礦物化過程[1]。人體骨骼的骨質自出生後，會隨著年紀而增加，大約在 20 ～30 歲會達到最高峰，之後骨質逐漸減少，而女性在停經後，由於雌激素分泌減少，骨質減少的速度會加快，如果骨質流失過多，使得原本緻密的骨骼形成許多孔隙，呈現中空疏鬆的現象，就是所謂的「骨質疏鬆症」。

骨質疏鬆症的重要性

骨質疏鬆症常發生在停經後婦女及 70 歲以上的老人，骨質疏鬆症常是無聲無息地進行著，毫無預警，有時病人已出現自發性之

骨折，但可能仍無任何症狀。臨床上，病人大多因突發性之骨折引致劇痛而求醫。嚴重者由於脊椎多處骨折，身高會愈來愈矮，背部彎曲駝背，出現瀰漫性慢性背痛，如果背椎極度彎曲會引起呼吸困難。依全民健保資料，2001 年 65 歲以上男性，每年髖部骨折約為 5,000 例，女性則約為 7,000 例；2006 年，65 歲以上男性，每年髖部骨折為 5,000 例，女性則約為 10,000 例，每年新增 5% 病例。大約 1/3 的臺灣婦女，在一生中會發生一次脊椎體、髖部或腕部之骨折；男性也約有 1/5 的風險，即使校正因年齡分布之差別，這樣的流行率，已與美國白人相當，都屬於高流行率地區。而依健保紀錄，發生髖部骨折的老人，一年內之死亡率女性約為 15%，男性則高達 22%。死因則以長期臥床引發之感染為主[1,2]。

骨骼的化學成分

骨骼是由有機物和無機物組成，有機物主要是蛋白質（膠原蛋白），使骨骼具有一定韌度；而無機物主要是鈣、磷、鎂、鉀 。人體內 99% 的鈣質是以結晶的形式存在於骨骼與牙齒內。人體的鎂約 50～60% 存於骨骼中，骨的硬度和鈣、磷、鎂、鉀等無機物有關。

人體的骨骼就是這樣由若干比例的有機物以及無機物組成，所以骨骼既有韌度又有硬度。鈣質在骨骼中主要以化合物結晶形式與膠原蛋白結合。營養素之所以會被認為與骨質疏鬆症有關，主要是

因為骨骼構造中的有機質主要為膠原蛋白，而無機質則為多種礦物鹽沉澱組成，後者約占骨骼總重量的 40%，因此如果飲食中營養素攝取不適當，會影響骨骼代謝的平衡，而造成骨質流失。

骨骼的結構與新陳代謝

一般骨骼由外側較堅硬的皮質骨及裡層較鬆脆的海綿骨組成，由於海綿骨（脊椎骨及長骨有較多的海綿骨，如大腿股骨的兩端膨大處）的表面積較大，所以骨骼的代謝速率較快，當骨骼因某些因素而產生骨質流失時，主要的流失部位即在海綿骨。

在一般的代謝情況下，每年約有 25% 的海綿骨被分解和更新，但只有約 3% 的皮質骨會被新陳代謝，這也是為何脊椎骨較易發生骨質疏鬆，造成身高變矮或駝背的原因。又由於股骨的海綿骨分布在兩端，加上年輕人骨質較緻密，當撞擊而產生骨折時，按一般物理原理，常折斷在股骨的中央部位；但若已年老發生骨質流失之後，當跌倒而骨折時，則常發生在股骨的兩端，尤其斷裂在股骨頸，而較難醫治和恢復。

由於人體的骨骼，並非是無生命現象的架子而已，而是終生不斷地分解與重造，因此若只測量一時骨骼的密度，並不能真正了解骨骼品質及骨骼新陳代謝的實際情況。一項英國研究顯示[3]，非洲甘比亞的停經後婦女，雖然其腰椎的骨質密度，較英國停經後婦女

少31%，但因骨質疏鬆造成的骨折率卻相當低；另外骨質密度測量，被用來作為預測髖骨關節骨折風險的單一工具，也受到質疑[4]。目前在臨床上，還沒有適當簡易之骨骼新陳代謝的生化指標，以便及早診斷其骨骼的生理代謝狀況。因此在營養生理上，可將能夠提供促進骨骼重造的營養素，作為加強骨質密度的重要保健方法。

如何增強骨骼

人體骨骼的骨質，自出生後會隨著年紀而增加，大約在 20～30 歲會達到最高峰，之後骨質逐漸減少。愈早養成保養骨骼的良好習慣，才可使骨骼強韌度維持長久。一些研究結果，有助於釐清如何正確攝取鈣質及相關營養素的觀念。例如：長期攝入高劑量的鈣質是不被鼓勵的[5]，因為會造成骨生成細胞加速耗損，當年紀進入老年期，便無法擁有足夠的骨生成細胞去維持骨質的強韌度。除了足夠的骨骼密度，進入老年期（尤其是停經後婦女），骨質流失的速度，也是一個可能影響股骨頸骨折的風險因子。一項英國的研究發現[6]，比較平均約 65 歲的英國及日本的老年人，英國人有較高的骨質密度，但在隨後的追蹤過程發現，英國人也有較高的骨質流失率，這或許可解釋為何英國比日本有較多的股骨頸骨折。

如何讓骨骼有長期穩定的強韌度是促進骨骼健康的重點，可從下列兩方面來探討：

（一）增加骨骼中鈣質穩定的淨流入

由植物性飲食攝取鈣質：植物性飲食含有豐富的鈣質，而且植物性來源的鈣質大多有著和牛奶相同或更好的吸收率[7]。在我們日常食用的蔬菜（綠葉蔬菜、根莖類、豆莢類等）和水果中，則含有豐富的類胡蘿蔔素（可在人體轉化為維生素 A）、維生素 C 及鎂、鉀等礦物質。維生素 C 是合成膠原蛋白不可或缺的成分（膠原蛋白可促進骨膠原的形成，進而強化骨骼）；而蔬果中所含的鎂、鉀等其他礦物質亦為骨礦物質的成分，對於強化骨質有不可或缺之作用。

　　維生素 A、C、D 的攝取，對牙齒的正常發育及鈣化是不可少的。缺少維生素 A 會導致牙齒不完全鈣化，使其硬度小；缺少維生素 C 會影響牙齒中有機基質的形成；維生素 D 不但能幫助鈣的吸收而且明顯地促使鈣、磷在牙齒中沉積。鎂是影響骨骼是否容易脆裂骨折的重要礦物質[8]，補充鎂可以激活造骨細胞促進造骨作用，同時也可以抑制破骨細胞的活性，防止骨質流失。

　　相對於牛奶，植物性飲食明顯有較多之鎂與鉀（鎂為葉綠素中的金屬離子）。所以有研究指出[9]，長期施予高單位鈣質，雖然可以提升骨質密度及降低骨鈣流失，但是無法改善骨質的脆裂度，因此，單一補充鈣質，對於預防更年期婦女之骨折效益不大。大部分的蔬果在我們體內代謝後，傾向於形成鹼性成分，有利於保護骨質免於因攝取太多酸性飲食（高蛋白質動物性的食物代謝後傾向形成

酸性成分），而以蝕骨作用釋出骨中各種鹼性離子，包括鈣質，調
節我們體內的酸鹼 [10]。

一項研究比較越南胡志明市 105 位尼姑與 105 位葷食女性的骨

25-1	常見食物的鈣、磷、鎂、鉀含量 （毫克／100克）[18]			
	鈣	磷	鎂	鉀
牛奶（作為比較）	111	101	8	153
芝麻	1,456	531	315	527
無花果	356	67	96	898
杏仁	258	496	148	454
黑豆	178	423	231	1,639
紫菜	183	382	181	3,054
乾昆布	737	428	599	6,032
地瓜葉	85	30	20	310
川七	115	22	83	540
油菜花	92	57	23	240
秋葵	104	58	54	220
香椿	514	126	67	400
小白菜	106	37	15	240
芥藍	238	39	33	222
芫荽（香菜）	104	37	23	480
九層塔	177	53	43	320

質密度，發現兩族群骨質密度並無差異[11]。葷食婦女雖然每日鈣質攝取量（628 毫克）遠比尼姑為多（330 毫克），但其蛋白質攝取量（每日 62.6 公克，動物性來源 34.6 公克，植物性來源 28.0 公克）也遠較尼姑多（35.4 公克，其中動物性來源的奶類占 2.1 公克），且多半為動物性蛋白質，結果反而易造成鈣質流失[12,13]。牛奶雖然是豐富鈣質的來源，但對預防骨質疏鬆的功能備受質疑，由一些流行病學的調查顯示，牛奶及動物性蛋白質攝取量愈多的人們，愈飽受骨質疏鬆症及股骨頸骨折的威脅[14-17]。

運動：運動幫助鈣質的吸收及骨質的重塑，建議選擇負重運動，讓身體有機會與地心或水平產生對抗的力量，增加骨合成。負重運動，包括健走、跑步、打球、跳躍運動、登山、踩跑步機、舉重、啞鈴操等等。推薦中老年人可以站在水中走路或做有氧運動，透過水浮力，可減輕對膝蓋的承重。

晒太陽及注意維生素 D 的攝取：維生素 D 能增加小腸對鈣與磷酸鹽的吸收，且具有調節血清鈣、腎鈣、骨形成與骨再吸收的作用。除了影響鈣質代謝外，維生素 D 也經由許多不同的機轉調整免疫機能、心血管及防癌等功能。而維生素 D 最有效的來源是陽光中的紫外線 B，它能將人體皮膚中的一種膽固醇轉化成維生素 D_3，維生素 D_3 再經過肝臟及腎臟的兩道生化反應後形成，也就是活性維生素 D，只有活性維生素 D，才能對身體產生一連串的作用。

以地處亞熱帶的臺灣來說，每天只要 10～15 分鐘，及每週 3 次室外陽光照射頭臉、四肢等裸露部位，即不致有維生素 D 的缺乏。但對於某些族群，如少接觸陽光（因工作作息、居住高緯度地區）、深色皮膚、虛弱之老年人、慢性腸胃吸收不良，以及有慢性肝腎衰竭的人，建議額外攝取強化維生素 D 的食品（如穀類、麥片等）或營養補充劑，以免因維生素 D 缺乏症，造成鈣與磷酸鹽的吸收不良，導致骨質疏鬆及其他健康問題。

（二）減少骨骼鈣質的淨流出

由於腸道對鈣質之淨吸收率大約只有 10%[20]，所以每減少 1% 尿液鈣流失就等於增加 10% 的鈣攝取，在量出為入的考量下，如何減少鈣質流失就變的很重要了。

減少鹽的攝取：過量的鹽會增加鈣質由腎臟流失[21]，每天鈉的攝取量需控制在 1～2 公克，多食新鮮的蔬菜水果，減少不必要的烹飪。

避免動物性蛋白質攝取：動物性蛋白質讓血液酸化，因而促使鈣質由骨骼游離進入血液，再由尿液流失[22,23]，動物性蛋白質攝取量愈多的國家，髖關節骨折率也愈高[24]。

少抽菸：抽菸造成鈣質流失，根據一項針對雙胞胎的研究顯示[25]，抽菸的一方其骨折發生率比不抽菸的一方多 40 ％。

少喝含咖啡因的飲料：咖啡因會刺激骨質流失鈣質[26]。

西式速食企業文化正席捲全球，在這樣的潮流下，面對骨質疏鬆症，西方主流醫學及營養界，會推薦奶製品來當作主要鈣質的來

源，也就不足為奇了，畢竟牛奶只要打開蓋子喝下去，或打開包裝咬一片起士，就可攝取許多鈣質。但如此的方便下，同時也伴隨了骨質疏鬆症及相關慢性疾病的風險，因為西式的飲食往往以大量的乳製品（牛奶、乳酪、優酪乳、奶昔等）來獲取大量的鈣質，但卻

25-2 鈣的建議攝取量[19]

年齡別	（毫克／每天）
0～6 個月	111
6 個月～6 歲	1,456
7～9 歲	356
10～12 歲	258
13～18 歲	178
19 歲以上	183
懷孕及哺乳	737

衛生署民國 91 年修訂

忽略要同時攝取強化骨質所必備的相關維生素 A、C、D 及礦物質鎂、鉀等元素。

速食連鎖店所販售的食品，多半是含高劑量鈣質的飲食（牛奶及加工乳製品）、會加速鈣質由尿液流失的高蛋白加工肉品及乳製品（熱狗、漢堡、起士、奶昔）和含咖啡因的飲料（咖啡、可樂），尤其可樂中的成分磷酸鹽（作為酸化劑）也會讓鈣由骨質流失。基本上，西式飲食是一個讓鈣質由身體大量流進與流出的飲食模式。所以，回歸包含五穀、堅果、豆類、蔬果及海中植物（海苔、紫菜、海帶等）為主的自然有機植物性飲食，加上適量的運動與日晒，以及減慢生活的步調，才是攝取鈣質與強韌骨骼的平衡之道。

26 告別關節炎

────── 中重度類風濕性關節炎患者食用低脂純素食飲食四週後，
幾乎所有相關症狀都顯著減少。

關節炎的種類

關節炎就是關節發炎引起不適的感覺，臨床上來說，關節炎可分為許多種：如骨關節炎、類風濕性關節炎、痛風性關節炎、細菌性關節炎等，每一種關節炎的表現、症狀及好發部位都不盡相同。常見的關節炎有以下兩種：

退化性關節炎

又名骨關節炎，骨關節炎是關節炎中最常見的一種，是退化性的關節疾病，侵犯關節軟骨。其病因是隨著人體老化，關節軟骨部位因長久使用而磨損所致，此種關節炎的特色是關節軟骨被破壞，或是關節旁骨頭的修復不良，形成關節部位的硬化或是增生所致，但實際上來說，發炎的情形並不多見，患者多是以長年疼痛表現，屬輕微炎症引起骨關節疼痛的臨床綜合症狀，由於關節腔中缺少了黏性的滑液（關節液），導致原本應該充當骨關節中作為軟墊的軟骨不正常磨擦，造成軟骨的破壞與退化。當軟骨退化後，便保護不了骨頭表面，當患者行走或站立時，關節需負擔體重時，便會感到疼痛。由於疼痛，關節周圍的組織，包括肌肉會自然出現緊張及僵硬，日久如未治療，嚴重時關節會攣縮變形。另外肥胖的人，由於

關節長期處於負荷較重情況下，發生骨關節炎的機率也較高，依美國關節炎基金會的統計資料顯示，美國的骨關節炎患者，大約有2,000萬人，其中女性比男性多。

類風濕性關節炎

　　這是一種由自身免疫障礙，引起免疫系統攻擊關節的長期慢性炎症。這種炎症會造成關節變形直至殘廢，並因關節痛楚及磨損而失去部分的活動能力。這種病症亦能有系統地影響其他關節外的組織，包括皮膚、血管、心臟、肺部及肌肉。根據流行病學調查，中國人的盛行率約 0.4%，較諸白種人的 1% 稍少；以此估計，在臺灣大約有十萬人患有類風濕性關節炎，男女比例約為 1 ： 3；中年婦女比較容易發病，但是任何年紀皆有可能[1]。類風濕性關節炎一直是醫學上的謎，過去直到 1800 年代早期，才有這種疾病的正式醫學報告。有些人懷疑是由於病毒或細菌作怪，或是自體免疫的異常反應，基因也有可能是影響疾病敏感性的因素。然而新的研究顯示，「食物」比過去認為的因素更常導致關節炎。至少對一些人來說，答案就在更健康的菜單裡。

素食可以改善類風濕性關節炎並防止其復發

　　數百萬人由於各式各樣的關節炎，致使關節退化、發炎、腫脹疼痛，並因而不良於行，還需長期忍受服用各式消炎鎮痛及抑制免疫

系統的藥物，衍生不少的副作用，如：腸胃不適、腎功能異常等，而疾病本身並未隨之遠離。多年來，人們懷疑在類風濕性關節炎的進展過程中，飲食是否扮演重要的因素。很多人注意到，當他們避免某些食物，例如：乳製品或其他一些特定的食物時，病情會有所改善。最初，這些證據只被當作是軼聞趣事，但也因此開始出現一些以改變飲食，來觀察關節炎症狀及血清學與發炎指數變化的研究。

　　一項針對正在積極接受西藥治療，屬於疾病活動型類風濕性關節炎患者的研究顯示，這些患者經過 7～10 天的斷食，緊接著提供三個半月不含麩質的純素飲食，最後再改為奶素食，總共一年的時間，觀察關節炎症狀及血清學與發炎相關的指數變化，結果發現，無論在臨床症狀（關節腫的程度與數目、疼痛指數、早晨僵硬的時間及握力等，或血清學與發炎相關的指數、血小板及白血球數目等）均有明顯之改善，表示疾病活性降低[2,3]。斷食可能透過改善白血球的功能，來改變關節發炎的症狀[4]，根據一些與飲食相關的類風濕性關節炎研究報告發現：斷食後，如果能夠緊接著以素食作為飲食的方式，比較不會讓關節炎再度復發[5]。

　　一項針對一千多名關節炎患者所作的調查顯示，最常被認為會引起病情惡化的食物，包括：紅肉、糖、油脂、鹽、咖啡因及茄屬植物（例如番茄、茄子）[6]。一旦引起問題的食物被完全排除，通常在數週內情況就會改善。乳製品也是主要禍根之一，問題主要出在

乳蛋白，而不是油脂，所以脫脂乳品和全脂牛奶一樣要避免[7]。越來越多的研究顯示，事實上飲食改變確實有所助益。譬如說多元不飽和脂肪酸和 Omega-3 補充品有輕微的幫助，研究人員也發現純素飲食是有利的[8]。

根據一項在 2002 年的研究，針對中度和重度類風濕性關節炎患者，食用低脂純素飲食僅僅四週後，幾乎所有類風濕性關節炎症狀都有顯著的減少[9]；風濕病學期刊發表的一項研究顯示，不含麩質的純素食，改善了類風濕性關節炎的症候[10]；而採用富含抗氧化物及纖維的純素生食，可降低類風濕性關節炎患者的關節僵硬及疼痛症狀[11]。

飲食影響關節炎的機轉

素食能改善腸道細菌生態的變化，讓關節炎好轉

曾有八個星期大的豬隻，在一項實驗中被餵以高蛋白飲食（比一般飼料少 20% 穀物，並以魚肉替代），一週後，腸道菌叢出現改變，非典型腸道菌明顯增加，豬隻四肢關節腫脹，活動有障礙，血中發炎相關指數提高，對抗細菌的抗體也增加，風濕性皮下結節及增生性腎絲球腎炎，也出現在大部分動物身上[12]。人體的研究也發現，包括類風濕性關節炎在內的一些自體免疫疾病，如：腸關節炎、紅斑性狼瘡、乾癬性關節炎、血清陰性多發性關節炎等，患者

腸道菌會異常增加[13]，尤其是那些高疾病活性或年紀大的類風濕性關節炎患者。

另一項針對類風濕性關節炎患者的研究，藉由氣液色層分析儀，分析腸道細菌脂肪酸的變化，了解飲食是否影響腸道細菌的生態，結果發現純素（無肉蛋奶）飲食明顯改變腸道細菌的分布。採純素飲食的病人，又分成症狀改善多與症狀改善少兩組，兩組腸道細菌顯著不同；含乳製品的素食和純素飲食的腸道菌叢做比較，也明顯不一樣[14]，以上結果指出：飲食的選擇和腸道菌叢及關節炎的症狀有密切的關係。

純素飲食富含天然抗氧化物質及低脂的特性，能治療關節炎

蔬菜、水果、堅果、豆類富含可中和自由基的抗氧化物，包含類胡蘿蔔素、維生素 C 和維生素 E 等。自由基會攻擊身體許多部位，引起心臟病及癌症等，也廣泛地加速包括關節在內的老化過程。肉類中的高含量鐵質，也是催化這些氧化作用的刺激物。肉類提供過多的鐵質，缺乏維生素 C 且只有極少量的維生素 E；相反的，純素飲食所含的鐵質適量，同時富含抗氧化的維生素。抗氧化物不但可以幫助預防關節炎，而且也可以減緩其症狀[11]，有些治療關節炎藥物（如：非類固醇類的抗炎藥物）的療效，就是藉著中和自由基的作用而來。

純素飲食顯著地減少飲食中的脂肪量，並且改變脂肪成分，因而影響關節炎中的免疫反應。除了幾乎沒有飽和脂肪之外，蔬食中的 Omega-3 脂肪酸可能也是正面因素。此外，吃純素帶來的減重效益，也可因關節負擔減輕而改善關節炎的病況。純素生食可將糞便中的尿素酶濃度降低為原來 1/3 [11]，而尿素酶會將尿素分解為氨，對身體有明顯的毒性，增加代謝的負擔。

　　對大部分關節炎患者來說，在尚未發病前，藉由天然植物性飲食中，豐富的維生素及抗氧化物來預防關節損傷，將會比關節腫脹後再治療更有療效 [15]。建議關節炎患者不要再食用肉類、乳製品或蛋。不僅是因為它們是主要引起關節發炎反應的刺激物，也因為它們會引起其他健康上的問題。含天然水果、蔬菜、全穀物及豆類的純素飲食，應該是對預防關節炎最有幫助的飲食，而且可改善關節炎和其他慢性病的健康問題。

> ✚ **醫學小常識**
> Omega-3 脂肪酸（ω-3）：
> 必需脂肪酸中的 α 次亞麻油酸，為 ω-3 脂肪酸的一種，可代謝成 **EPA** 和 **DHA**，會抑制發炎產生。α 次亞麻油酸的來源是綠色蔬菜、堅果、亞麻仁油、油菜油等。長期使用可能會改善類風濕性關節炎早晨關節僵硬和疼痛的症狀。

27 別鬧了！頑固肌痛

纖維肌痛症患者採用三週全素飲食，血液中的發炎物質濃度均有明顯下降。

纖維肌痛症是一種擾人的慢性疼痛疾病，也有人認為是慢性疲勞的一種。在 1987 年時，美國醫學會認為，纖維肌痛症是造成生活無法自理的主要原因之一[1]。通常患此病症的人會有以下症狀：全身性的無力感（但肌肉力量正常）、肌肉疼痛（通常會有固定的痛點，如肩膀、肩胛骨下緣或是背部等）、睡眠無法恢復精神而是愈睡愈累、疲勞、關節僵硬（尤其是清晨時）和頭痛；有些人甚至會合併有大腸或膀胱激躁症、皮膚感覺異常、焦慮或是憂鬱傾向。這些症狀常常又會互相影響，使得病患很難打破這樣的惡性循環，結果症狀愈來愈嚴重。隨著年齡增加，纖維肌痛症的發生率就愈高，尤其好發於中年女性，55～64 歲的中年婦女發生率可達 8%，男女發生率為 1：3 [2,3]。

纖維肌痛症成因

纖維肌痛症的致病原因目前仍眾說紛紜，因為此病症牽涉範圍太廣，它和免疫系統、荷爾蒙異常，以及肌肉代謝問題都有相關性[2]。罹患纖維肌痛症的病人腦內的色胺酸濃度較低。色胺酸是一

種必需胺基酸，當食用愈多大分子胺基酸時（素食飲食相對來說，含大分子胺基酸的機會較低），體內色胺酸的濃度就會愈低，而纖維肌痛症的症狀就會愈厲害[4]。

> ✚ **醫學小常識**
> 色胺酸（Trpytophan）：
> 是大腦製造血清素的原料，常被用來抗憂鬱及幫助睡眠。含色胺酸食物如：黃豆、豆腐、葵花子、芝麻、南瓜子、花生、香蕉、芒果、燕麥等。

另一造成纖維肌痛症的原因，即為全身性的發炎反應。因此，罹病者血液中的發炎物質濃度會比較高。相關研究顯示：採用三週全素飲食，血液中的發炎物質濃度均有明顯下降，而這些發炎物質，同時和高血脂症以及心血管疾病息息相關[5]。此外，生機飲食中含有相當多的抗氧化物質，而這些抗氧化物質也可以使體內的發炎反應趨緩，進而改善纖維肌痛症患者關節僵硬以及疼痛的症狀，同時也可以改善類風濕性關節炎患者的症狀[6]。

纖維肌痛症與素食的相關研究

一項芬蘭的研究[2]，共招募 33 位纖維肌痛症的病人，將他們依各自意願分為兩組，實驗組採用植物性生機飲食三個月，實驗結束後仍繼續填寫問卷五個月；另外對照組則是繼續原有的飲食習慣。雖然是採用自由意志來分組，但是兩組在基本資料上並無明顯的不同。在實驗剛開始時，兩組的病人都有體重過重的情形（平均

BMI 為 28），實驗組在實驗結束時 BMI 降到 24，對照組則維持不變。實驗組的膽固醇數值也有明顯的下降。在疼痛的部分，實驗組需要用止痛藥的機會變小，且明顯感覺到疼痛減輕，同時，實驗組的睡眠品質及生活品質都變好了，早晨關節僵硬的情況也改善很多，但是在實驗結束恢復原來的飲食習慣後，疼痛的情況又會開始慢慢加劇。這個實驗說明了植物性生機飲食，確實可以使纖維肌痛症的病人，主觀上感覺及病況好轉。

一年後，又有一個美國的觀察性研究[3]，募集了 30 位被醫師診斷為纖維肌痛症的病人。這些病人被要求食用以下食材：新鮮水果、沙拉、生菜、胡蘿蔔汁、堅果種子、全麥製品、根莖類、大麥草汁、亞麻仁油、特級初榨橄欖油、車前子，以及可以促進排便的藥草。並避免食用酒精、咖啡因、含精緻糖之食物、玉米糖漿、氫化油、精緻麵粉、奶類、蛋類和所有的肉類。

在經過兩個月的飲食習慣改變後，這些病人在肩膀的疼痛、肩膀的轉動程度、柔軟度、走路以及座椅測試（一分鐘內可以坐下及站起的次數）等部分，皆有明顯的改善。生活品質問卷調查方面，兩個月後及七個月後分別有 33% 及 46% 的改善；病患覺得在動態活動、健康、社交、精神健康及角色認同等這些部分的影響最大。這個觀察性研究又再次證明，純植物性飲食的確會改善纖維肌痛症病人的生活品質。

　　纖維肌痛症可以算是風濕疾病中的垃圾桶，也就是所有找不到病因而症狀類似的病，都可以納入纖維肌痛症這個診斷。但其實有很多人都有其他的病因，如類風濕性關節炎、免疫系統問題等。參與以上研究的人，可能也有其他找不出的病因。對他們來說，純植物性生機飲食，可以提供明顯的改善，相信對其他風濕疾病患者應該也會有一定程度的改善。

　　對忙碌的現代人來說，的確很多人有類似纖維肌痛症的症狀。尤其是更年期的婦女因為荷爾蒙的改變，或是工作壓力太大、生活作息不正常、過勞的人，常常會有全身酸痛、疲倦、失眠、提不起精神、憂鬱、焦慮等症狀。純植物性飲食，除了可以改善纖維肌痛症外，相信也可以改善這些人的生活品質。但值得注意的是，以上研究採用的都是健康的素食。純素飲食講求的是更好的營養來源，若是想要採用純素飲食，就必須注意飲食的均衡，少吃垃圾食物，廣泛地食用所有的食材。如何達到均衡的純素飲食，可參考本書＜Ch36 這樣吃就對了＞一章。相信如此一來，大家的身體機能都能維持在良好的狀態，生活品質也都能更好！

28 與月事重修舊好
——— 蔬食會增加血清中與女性荷爾蒙結合球蛋白的量，達到舒
緩經痛和預防乳癌的功效。

至少有 10～15% 的婦女，在她們年輕時經歷過原發性的痛經，
且嚴重到影響日常生活或是工作，這也是造成青少女無法上學的常
見原因之一。造成痛經的原因是由於攝護腺素的分泌，使得子宮收
縮以及子宮內膜缺血，進而造成疼痛；而女性荷爾蒙（動情激素和
黃體素）的濃度愈高，攝護腺素的分泌就愈旺盛[1]。痛經的危險因
子有：從未生產過的婦女、20 歲以下的青少女、經血量多、抽菸、
嘗試不當減重者，以及有憂鬱或焦慮傾向的人[2]。痛經的治療，目
前以使用口服避孕藥最為有效，因為口服避孕藥可以降低經期中的
攝護腺素濃度。

痛經與素食的相關研究

對於有些不想使用口服避孕藥
來治療痛經的婦女，低脂高纖的蔬食
是另一種可靠的選擇[2]。美國一個前
瞻性研究計畫，證實了以下的假設：
蔬食會增加血清中和女性荷爾蒙結合

> **＋醫學小常識**
> 當體內攝護腺素分泌愈多
> 時，造成子宮收縮的情況
> 就愈嚴重，相對經痛情形
> 愈明顯。

的球蛋白，使得血清中的女性荷爾蒙濃度降低，進而使攝護腺素的

濃度降低，達到舒緩經痛的效果，亦可以減低乳癌的發生率[3,4]。除此之外，和女性荷爾蒙結合的球蛋白濃度也會受體重影響，體重愈輕（採用蔬食的女性通常體重也較輕），濃度就愈高，也較不易痛經[3]。這個計畫收錄了 33 位女性，並讓她們採用低脂高纖蔬食達兩個週期，之後再回復原來的飲食習慣。在使用低脂高纖蔬食的這兩個週期，這些婦女不但體重減輕，經前症候群及痛經症狀亦改善很多；同時血清中與女性荷爾蒙結合的球蛋白濃度，也比恢復原來飲食之後增加了 19%。這樣的功效即使在恢復原本的飲食習慣之後，仍然可以維持兩個週期之久，但還是不如正在使用低脂高纖蔬食時的效果。除此之外，蔬食可以幫助動情激素的排出（可減低攝護腺素的濃度而舒緩經痛）；以西方飲食來說，減少 1/2 的脂肪攝取，動情激素可下降 20%[5]。

另一個收錄了 23 位素食者及 22 位非素食者的加拿大前瞻性研究則顯示[6]：素食者的身體質量指數（BMI）較低，體脂肪也較低，同時對於飲食的節制性較高。除此之外，素食者在參與研究的六個月間，無排卵週期較少（也就是正常排卵的週期較多），這表示素食者的卵巢功能甚至比非素食者來得好。還有研究報告顯示，多攝取 ω-3 多元不飽和脂肪酸，可減少痛經的發生[7]。因此，素食者若多食用亞麻仁油或芥花油，亦可減緩痛經的情況。

每個「月」最美的「事」

　　只要多攝取全穀類、全麥類、蔬菜、水果、豆莢類；避免動物性產品，如魚、肉、蛋、奶；加工的植物油，如乳瑪琳、沙拉醬；油膩的食物，如甜甜圈、薯條、洋芋片、花生油等[4]。實行 1～2 個週期，大部分的女性應該會發現，這樣的飲食改變，不但可減輕經痛，更可以減重，而且會活力滿滿，也能很快適應喔！

醫學小常識
素食能夠改善痛經主要原因，包括：體重降低、與女性荷爾蒙結合的球蛋白濃度增加、雌激素的排泄增加，及素食中含有豐富植物性荷爾蒙和 ω-3 脂肪酸。

29 健康美麗的更年期

———飲食中攝取豐富蔬果和豆類的婦女，可輕鬆渡過更年期，
守護健康又美麗。

　　人體內性荷爾蒙的分泌，會隨著自然老化，而於中老年時期發生減少的現象，因而造成一些生理變化或心理的反應，這就是所謂的更年期，而且男、女兩性都有。由於女性荷爾蒙的減少，短期即由高峰驟降，因為此過程發生較快，所以更年期對女性生理會有較明顯的衝擊，對心理亦產生較大的影響。

　　女性停經的確定點，是指最後一次月經過了 12 個月仍無月經來潮，大約發生於 40～58 歲左右，平均為 50～51 歲。在停經前後數年間，可能會有潮紅、發熱、盜汗、焦慮、情緒不穩、憂慮、倦怠、小便困擾、失眠等的短期不適；再來就是因女性荷爾蒙降低，所引起的鈣質流失，導致的骨質疏鬆、高血壓、高膽固醇、心血管疾病等長期病症。這些女性更年期的徵候，常造成女性極大的困擾與不便，對女性的健康亦呈負面的影響。因此，如何保健已成為停經婦女維護健康的重要議題。

荷爾蒙替代療法之安全性

　　過去二、三十年來，醫藥界倡議以荷爾蒙替代療法（HRT）來補充女性因老化，造成卵巢停止分泌的女性荷爾蒙，以改善潮紅、

發熱、盜汗等更年期症候群之不適，並降低骨質疏鬆或心血管疾病的發生機率。以外來荷爾蒙補充體內不足的荷爾蒙，本應是十分合理的治療方式，尤其是除了使用雌激素外，一般醫生尚會加上黃體激素一起使用；但隨後一些研究追蹤卻質疑了荷爾蒙替代療法長期使用的安全性。

研究發現，若是只使用單一雌激素來改善婦女更年期症候群，會使停經婦女增加罹患子宮內膜癌與卵巢癌的機率[1,2]。如果同時使用雌激素與黃體激素呢？2002 年，一項研究七年的報告顯示，結合雌激素與黃體激素兩種荷爾蒙的替代療法，並未改善停經婦女罹患心臟病的風險，反而會倍增血栓形成的機率，甚至使膽結石變成需要開刀移除的機會變高[3]。另一項由美國婦女健康倡議團體主導的研究顯示[4]，荷爾蒙替代療法會增加停經婦女罹患乳癌的風險，同時與未服用荷爾蒙的停經婦女相較，反而較會有致命性的血栓形成、中風與心臟病的發生，因此這項研究提早三年結束了。隨後對停經婦女的記憶研究[5]，甚至指出荷爾蒙替代療法，會增加停經婦女發生失智症的風險。

一篇臺灣學者[6]整理的回顧性文章，彙整了 23 篇自1996年 1 月起，至 2002 年 7 月止，歐美的停經婦女荷爾蒙替代療法之研究，這些研究皆是隨機、雙盲且有安慰劑對照。結果發現使用荷爾蒙替代療法超過一年後，對健康停經婦女是壞處多於好處，對有心

臟病、老年癡呆、子宮切除、子宮卵巢輸卵管全切除或中風的停經
婦女則是無任何幫助。

飲食習慣與更年期症候群

熱潮紅

　　停經期婦女的熱潮紅，是最常
發生的自覺症狀，然而東、西方婦女
卻存在著發生率的差異性。根據研究
調查，有 75% 美國婦女[11]在停經期
會發生熱潮紅的現象，在中國則只

> **╋ 醫學小常識**
> 目前臨床研究，改善婦女
> 更年期症候群最安全的方
> 法，就是多吃蔬果、豆
> 類，少吃動物性食物。

有 10%[7]，新加坡的婦女為 17.6%[8]，而日本婦女則為 22.1%[9]，均
比美國婦女要低許多。這種現象與飲食文化差異有關，西方飲食所
含的肉類與脂肪較高，而纖維攝取量則較東方飲食低；可能是動物
性蛋白、高脂、低纖的飲食，使停經期女性荷爾蒙的變化幅度較大
所致[10]。

　　另一項對希臘及馬雅婦女停經的飲食文化研究顯示[11]，在希臘
以務農為生的婦女，停經年齡平均為 47 歲，且有 75% 的婦女有熱潮
紅的現象；住在墨西哥尤加坦西南方的馬雅婦女，平均停經年齡則
為 42 歲，並一致否認有熱潮紅的症狀；兩者停經年齡均比美國婦女
的 50 歲早。馬雅人飲食主為玉米與玉米粉薄烙餅、豆類、南瓜、番

茄、甘藷、小蘿蔔、及其他蔬菜等低脂飲食，極少食用肉類，且並未食用奶類製品。反觀希臘飲食，雖然富含蔬菜與豆類，但是仍與歐美飲食相似，食用較多的肉類、魚、乳酪與牛奶。

有些停經婦女的熱潮紅反應較為強烈，若不採荷爾蒙替代療法，除了飲食調整外，亦可考慮短期食用一些經證實有幫助的黑升麻、大豆蛋白，或選擇性血清素回收抑制劑等藥物[10]。

骨質疏鬆

常令停經婦女憂心的鈣質流失現象，飲食亦提供了一項解決方案。有研究指出[12,13]，尿液的酸鹼值與飲食中動物性蛋白質含量成反比，意即動物性蛋白質含量愈高的飲食，尿液酸鹼值愈低（越酸）；而鈣質的流失[13,14]，亦與尿液酸鹼值有關，攝取動物性蛋白質愈多，尿液呈酸性，鈣質流失愈多。降低動物性蛋白質攝取量，或改成植物性蛋白質，與增加蔬菜、水果之攝取，將減少鈣從尿中排出的量達一半以上，亦可減少停經婦女發生骨折的危險性[15,16]。

牛奶是最被普遍當作「鈣」來源的食物，然而牛奶中的鈣質並不是百分之百被吸收，實際上只有 30% 被吸收[17]，相較之下，反而是蔬菜中的鈣質較容易被吸收。在美國的亞裔女性[18]，飲食亦受當地的影響，攝取較多的肉類與乳製品，結果罹患骨質疏鬆症的比例較她們在亞洲的同族女性高。

亞洲地區的婦女較少喝牛奶，骨質密度亦較低[19,20]，但骨折的發生率，卻較自幼喝大量牛奶的歐美人低；另有研究發現[21]，85% 的骨折原因與骨質密度無關。2005 年英國一項

> **✚ 醫學小常識**
> 吃過多的動物性蛋白質（肉、蛋、奶），反而會使鈣質的吸收減少，所以日常生活中應盡量多蔬食。

不分性別，針對喝牛奶與骨折相關性的研究調查發現[22]，歐美愛喝牛奶者的骨質疏鬆性骨折率，與喝少量或不喝牛奶者是一樣的。因此，停經婦女是否多飲用牛奶，即可預防骨質疏鬆，或降低骨折發生率，已受到了許多質疑。

蔬食降低心臟病與癌症風險

從 1986～2002 年在美國愛荷華州，曾舉行一項停經婦女飲食與疾病關聯性的調查研究[23]，共 29,017 位停經婦女參加，歷時十五年，參與的婦女當時並無癌症、冠狀動脈疾病或糖尿病等疾病。結果發現：長期採用高蛋白質飲食，尤其蛋白質來源為紅肉與牛奶的婦女，較易發生心臟病、糖尿病或癌症。

美國國家癌症研究院自 1995 年開始的十年間，進行 50 萬名美國中、老年男女性飲食與健康的調查[24]，報告指出：每天食用四盎司的紅肉，未來十年內死亡的機率會增加 30%，而且大部分是死於

心臟疾病和癌症；若是食用處理過的肉類，如香腸、燻肉等更增加死亡風險。紅肉是指牛肉、羊肉和豬肉等哺乳動物的肉。

知名醫學期刊在同一期社論亦明白指出[25]，紅肉不但危害人類健康，豢養動物亦消耗太多地球資源，以致發生全球性的水、氣候與能源的危機；若能減少食肉，多食用蔬果與豆類，將有益人類與地球的健康。

生活型態的影響

眾所周知，正常的生活型態有益健康，然而由於種種因素，真正能做到的並不多。停經婦女們正面臨身體機能的轉捩點，因此更應善待自己，努力維護身體健康。首先須調適自己的心理，或請求專業協助，每天睡眠充足，並養成運動習慣，避免久坐不動，至少每天有 30 分鐘散步，加強重力訓練以強化骨骼[26]，亦可選擇做些有氧運動[10]，有助緩和熱潮紅。

另外每日鈉攝取量不超過 2 公克[27]，可增益骨骼健康；減少喝含咖啡因的飲料，如茶、咖啡、可樂等，控制咖啡因的量每日不超過 300 毫克[28]，以減少鈣質由尿中流失；抽菸者應盡量戒菸，吸菸者[29]與吸二手菸者[30]，骨折的機率比別人高 40%。調整飲食與改善生活型態[31]，可改善更年期症候群與降低後續疾病的發生風險。

停經是婦女不可避免的老化過程，若出現令人困擾的更年期症

候，則可經由醫師對個人健康之風險評估，決定是否適宜使用荷爾蒙替代療法，且應盡量避免長期使用。

　　可喜的是美國許多婦女對荷爾蒙替代療法的風險認知已大為提升[32,33]，並盡量先採取自然的方式，維護停經後的身體健康。停經婦女應調整或改變飲食習慣，採取高纖蔬食，降低動物性蛋白質攝取，若能改為純植物性蛋白質飲食更佳。同時養成平日運動之好習慣，不抽菸、減少或避免飲用含咖啡因之飲料、生活規律、良好睡眠、心情愉悅，可使停經對健康負面的影響降至最低。

醫學小常識
平常養成良好的生活習慣、作息正常、規律運動、選擇蔬果、豆類的植物性飲食，較易輕鬆渡過更年期。

30 中醫看蔬食養生
——— 甘淡平和的素食符合中醫養生理論。

　　素食是目前健康飲食的新潮流，越來越多的研究指出，素食帶來更多健康上的利益[1]；在傳統上，中醫養生受到莊子「返璞歸真」、「恬淡虛無」哲學思想的影響，也是強調清淡簡樸的飲食，如宋代《醫說》認為，口味宜「去肥濃，節酸鹹」。朱子在《治家格言》中有一名句：「飲食約而精，園蔬愈珍饈」；唐代醫家孫思邈在《千金要方・道林養性》提出「每學淡食，不欲脯肉盈盆、五味雜陳。」即日常應以清淡蔬食為主，少吃肥甘厚膩、酸鹹過重的菜餚。

　　古代的大思想家及修練的養生家也均強調少吃肉，如：孔子在《論語・鄉黨》中說「肉雖多，不使勝食氣」；孫思邈說：「每食不用重肉，易生百病，常須少食肉，多食飯」。孔子及孫思邈少吃肉的觀念，在今天更顯得重要，因為隨著經濟發展，生活改善，人們傾向食用動物性食物，而這種以肉食為中心的飲食習慣，醫學研究已證實會帶給人體莫大的傷害或加重病情，包括心血管病、癌症、中風、糖尿病，腎臟病、骨質疏鬆症等重症[2]。

　　中醫認為脾胃是後天之本，氣血生化之源，臟腑經絡之根，所以養生首重護理脾胃，《黃帝內經・經脈別論》：「飲入于胃，

遊溢精氣，上輸於脾，脾氣散精，上歸於肺。」飲食入胃後，經過消化吸收，產生水穀精氣營養精華，經由脾肺散布於全身，這是五臟經脈的正常現象；若飲食損傷脾胃，致使脾胃升降，氣血生化功能受影響，就會使全身臟腑的機能不能正常發揮作用，這時候疾病就產生了。而脾胃功能正常與否，和飲食有很大的關係，要保養好脾胃，首先要選擇適合人類生理結構的飲食，從人類消化系統生理結構和食肉動物比較（表 30-1），簡單可知適合人類消化道生理結構的飲食，應當是以植物性飲食為主；中醫傳統認為膏粱厚味的飲食，容易損傷脾胃，膏即是指油脂多、纖維少的動物性飲食，這也可從人類消化道生理結構不適合動物性食物得到合理的解釋。

30-1 人類消化道生理結構與肉食動物比較[3]

人類消化道生理結構最適宜蔬菜		
	人類	肉食動物
牙齒	無尖銳突出的犬齒 有平坦後臼齒可磨碎食物	尖銳突出的犬齒可以撕裂肉塊 無平坦的後臼齒磨碎食物
唾液	鹼性唾液，內有許多酵素可初步的消化穀物	酸性唾液，唾液，無酵素不能事先消化穀類
胃酸	胃酸較肉食者少 20 倍	胃中有強烈之胃酸（約為非肉食動物之 20 倍），用來殺菌及消化肉類
腸道	腸道是身體的 12 倍長	腸道只有身體的 3 倍長，須迅速將易腐敗的肉類排出體外
腸道黏膜	很多皺褶，突起的絨毛，幫助吸收	光滑如鏡，食物快速排出

臺灣中醫之父——陳立夫先生，享壽 103 歲高齡，他有這樣的養生箴言：「養身在動，養心在靜，飲時有節，起居有時；物熟始食，水沸始飲；多食果菜，少食肉類，頭部宜涼，足部宜熱；知足常樂，無求常安」。陳先生的養生法在飲食上面，也是強調多食果菜，少食肉類。中醫養生的清淡飲食是一種穀物、豆類、蔬菜、水果為主的飲食方式，有多種好處[4]：

淡味沖和，補陰生精

《素問·生氣通天論》：「生之本，本於陰陽」，陰和陽是萬物的根本，在人的生理現象上，可以簡化的說，陽是指身體機能的表現，陰是營養物質的基礎，屬陰的營養物質足夠了，屬陽的身體機能自然正常；元代醫學家朱丹溪提出，穀、菽、菜、果屬自然沖和之味，有食人補陰之功，這跟現代營養學認為植物性飲食比動物性飲食，含有更豐富的維生素、抗氧化劑、礦物質、纖維質，且較少不利於健康的脂肪和膽固醇（表 30-2），有異曲同工之妙。

淡味健脾通腑，利於消化

朱丹溪撰《食色紳言》稱：「淡有醒脾開胃、清虛腸腑之功。」每逢夏天暑熱時，大多數人都會食慾不振，尤惡膩食，此時當以清淡飲食改善食慾。又腸胃以通為善，若有積滯則病變叢生；清淡蔬食利於通腸腑，使腸胃蠕動良好。現代醫學研究蔬食含有大量的纖維素，對幫助腸蠕動及避免毒素吸收有良好作用，可減少腸胃病變的發生。

30-2　動植物食品營養素比較[1]

蔬食營養真正好

營養物	植物性食品（500cal）	動物性食品（500cal）
膽固醇（mg）	—	137
脂肪（g）	4	36
蛋白質（g）	33	34
β-胡蘿蔔素（mcg）	29,919	17
膳食纖維（g）	31	—
維他命C（mg）	293	4
葉酸（mcg）	1,168	19
維他命E（mgATE）	11	0.5
鐵（mg）	20	2
鎂（mg）	578	51
鈣（mg）	545	252

等份量的番茄、菠菜、青豆、豌豆、馬鈴薯等份量的牛肉、豬肉、雞肉、全脂牛奶

淡味養榮，通利血脈

　　孫思邈講：「淡有滋養氣血、通利血脈之功。」中醫治病首重氣血，氣血循環好，身體自然健康；王唯工在《氣的樂章》這本書中說：「中醫擅長治循環的病」、「現代病的主要成因 —— 血液循環的惡化[5]」。現代醫學研究食用複合碳水化合物，如燕麥[6]、黃豆蛋白[7]、植物固醇[8]、膳食纖維[9]，可降低膽固醇和三酸甘油酯、

減少冠狀動脈心臟病的發生[10]；植物性飲食的抗氧化物、β胡蘿蔔素、維生素 C、維生素 E、硒元素及類黃酮，可降低心血管疾病的風險[11]。由此可見，清淡素食可通利血脈不無道理。

淡味寧神，清氣醒腦

《保生貼》云：「以淡薄為主，可清氣、可釋欲、可寧神、可美福。」現代研究發現，飲食的確能調節人的情緒，如：遊牧民族由於長期食用乳、肉類等食物，並且伴隨過量的飲酒，導致血液中的血清素偏低，兒茶酚胺含量增高，脾氣容易急躁、倔強、遇事容易衝動；而出家人由於長年食素，如：蔬菜、水果及豆製品等，且不飲酒，血液中血清素的物質含量增高，兒茶酚胺含量相對較低，性情比常人溫和，遇事較冷靜，不易產生急躁情緒[12]。麻省理工學院的茱蒂絲・渥特曼博士研究說，複合性碳水化合物，如：全麥麵包，可使血清素增加，有鎮靜和抗憂鬱的作用；水果、穀物含有大量的維生素 A、B、C，對心情沮喪、焦躁、抑鬱有療效。大多數蔬菜、水果均能夠促使人們心情愉快，相反的多食厚味油膩食物，會使血脂升高，令人昏沉欲睡。以下將進一步從中醫養生觀點，對素食提出幾點補充說明：

血清素（5-HT）的機轉及作用

色氨酸	轉化

食物來源：堅果、豌豆、大豆、小扁豆、糙米、帶皮烤的馬鈴薯、燕麥、全麥麵包

陰陽平衡，五味調和

中醫認為食物有寒熱溫涼之四氣和酸苦甘辛鹹五味，飲食攝取須注意到四氣平衡及五味調和，不可偏勝；寒涼屬陰、溫熱屬陽，利用四氣平衡陰陽，以適應人體氣血臟腑陰陽盛衰的變化；五味和調，方能滋養五臟之氣，若五味失調，易傷五臟而患病。中醫的飲食平衡觀，現在仍有很高的使用價值，在飲食攝取上可依食物四氣、五味作適度的搭配。對素食者而言，飲食以天然的五穀類為主體，並輔以豆類、蔬菜類、水果類、菇菌類，更簡單容易做到陰陽平衡，五味調和。

健康的素食在食物性味選擇上以甘淡平為主，並搭配適量溫熱或寒涼的食物，並不是所有寒涼類食物都不能吃，或溫熱類的食物都不能碰，而應以多樣性，適度與平衡為主要考量，例如：甘淡平的食物占 1/2 以上，溫熱和寒涼的食物不超過 1/4。其實吃東西的時候，只要有注意到多樣性，就不用太緊張什麼東西可以吃，什麼東西不可以吃；因為這個平衡大自然早就安排好了，大部分天然全植物飲食的性味，大都是甘淡平為主，只要不過度的偏嗜或挑食，且以天然植物性飲食為主，大自然即提供我們了陰陽平衡，五味調和的飲食。春生、夏長、秋收、冬藏，四季陰陽變化是萬物的

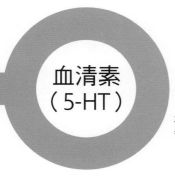

血清素
（5-HT）

為腦中的一種神經化學物質，主要作用是傳遞神經資訊，具情緒調節方面的作用，例如：喜怒哀樂、睡眠、食欲等

根本，在天人相應思想指導下，《黃帝內經》提出春夏養陽，秋冬養陰的觀念；這個觀念主要是在指導人的生活作息及情志要順應四時；在飲食養生上，也宜隨著不同季節、氣候，服食不同性味的食物，以適應環境和人體氣血的四時變化。至於在不同季節到底選擇吃什麼食物適宜，對素食的人而言是非常簡單容易的，因為食用植物性飲食的人，只要吃當地當季的食物，即是順應四時最適宜的飲食；購買上當然要避開基因改造或生長季節被人工調控的作物。

中醫養生也重視食物五色入五臟。五色是指青赤黃白黑，可以滋補肝心脾肺腎；《黃帝內經》中說：「白色潤肺，黃色益脾，紅色補心，青色養肝，黑色補腎。」現在健康飲食非常重視五色蔬果，建議每天要吃五種顏色不同的蔬果，以補充各種不同的營養素，這些顏色豐富五彩繽紛的蔬果，更含有多種植化素，可幫助身體抗老化、調節免疫力、防癌等多種功能。營養學博士吳映蓉在所著的《五色蔬果健康全書》中介紹到：綠色蔬果可以讓眼睛更雪亮、對抗癌症、強壯骨骼牙齒；黃色蔬果可以使肌膚更有彈性、保護視力、增強免疫力、對抗癌症；白色蔬果可以維持正常血壓、降低膽固醇、抗發炎、對抗癌症；紅色蔬果可保護心臟、抗老化、對抗癌症；紫色蔬果能增進記憶力、保護泌尿系統、對抗癌症；唯有每天攝食包含這五種顏色的蔬果，才能全方位的獲得所有的好處，所以「5 A day」正在全球風行，被醫學界視為最健康的飲食法[13]。

五色的食物來源：

綠色系：菠菜、莧菜、油菜、花椰菜、空心菜、甘藍菜、香瓜等
紅色系：紅鳳菜、草莓、紅西瓜、番茄、紅心番薯等
紫色系：葡萄、紫色高麗菜、紫菜、茄子、紫米等
橘黃色系：胡蘿蔔、南瓜、金針、柳橙、橘子、韭黃等
白色系：高麗菜、洋蔥、白花菜等

每餐必有薑，避免蔬果飲食過於寒涼

《論語・鄉黨》中重點記載了孔子的一些生活細節，也記下了孔子的飲食觀和養生觀。其中有一點是「不撤薑食，不多食」[14]，指出每餐必須有薑，但也不多食。每餐必有薑對素食的人特別有意義，可避免蔬果飲食過於寒涼，同時又使各種菜餚鮮美可口，例如：在炒煮菠菜、紅鳳菜、皇宮菜、白菜、菜瓜、冬瓜、蘿蔔等均可用薑一起炒煮，或在打精力湯，生鮮蔬果汁時亦可酌量加入。從醫學的角度來看，薑具有不凡的藥用價值，《神農本草經》中記載：「乾薑味辛溫，主治胸滿咳逆上氣，溫中止血，出汗，逐風濕痹，腸澼下痢。生者尤良，久服去臭氣，通神明。生川谷。」因薑性辛溫，過食令人生內熱，所以也不可多食。

烹調方式以清淡為主

雖然素食有益於健康，但烹調方式對健康也有很大影響，對於想藉由素食獲得健康保障的人而言，清淡飲食格外重要。飲食宜稍淡而不宜過鹹，《素問・生氣通天論》說：「味過於鹹，大骨氣

勞，短肌，心氣抑。」又說：「多食鹹，則脈凝泣而變色。」說明吃鹽太多，會損傷心、脾、腎等臟器。

　　少食味厚的加工食品及煎炸食物，宜食新鮮蔬果、五穀雜糧等營養豐富而易吸收的食物。加工食品讓素食口味多變豐富，但製造過程加了多種調味料及添加物，雖有了美味，卻也易於失去健康。朱丹溪在《茹淡論》專篇指出：「味有出於天賦者，有成于人為者。天之所賦者，若穀、菽、菜、果自然沖和之味，有食人補陰之功，此內經所謂味也；人之所為者，皆烹飪調和偏厚之味，有致疾伐命之毒，此吾子所疑之味也。」

清淡養生多增壽

　　有些研究發現，肉食多的民族，平均壽命均很低，如愛斯基摩人以肉食為主，平均壽命只有 27 歲半；東俄的吉爾斯人，以肉類為主食，成熟得早，也死得早，很少有人活過 40 歲 [15]。明海霞等人對少林寺僧人的飲食研究指出 [16]，歷史上少林寺僧人大多身體健康，勝過常人，長壽僧人更是不乏其人；少林僧人的飲食有這樣的特點：1. 純素食；2. 以五穀為主；3. 配合瓜果蔬菜；4. 無肥甘厚味之品；5. 戒酒、戒五葷。這種飲食方式符合中醫養生清淡為主的飲食原則，可作為現代人日常飲食的重要參考。

聰明攝取人體必需營養素

素食者最常被問的問題就是：吃素夠不夠營養？但是我們看少林寺和尚，這些全中國人最引以為傲的武學大師，自古以來就是吃全素，他們的肌力、耐力及智慧是常人難以望其項背的。既然這些身強體魄的的武學宗師都吃素，何來吃素不夠營養之說呢？

31 維生要「素」——B_{12}
—— 維生素 B_{12} 的真正來源並不是動物，而是植物上沾附的菌類。

人體必要的維生素 B_{12}

常言道：「藥補不如食補」，而現代醫學之父——古希臘人希波克拉底最有名的座右銘也是：「要使食物成為藥物，不要讓藥物成為食物」。的確，一日三餐吃入食物的營養，是維持人體功能運作的基本要素之一。

古印度醫學阿育吠陀認為：肉和香料會使人暴躁好鬥，奶製品和油膩的食物會使人倦怠抑鬱，而米飯、蔬菜和豆類，則能使人們的精神狀態保持和諧、穩定。根據美國飲食協會及加拿大營養師協會，於 2003 年的素食聲明中表示：適當調配的素食有益於健康、有足夠的營養、適用於人生各個階段，包括懷孕、哺乳、嬰幼兒及青少年，而且可以預防和治療某些疾病[1]。在醫療科技進步的同時，已有非常多的科學數據認為，素食可減少一些慢性疾病的危險性及減輕其症狀，這些慢性疾病，包括肥胖症、冠狀動脈疾

＋醫學小常識
維生素包含脂溶性維生素與水溶性維生素。由於脂溶性維生素在體內儲存時間較久，所以較不容易缺乏，因此在買營養補充品時應先了解劑量的多寡，才不會補充過量或不足。

病、高血壓、糖尿病和癌症等。但像其他所有的食物一樣，素食也需要適當調配，以保證足夠的營養。

　　維生素又稱維他命，是一群複雜的有機化合物，也是人類維持生命健康、正常生長、發育所不可缺少的微量營養素。目前人體所需之維生素分為兩大類：脂溶性維生素（A、D、E 和 K）和水溶性維生素（B 群及 C），每一種維生素各具有特殊且其他物質不能替代的生化代謝作用[2,3]。由於脂溶性維生素可以貯存在人的肝及脂肪中，不會因短時間內攝食不足而缺乏。而水溶性維生素相對的容易經由腎臟隨尿排出而缺乏。B 群維生素包含了以下八個：維生素 B_1（硫胺素）、維生素 B_2（核黃素）、維生素 B_3（菸鹼酸）、維生素 B_5（泛酸）、維生素 B_6（吡哆醇）、維生素 B_7（生物素）、維生素 B_9（葉酸）、維生素 B_{12}（氰鈷胺），本章將介紹當中最晚發現、分子最為複雜的維生素 B_{12}[2,3]。

什麼是維生素 B_{12}

　　在十九世紀，生食肝臟常被用來治療嚴重的貧血，後來研究學者於西元 1945 年分離肝臟中的有效成分，才發現是維生素 B_{12} 及葉酸所產生的治療作用[2,3]。維生素 B_{12} 雖然在 1948 年由美國福克斯（Folkers）純化出來，但直到 1972 年才開始被大量合成。後來，學者更進一步由發酵液中分離出維生素 B_{12}，而此種發酵液中分離的方

法，也是藥廠工業製造維生素 B_{12} 之主要方法。因為 B_{12} 是唯一的紅色晶體維生素，又稱為紅色維生素[3,4]。

維生素 B_{12} 和身體健康

維生素 B_{12} 在人體中，主要以兩種活性型態參與一些重要的代謝反應。一個是參與基因 DNA 的合成反應。根據目前醫學所知，任何生物合成新的細胞時，均需要 DNA 的大量複製，所以一些生長週期快速的人體細胞，對維生素 B_{12} 的依賴更是明顯。例如，生命週期只有 120 天的紅血球，在老化、死亡後，骨髓細胞會持續產生新的紅血球，以維持人類正常之身體功能，所以如果缺乏維生素 B_{12}，便容易造成紅血球合成 DNA 功能不全，而無法完成複製及分化，導致巨母紅血球貧血，進而使得紅血球無法正常攜氧。長期缺乏的話，會造成所有器官的不正常及一些貧血症狀，如疲倦、虛弱、暈眩、呼吸急促、心跳加快、臉色蒼白等現象，並且缺乏體力，對外界的反應差，注意力不集中及舌炎、胃炎等等[2, 5]。

已有研究指出，高濃度的同型半胱胺酸會造成血管增生，並造成血管狹小以及使血液易形成栓塞，進而增加中風及心血管方面的疾病[6]。維生素 B_{12} 的作用會使得同型半胱胺酸濃度下降，進而減少心臟血管疾病的發生。另外，1993 年也有研究團隊發現，當血液中維生素 B_6、B_{12} 及葉酸含量低時，同型半胱胺酸濃度會明顯上升[7]。

換句話說，維生素 B_{12} 含量正常與否和心臟血管的功能息息相關[2,5]。維生素 B_{12} 在人體中另一個功能，則是參與神經髓鞘的生成，維持神經系統的正常運作。長期缺乏維生素 B_{12} 會造成神經髓鞘生合成功能不全，進而導致神經方面的症狀，包括有刺痛感、麻痺、步伐不穩、專注力喪失、失憶、失去方向感和癡呆[5]。

此外，維生素 B_{12} 也參與脂肪酸代謝及協助檸檬酸循環順利的進行。所以代謝蛋白質、脂肪和碳水化合物需要維生素 B_{12}，其中尤以蛋白質的代謝所耗用的 B_{12} 最多。換句話說，維生素 B_{12} 和成長發育、增進食慾及增強體力等都有關[2,5]。

維生素 B_{12} 的吸收及貯存

維生素 B_{12} 的吸收，需要很多因子參與。維生素 B_{12} 在吃進人體後，首先會在胃部中與 R 蛋白質結合。藉由 R 蛋白質的保護，維生素 B_{12} 才可以在通過胃時不被胃酸破壞。當它到小腸時，胰蛋白酶會分解 R 蛋白質，讓維生素 B_{12} 可以順利和胃壁細胞分泌的一種蛋白質內因子結合，形成複合物後，再由小腸段中的迴腸吸收。另外，在迴腸接受體吸收時，需要有鈣離子存在。被吸收後的 B_{12} 會由特殊的攜帶蛋白帶到各個需要的組織或貯存於肝臟[4,8]。

> **✚ 醫學小常識**
> 當使用抗生素時，因腸道的細菌被殺死的同時，相對維生素 B_{12} 的製造也會受影響，因此須留意是否需額外補充 B_{12}。

　　換言之，以上吸收過程中的任何缺失，將造成維生素 B_{12} 的缺乏，即使攝取再多的維生素 B_{12}，也無法被人體吸收，例如：全部或部分胃切除、遠端迴腸吸收的區域受損、小腸細菌過度生長、慢性胰臟炎、甲狀腺疾病等。

　　相同的，素食者如果生理功能健全，且食物中也有微量之鈣離子，那如海藻及核果類等植物性食品中的維生素 B_{12} 類似物，均可被吸收，也可降低維生素 B_{12} 缺乏的情況發生。

　　另外值得一提的是：婦女在懷孕時，迴腸之接受體密度，也會微妙地自動增多，以幫助孕婦吸收更多之維生素 B_{12} [10]。

31-1 維生素 B_{12} 的吸收與再循環

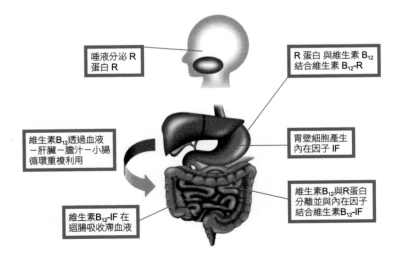

唾液分泌 R 蛋白 R

R 蛋白 與維生素 B_{12} 結合維生素 B_{12}-R

維生素 B_{12} 透過血液 －肝臟－膽汁－小腸 循環重複利用

胃壁細胞產生 內在因子 IF

維生素 B_{12}-IF 在 迴腸吸收滯血液

維生素 B_{12} 與R蛋白 分離並與內在因子 結合維生素 B_{12}-IF

含有維生素 B_{12} 的植物性食物

有一些營養學的研究人員，認為維生素 B_{12} 主要存在於動物類的食物中，諸如牛肉、豬肉、雞肉、肝臟、蛋、脫脂奶粉等，而非動物食品的維生素 B_{12} 來源，則須靠強化或添加的維生素 B_{12} 食品（例如：某些品牌的豆奶、早餐穀類麥片及養生麥粉）或是營養補充品。雖然研究人員也發現一些植物，如海菜、螺旋藻及發酵的豆類食物，含有高劑量的維生素 B_{12} 類似物，不過這些食物能否直接成為活性維生素 B_{12} 被人體吸收，學者們認為須進一步研究確認[11,12]。同時，也有研究報告指出，非常嚴格的素食飲食者，包含：無魚、無家禽、無蛋、無奶、無肉相關產品，也無特別補充維生素 B_{12} 飲食者，雖然血中維生素 B_{12} 很低，但是卻沒有任何明顯的臨床症狀，學者們認為可能原因之一，是細菌會在腸道製造一些維生素 B_{12}，由盲腸吸收。再加上維生素 B_{12} 在正常身體儲存下，可以用 3～6 年[4]。

也曾有研究發現印度純素食者的小腸，會生產 B_{12}（在小腸的 B_{12} 就會被人體吸收），但是移民到英國的印度裔素食者卻失去了這個能力，較容易罹患 B_{12} 缺乏症。一般認為這是跟公共衛生環境有關，研究的印度本地人，飲用水中可能有被泥土或糞便汙染而含有細菌的，所以會將製造 B_{12} 菌種吃到肚子裡[13]。

最近，美國婦產科醫學會推薦的《懷孕蔬食寶典》一書，更明白指出：「維生素 B_{12} 的真正來源並非動物，而是植物上沾附的菌

類，因動物會吃到沾附菌類的植物，所以肉食裡才有維生素 B_{12}。」該書除了顛覆我們對維生素 B_{12} 來源的觀念外，也提供其他可以攝取到維生素 B_{12} 的植物性食品管道，包括：健素糖和營養補充劑等[10]。東方醫學也認為：當歸、明日葉、康復力等中草藥都含有維生素 B_{12}，日常食品中，乳酪（尤其是發酵過的）、脫脂奶粉及其製品（例如：優酪乳）、海藻、小麥草、米糠、雛菊、泡菜和酵母衍生食物，也都含有維生素 B_{12}，所以素食者只要留意食用均衡的素食、常食用一些含高單位維生素 B_{12} 的食物，如綠藻和健素糖等，或選用強化 B_{12} 的營養補充劑，就不用擔心維生素 B_{12} 不足而罹患貧血症[10,14]。

食用維生素 B_{12} 注意事項

物理、化學特性

　　維生素 B_{12} 耐高溫，也耐熱，但卻怕酸、鹼、濕氣、咖啡、香菸、酒精、動情激素和安眠藥，食用或服用時，應避開上述元素[5]。

年齡因素

　　維生素 B_{12} 的規則攝取，對孕婦及哺乳婦女而言是必要的；母親在懷孕時期維生素 B_{12} 的攝取與吸收，對嬰兒維生素 B_{12} 狀態的影響，似乎比母親原本維生素 B_{12} 的儲存量還要重要[15]。10～30% 超

過 50 歲的人，無論他們是吃哪一種飲食，都會因為他們對維生素消化吸收的能力降低，而應該使用維生素 B_{12} 補充劑或強化型食物[16]。

葉酸的相輔相成

維生素 B_{12} 必須有葉酸存在，才能完成 DNA 的合成。所以葉酸也是骨髓製造紅血球、白血球的基本營養元素。由此可見，葉酸與 B_{12} 的關係密不可分[2,4,17]。通常維生素 B_{12} 缺乏會引起巨母紅血球貧血外，也會導致次發性葉酸缺乏，所以如果能補充足量葉酸，可以減緩因維生素 B_{12} 缺乏引起的貧血症狀[18]。好消息是葉酸主要存在穀類、豆類及深綠色的蔬菜、水果中，所以不偏食的素食者能從日常的食物中，即能攝取豐富的葉酸，而完全不會有缺乏疑慮[2,4]。

服用劑量

如果擔心維生素 B_{12} 是否不足，可以檢查血清中的濃度[19]。而在補充時，通常可以用口服的補充劑型。經常間隔性的攝取少量維生素 B_{12}，對吸收是最有效的，這可藉由強化型食物來達成。當一次攝取少於 5 微克的維生素 B_{12} 結晶時，最多可吸收 60%；反之，如一次攝取 500 微克的維生素 B_{12} 時，只有 ≤1% 被吸收[16]。另外，對於腸胃切除或腸胃有疾病的人，口服藥物可能會吸收不良，此時勢必選擇注射的劑型[3,5]。

素食就有足夠的維生素 B_{12}

雖然研究顯示，有些純素食者有維生素 B_{12}「攝取量」不足的情況 [20,21]，但影響維生素 B_{12} 攝取量的原因其實非常複雜，包含食物中的 B_{12} 含量、吸收率、身體的疾病等。事實上，全世界研究 B_{12} 最權威的專家──紐約西奈山醫院 Victor Herbert 教授的研究證實：「嚴格蔬食者，縱使在沒有服用 B_{12} 維他命的情況下，B_{12} 缺乏症在他們身上也幾乎看不到。」[22] 因為人體是否會缺乏 B_{12}，與身體消化食物和末端迴腸吸收 B_{12} 的能力較有關係。此外，人類對維生素 B_{12} 的需要量其實非常少，每日維生素 B_{12} 建議攝取量，成人約 1.5～2.5 微克（一微克等於百萬分之一公克）。而且維生素 B_{12} 可以在人體內大量儲存，存量可以用好幾個月，甚至好幾年。

由於維生素 B_{12} 很容易藉由市面上常見的 B_{12} 強化食品或維生素錠補充，所以如果你仍擔心自己有可能缺乏維生素 B_{12}，美國營養學會建議：「純素食者實在不放心的話，可額外補充維他命 B_{12} 即可。」千萬別為了可輕易取得的營養素，放棄好處多多的植物性飲食或選擇肉食，否則可就得不償失哦！

醫學小常識

維生素的補充不會影響熱量，但缺乏維生素時會影響身體的代謝與功能。造成貧血的原因有許多，維生素 B_{12} 只是其中的一種，因此當有貧血時，應先了解是什麼因素造成，才能真正解決貧血的問題。

32 永保安康「鐵」定要
——素食者的鐵質吸收力比非素食者高。

「鐵」的重要性

筆者在上醫學院課程時，常常會對考試考不好的同學半開玩笑的說：「可能不能怪你不認真讀書，要怪你飲食中長期缺鐵，……」。是的！ 缺鐵不只會造成貧血，2005 年，美國哈佛大學的研究團隊更發現，長期處於缺鐵的情況下，腦細胞會因為攜氧量不夠，出現無法復原的傷害，記憶力跟智商都會退化，簡單說，就是會變笨！所以，雖然俗語常以「人又不是鐵打的」來形容我們肉體，但「鐵」卻是維持我們人體健康所必要的微量元素之一。本文將以多元的角度，帶領讀者一窺「鐵」質對於人體健康的影響。[1]

鐵質在人體的生理功能

鐵是人體內必需的一種微量元素，正常成人體內含鐵總量大約 2～4 克，換算成單位體重含量為：男性每公斤體重約含 50 毫克，女性每公斤體重約含 38 毫克。如果依照功能，鐵在身體中可分為兩大類：第一大類為功能性的鐵，約占 75%，第二大類為儲存性的鐵，約占 25%。其中，儲存性的鐵主要儲存於肝臟、脾臟、骨髓等

組織。而功能性的鐵則在體內參與非常廣泛的生理反應，例如：氧氣輸送與利用、電子傳遞鏈與能量代謝等[2-9]。

32-1	行政院衛生署建議之 每日鐵質攝取量(mg/d)	
年齡別		毫克／日（mg/d）
～6個月		7
6月～10歲		10
10歲～19歲		15
19歲～51歲	男	10
	女	15
51歲～		10

缺鐵的主要原因[2-5,9-13]

缺鐵的定義是體內鐵儲存耗竭，並且增加貧血的危險，而貧血是缺鐵末期的症狀。根據世界衛生組織 2009 年的最新統計，缺鐵是目前世界上最普遍的營養缺乏問題，不僅盛行於開發中國家，也仍是已開發國家的公共衛生問題。特別是在很多開發中國家，有非常多的缺鐵及其所引起的貧血等症狀，都隱藏在「人民總死亡率」、

「孕婦出血率」、「學齡兒童學習能力及表現不良率」等各類統計數字中。

換句話說，很多開發中國家的缺鐵，及其所引起的貧血等症狀的真實情況，遠此官方統計數字來得嚴重許多。就世界衛生組織2009 年的最新報告數據，全世界會員國不同族群，因為缺鐵所造成貧血的平均數值如下（由高至低順序排列）：學齡前兒童（47%）＞懷孕婦女（41.8%）＞非懷孕婦女（30.2%）＞就學小孩（25.4%）＞65 歲以上之老人（23.9%）＞成年男性（12.7%）。

臺灣各族群的缺鐵率及缺鐵所造成的貧血率，比世界衛生組織會員國的平均數值來的低，與歐美國家雷同，並且都是以無臨床症狀之缺鐵為主。國人缺鐵問題除了 65 歲以上老人，兩性之缺鐵率都較高之外，男性缺鐵率最高的是 13～18 歲，這與青春期之快速成長有關；女性則從 13～64 歲都有 9% 以上之缺鐵率，其中以 30～50 歲的 14.2% 為最高，其中快速成長與月經都是可能的重要原因。另外因體重控制而減少攝食量或食物選用不當，也可能增加缺鐵之危險。

人體之鐵平衡取決於鐵吸收與鐵流失之差距，兩者相等即可維持平衡。鐵缺乏的原因主要有：

血液的流失增加

一般因血液流失而引起的缺鐵性貧血原因中，最常見是女性經血過多症，婦女一次月經平均失血量 40～60 毫升，相當於 30 毫

克鐵，因此每天的需鐵量比男性多。另外一個病因就是慢性失血。每1毫升的血含0.4毫克的鐵，因此慢性長期失血會導致缺鐵。

引起慢性失血的疾病，包括：胃幽門桿菌引發消化道慢性失血、月經失調、反復流鼻血、長期服食阿斯匹靈引起的胃腸道黏膜出血，或結核、寄生蟲感染等引起的胃腸道出血，都會增加血液流失，進而造成缺鐵。

鐵質吸收的減少或膳食鐵生物利用率偏低

此發生於長期偏食者或因胃切除、乳糜瀉或胃酸缺乏等病人，由於食物中含鐵質不足或鐵質吸收減少而引起缺鐵性貧血症。

鐵質需求量增加

懷孕授乳時的婦女因「一人吃兩人補」，鐵質需求量增加，若無適當的補充鐵質，亦會造成缺鐵性貧血症。另外，發育中的小孩，也需要大量的鐵質。

體內鐵質再循環下降

但是一些慢性疾病，如肝硬化及脾腫大等器官的病變，會使鐵質再循環下降。

鐵質運輸結合蛋白異常

例如，從腸胃道吸收至血液中的鐵質，須先和運輸結合蛋白，結合後成為運鐵蛋白，如此鐵才能在血液中運行至各組織被利用，所以如果運輸結合蛋白的量異常，也會造成鐵質在人體中缺乏。

缺鐵的症狀和體徵

對缺鐵的診斷，可以先觀察一般生理性的症狀，如疲倦、虛弱、暈眩、呼吸急促、心跳加快、臉色蒼白等現象，並且缺乏體力、對外界的反應差、注意力不集中、舌炎、胃炎，

> **＋醫學小常識**
> 缺鐵的臨床表徵最容易發現有湯匙狀的指甲、無痛性舌炎（舌頭味蕾消失、呈現光滑狀）、口角炎、吞嚥困難。

指甲扁平和脆薄易裂。嚴重時，甚至會出現吃紙、泥土、咖啡渣或頭髮等症狀的異食症行為[14]。

缺鐵引起的相關疾病 [2-5,9,16-22,34]

缺鐵性貧血

貧血是缺鐵最典型的表徵，由於血紅素濃度降低，而紅血球細胞體積變小且形狀不規則，故缺鐵性貧血又稱為低色素貧血或小球性貧血[2]。缺鐵造成之輕度貧血會造成供氧下降外，也會直接影響肌肉的生理和能量代謝，進而降低肌肉勞動力，特別是劇烈但短促的運動能力。當嚴重貧血（血紅素濃度低於 7.0g/dL）時，血液攜氧能力大幅降低，超過補償機制之運作，開始發生酸中毒。此時多種明顯可辨症狀，如：面色蒼白、胃口不佳、頭暈、疲倦、畏寒等[3,18]。

影響嬰幼兒正常生理發育及增加兒童與孕婦的死亡率

南美最近公布的研究報告指出，缺鐵是造成神經發育障礙的重要因素。若一歲內未攝取足夠鐵質，未來容易產生動作遲緩的現象。針對缺鐵貧血幼兒之長期追蹤發現，五年或十年後，其認知能力與學習成就，仍然不如健康者。若缺鐵伴有其他疾病，血紅素濃度可能低於 4.0g/dL，此時會使心臟無法負荷，足以增加兒童與孕婦的死亡率。根據流行病學觀察研究，懷孕初期缺鐵與早產、新生兒體重偏低、死胎等相關，危險性上升 1～2 倍[3,17,18]。

降低認知及學習能力

美國哈佛大學於 2005 年發表研究的發現，缺鐵組的女同學，數學成績比不缺鐵的學生成績差一半。特別是長期處於缺鐵的情況下，腦細胞會因為攜氧量不夠，出現不可回復的傷害，記憶力跟智商都會退化[3,18-22]。

影響免疫機能

根據人體與動物實驗證實，缺鐵會降低嗜中性白血球吞噬細菌能力，也會降低 T 淋巴細胞對細胞增生或抗原的反應，使得免疫功能下降。

增加鉛中毒的危險

當人體缺乏鐵質時，身體為了補償體內不足的鐵質，會增加小腸負責吸收鐵的蛋白質表現，進而提高鐵質的吸收率，直到體內的

鐵質存量足夠為止。但因為小腸負責吸收鐵的蛋白質缺乏專一性，故對其他二價金屬元素，包括鉛、鉻等重金屬的吸收率，也伴隨增高，進而增加重金屬中毒的危險。

影響鐵質之攝取與吸收之因素[2-5,18,25-35]

身體中鐵含量的主要調節因子為腸胃道吸收鐵的能力。當腸胃道吸收機制正常運作時，身體會維持功能性鐵的濃度，並且傾向建立鐵的儲存。飲食中吸收鐵的能力與下列因子有關：

身體中鐵的營養狀況和需求

依據身體中鐵的儲存量，飲食中鐵吸收率（如鐵的生體可用率）的變化差異可從小於 1% 到大於 50%。當身體的鐵儲存量降低時，腸胃道會增加鐵吸收，但是當儲存量足夠時，鐵的吸收量會減少。有證據顯示如果長期鐵的攝取較低，人體會藉由增加吸收率與降低排泄率來適應這個情況。此外，鐵質的需求會因飲食情況而改變，例如：素食者的鐵質需要量，可能低於其他人。事實上，研究顯示全素者的鐵質吸收，比奶蛋素食者與非素食者高，而多數的研究也顯示奶蛋素食者的鐵質吸收率，也比非素食者要高。素食者的缺鐵性貧血發生率與非素食者相似。雖然成年的素食者比非素食者的鐵質儲存量較低，但他們的濃度通常都在正常範圍。

腸胃道功能對於鐵吸收的影響

食物中的鐵主要是三價鐵離子（Fe^{3+}），胃的主要功能之一是分泌胃酸，使鐵在酸性環境中有助於其溶解，同時促進三價鐵離子還原為二價的亞鐵離子（Fe^{2+}），亞鐵離子是最容易進入小腸細胞的形式。特別是在十二指腸吸收，在空腸及迴腸內，因胰液呈鹼性，使鐵的溶解度減少，因而吸收量極少。食物在胃中的停留與機械性的混合，會提高鐵的生體可用率。胃酸分泌會隨著身體老化而減少，因此降低了老年人鐵的吸收。

食物中鐵含量與形式的影響

食品中含有兩種形式的鐵：血基質鐵和非血基質鐵。血基質鐵來自於動物肉類中的血紅素和肌紅素，而非血基質鐵主要來自於植物性食物，通常顏色愈深，含鐵量愈高，如海菜類、深綠色菜類、豆類、麥穀類、堅果類等。當鐵攝食量增加時，鐵吸收率會下降。

素食者食物中的鐵質來源[23]

素食者食物中最佳的鐵質來源是乾豆類，其次如：葡萄乾、紅棗、黑棗、綠葉蔬菜、全穀類等。牛乳及乳製品若未特別強化鐵質，便不是鐵質的良好食物來源。每百公克中含有 1.5 毫克以上鐵之食物，又可大量食用者，即可列入「富含鐵質食物」；若每百克中含有 3.5 毫克以上，則可稱為「高鐵質含量食物」（參見表32-2）。

32-2 富含鐵質與高鐵質含量食物表

種類	富含鐵質食物	高鐵質含量食物
藻類	——	紫菜：90.4毫克
核果類	——	黑芝麻：24.5 毫克 芝麻糊：8.7 毫克 葵瓜子：8.6 毫克 白芝麻：8.4 毫克 腰果（蜜汁）：5.7 毫克 杏仁果（蔥蒜）：3.8 毫克
蔬菜類	茼蒿：3.3 毫克 菠菜：2.1 毫克 芥藍：1.9 毫克 青江菜：1.7 毫克 甘薯葉：1.5 毫克 空心菜：1.5 毫克 油菜：1.5 毫克	梅乾菜：14.6 毫克 莧菜：4.9 毫克 九層塔：3.9 毫克
豆類	毛豆：2.5 毫克 豌豆：2.5 毫克 傳統豆腐：2 毫克 甘納豆：1.3 毫克	紅豆：9.8 毫克 綠豆：6.4 毫克 杏仁：4.9 毫克 豆腐皮：4.7 毫克 腰果：4.7 毫克 蠶豆：3.6毫克
菇類	草菇：1.5 毫克	——
水果類	葡萄乾：1.5 毫克	——

資料擷取自衛生署食品衛生處

影響植物性鐵質吸收率之因素 [2-5,37-47]

植物中的非血基質鐵，其吸收率除受體內鐵質缺乏或過剩所影響外，仍會受到其他食物或情況而影響其吸收。所以如果能避開抑制吸收的因素，並善加利用增加吸收的情況，那麼素食者反而比肉食者更不會有缺鐵的狀況。

提高植物性非血基質鐵吸收率的因素

1.可造成胃腸呈酸性的食物：例如維生素 C 與一些無法與鐵質反應生成沉澱物的有機酸，如檸檬酸、蘋果酸等，可促進鐵質吸收。一項研究指出維生素 C 與檸檬酸共同作用，可使豆類的鐵質溶解吸收高達 60%，維生素 C 必須與非血基質鐵在同一餐進食，以促進鐵質吸收，所以搭配水果的植物性飲食，可幫助我們吸收鐵質，有改善貧血的功效。

2.油脂：適量的油脂攝取對鐵質的吸收也是很重要的，脂肪酸與鐵質形成複合體較易為腸道所吸收，另一方面，脂肪可促進腸道細胞吸收鐵質的功能。

3.胺基酸：胺基酸可提高鐵質吸收。一項研究指出，胱胺酸可使蔬果的鐵質吸收率增加一倍。胺基酸還可能刺激腸道細胞加強鐵的運送。

4.碳水化合物：碳水化合物中的乳糖、蔗糖、葡萄糖等，有利於鐵的吸收。

5.適量的鈣：適量的鈣有利於鐵的吸收，但大量的鈣則有相反的作用，因為高濃度的鈣質會降低鐵質的吸收率。所以補充鐵質時，也不要與鈣片或高鈣食品一起服用。

降低鐵質吸收率的因素

1.開水及清湯：若飯後立即大量食用開水或清湯，不利於鐵質吸收。因開水或清湯會稀釋胃酸，導致鐵質較難維持溶解狀態。

2.植酸、茶、咖啡、飲料及多酚類：飯後馬上喝咖啡、茶及花草茶（像洋甘菊、薰衣草等）都可能減少 1.5～2 成的鐵質吸收率。因為茶及咖啡中的單寧及花草茶中的多酚，會與鐵質結合成為不溶解的複合物，而影響鐵質的吸收。根據報導，一杯茶會降低 64% 的鐵質吸收率，一杯咖啡則會降低 39%。至於不想損失鐵質吸收的人，可以等飯後 1～2 小時再喝茶或咖啡[41]。植酸存在於全穀類、豆類、核果類及種子中，能與鐵質結合，降低鐵質吸收。維生素 C 與鐵質一同攝取時，能幫助降低植酸的拮抗影響。有些研究顯示提高維生素 C 的攝取量，有助於改善鐵質的吸收；蔬果中的有機酸也有同樣的作用[41]。素食者在同一餐中攝取豐富的維生素 C 及蔬果，能有利於鐵質的吸收。

另外，可利用食物的一些製備過程如發酵、烘焙等，使植酸被水解，例如豆類、穀類及種子類的浸泡及發芽，能水解植酸，以利鐵質吸收。麵包的發酵作用也能水解植酸，以利其他發酵過程，如

味噌或天培（某種黃豆發酵製品），也可以增加鐵質利用率。

3.制酸劑：若因消化性潰瘍等問題而服用制酸劑，會減少胃的酸度，進而使鐵質吸收下降。換句話說，補充鐵劑若造成腸胃不適時，選用制酸劑是不當的選擇。

鐵製劑補充 [2-5]

對於已患有貧血而亟需補充鐵劑的情況下，可以服用市面上的鐵製劑。目前主要有硫酸亞鐵、葡萄糖酸亞鐵、有機焦磷酸亞鐵三種。食用硫酸亞鐵較容易會有腸胃不適、噁心、腹瀉或便秘。有機焦磷酸亞鐵較不會產生前述副作用。葡萄糖酸亞鐵含鐵量則太低，因此有機焦磷酸亞鐵應是不錯的選擇。

另外，一般人除非是醫師建議，最好不要任意服用鐵劑，因為長期高劑量補充鐵劑，容易在肝臟形成血色素沉著症，造成肝硬化。相反的，利用天然食物進行鐵質補充時，鐵質的攝取並不會過量而產生毒性。

最佳鐵質就在蔬果中 [10-11]

缺鐵及所造成的嚴重後遺症，雖然令人擔憂，但最令人害怕的，還是對此訊息的無知。這也是為何世界衛生組織在 2009 年的報告中，再次呼籲全世界各國政府及機構，要及時推廣正確資訊，

以預防缺鐵及其造成的嚴重後遺症。所以相信讀者在全盤了解後，就能從正本（如：多吃含鐵的食物及富含維他命 C 的蔬果）及清源（如：治療寄生蟲或腸胃慢性失血病因等的方式），一起來保健自己及親朋好友的健康。特別是想改素食或已是素食的讀者，在讀完本章後，也可以安心的繼續保持此種高貴「不殺生」的愛心飲食，因為只要廣泛性、均衡的多吃天然營養食物及蔬果，素食者仍能輕鬆地充分攝取足夠的鐵質，並擁有健康的身、心、靈。

32-3 蔬食鐵含量更優
每100公克食物鐵含量（mg）

牛肉條	2.8		
豬排	1.2		
紫菜	90.4	黑豆粉	8.1
皇帝豆	14.1	黃豆	7.4
紅豆	9.8	紅莧菜	12.0
花生	29.5	梅干菜	14.6
黑芝麻	24.5	紅鳳菜	4.1
蓮子	12.3		

資料擷取自衛生署食品衛生處

33 鈣質健康基本盤
——對人體而言，許多植物性食物的鈣質吸收率比牛奶更好。

鈣質的生理功能 [1,2]

人體內 99% 的鈣質，是以結晶的形式，存在於骨骼與牙齒內，其餘的 0.9% 存在於軟性組織的細胞內，少於 0.1% 鈣質存在於細胞外液。鈣對身體許多活動扮演了關鍵性的角色，包括下列生理功能：

1. 神經肌肉的興奮性：鈣離子減少會造成神經與肌肉過度興奮，鈣離子增加則抑制神經與肌肉的興奮性。
2. 心肌與平滑肌的收縮。
3. 神經及內分泌細胞分泌傳導物質及荷爾蒙。
4. 細胞膜與胞器膜的滲透與選擇性。
5. 血液的凝固。
6. 提供細胞內基質的完整性。

鈣質營養與體內免疫、神經、內分泌、消化、循環、運動、生殖等十多個系統的功能密切相關，鈣離子幾乎參與生命活動的全部過程。基礎醫學和臨床醫學的研究已證實，鈣離子對生命的影響巨

大，也就是說人類健康離不開鈣。缺乏鈣會導致以下症狀：肌肉痙攣、神經緊張、心悸、指甲脆弱、濕疹、高血壓、關節痛、膽固醇升高、風濕性關節炎、蛀牙、失眠、軟骨病及四肢發麻等症狀。

鈣離子代謝的精密調控 [1, 2]

血中鈣離子必須被精確控制，因為它對人體功能有廣泛且關鍵性的影響。目前已知有三種荷爾蒙影響鈣離子及磷酸鹽的代謝，包括副甲狀腺素、維生素 D 及降血鈣素。

其功能分述如下：

副甲狀腺素

由位在甲狀腺後面的副甲狀腺所分泌，副甲狀線素藉由提升骨質的分解、增加腎臟尿液中鈣離子的重新吸收，以及間接藉由活化維生素 D，來促進腸道對鈣離子及磷酸鹽的吸收等方式，提升血液中鈣離子的濃度。

維生素 D

維生素 D 最重要的作用是增加腸道對鈣質的吸收，同時也藉由增加骨質對副甲狀腺素的反應，提升血液中鈣離子的濃度。無論是吃進來的維生素 D，或因皮膚晒太陽後由皮下的前驅物質轉化而來的維生素 D，都須經過肝臟及腎臟的兩道生化反應，變成活化態的維生素 D 才能作用。

降血鈣素

降血鈣素由甲狀腺的 C 細胞產生，藉由抑制噬骨細胞的活動而降低骨質再吸收，從而降低血液中鈣離子及磷酸鹽的濃度。降血鈣素可能在鈣質需求大時，如懷孕或哺乳期間，扮演保護骨質完整的效果！

鈣質的來源

鈣質遍布所有生命體，包括動物與植物，常見食物的鈣質含量，以及影響骨質的相關元素磷、鎂、鉀等含量，請參見本書＜Ch25 骨骼保健，牛奶別「鈣」了！＞篇，詳述植物性飲食其實已含有豐富的鈣質及相關強壯骨骼的營養因子。

鈣的吸收

不同食物的鈣質來源有不同的吸收率，許多植物性食物擁有相當於牛奶或比牛奶更好的吸收率[3]。

市面上販售的鈣補充劑主要成分為鈣化合物，如碳酸鈣、檸檬酸鈣、乳酸鈣等，其中吸收率最高為檸檬酸鈣約 35%，乳酸鈣為 29%，碳酸鈣為 27%，磷酸鈣為 25%。碳酸鈣取材於牡蠣殼或珍珠貝等，葡萄糖酸鈣的溶解度較大。選購鈣補充劑應注意鈣離子的含量與鈣的來源。

如何補充鈣質

有關如何選擇鈣質來源及促進鈣質吸收，要點包括：由植物性飲食攝取鈣質、運動及晒太陽，並且注意維生素 D 的攝取。至於如何減少鈣質之流失要點，則要減少鹽的攝取、避免動物性蛋白質攝取、少抽菸及少喝含咖啡因的飲料。＜詳細內容請參見本書「Ch25 骨骼保健，牛奶別「鈣」了！」＞

醫學小常識
減少動物蛋白質的攝取可以增加鈣質的吸收，因為過多的動物性蛋白會使血液呈酸性，身體為了平衡酸鹼值，會將鈣離子釋放出來，而使鈣的吸收降低。

33-1 蔬食鈣含量更優 每100公克食物鈣含量（mg）			
鮮乳	95		
豬排	38		
黑芝麻	1,456	香椿	514
海帶	737	油菜花	92
養生麥粉	830	豆干	685
綠豆芽	147	黃豆	685
芥藍菜	238	山粉圓	1,073
紅莧菜	191	蓮子	166

資料擷取自衛生署食品衛生處

34 必需脂肪酸少不了

—— 素食中的 Omega-6 必需脂肪酸比葷食多，植物油脂及堅果中則含有豐富的 Omega-3 必需脂肪酸。

什麼是必需脂肪酸？

脂肪酸為脂肪的基本單位，也是構成人體的必要物質，脂肪為身體許多組織的主要成分，如：細胞膜及神經髓鞘。有些脂肪酸，可從食物中其他種類的脂肪酸變化而來，但也有些身體所需的脂肪酸，必須直接從食物中攝取，無法從其他脂肪酸轉變，即稱為必需脂肪酸。

人體的必需脂肪酸分為兩種：linoleic acid（亞麻油酸，即 Omega-6 脂肪酸的一種）和 α-linoleic acid（α 次亞麻油酸，Omega-3 脂肪酸的一種）。亞麻油酸或 α 次亞麻油酸，又可代謝成其他的 Omega 家族脂肪酸，為人體代謝或生長所需。

必需脂肪酸的重要性

若人體缺乏 Omega-3 及 Omega-6 必需脂肪酸，會造成肝腎功能不正常、血小板凝結異常、成長遲緩、免疫力下降、憂鬱症或皮膚問題[1]。特別是花生

＋醫學小常識
必需脂肪酸
是指人體內需要但無法自行合成的一些多元不飽和脂肪酸，如果缺乏就會影響身體代謝，如：上皮細胞功能異常、濕疹狀皮炎、皮膚角化不全、傷口癒合不良、對疾病抵抗力減弱、生長停滯……等。

四烯酸、EPA 和 DHA 這三種必需脂肪酸，已被證實和心血管疾病的防治，有相當大的關係[2, 3]。

必需脂肪酸的迷思

若只談 Omega-6 必需脂肪酸，素食者（包括全素者）的攝取量，其實比葷食者高。比較有爭議性的是：Omega-3 必需脂肪酸中的 EPA 及 DHA，因為曾有研究顯示，素食者這兩種必需脂肪酸的攝取量比葷食者來得低[1]。

不過含 EPA 及 DHA 的動物性食品之重要性，通常被過度強調，其實素食食品中就已有足量之 EPA 及 DHA。含有 EPA 及DHA 的動物性食品包括蛋及魚油，但目前人工飼養雞隻所產的蛋，通常含有抗生素及生長激素，許多魚類體內的重金屬，如甲基汞的含量也過高，因此當我們靠吃蛋或魚類來獲取必需脂肪酸時，也須承擔這些化學物質或重金屬，進入人體產生疾病的風險[4]。甲基汞若攝食入體內，會穿過血腦障壁進入大腦，產生神經毒性，因此當您為小朋友準備濃縮魚油錠補充 EPA 及 DHA，到底是增進腦力，還是造成慢性腦神經中毒？值得大家三思！

大自然早就在許多蔬果種子中，替我們準備足夠的 Omega-3（EPA 及 DHA）必需脂肪酸，如亞麻仁子、核桃、大豆、燕麥仁和海帶紫菜類，都是良好的 EPA 及 DHA 來源[5-7]。你可能會說植物中

也會有農藥殘留，但由於動物是位於食物鏈的中上層，體內農藥濃度必定比植物高。若我們購買有機蔬果，則完全可以免除農藥殘餘的威脅。

必需脂肪酸的建議攝取量

根據聯合國世界衛生組織（WHO）及聯合國糧農組織（FAO），對飲食、營養及預防慢性病的會議共識 [8]，建議 5～8% 的熱量來自 Omega-6 脂肪酸，1～2% 的熱量來自 Omega-3 脂肪酸。根據每天攝取熱量 2,000 大卡來算，建議每天 Omega-3 脂肪酸的攝取量為 2.2～4.4 克。

從素食中攝取足夠 Omega-3 必需脂肪酸

簡單四個小技巧，就可以幫助你從全素飲食中攝取足量的 Omega-3 必需脂肪酸：

1. 每日攝取兩份富含 Omega-3 必需脂肪酸的食物。一份的 Omega-3 必需脂肪酸，例如：亞麻仁油 1 茶匙（5ml）、大豆油 1 湯匙（15ml）、亞麻仁粉 1 湯匙或核桃 4 湯匙。
2. 盡量攝取多種含必需脂肪酸的食物，避免從單一來源攝取。
3. 高溫處理食物會破壞必需脂肪酸，因此沒有炸過、烤過的堅果類及冷壓油脂為較佳的必需脂肪酸來源。
4. 減少飽和脂肪及膽固醇的攝取。

從蔬食攝取必需脂肪酸，一點都不難！

攝取足量的必需脂肪酸，對素食者來說很簡單，素食中的 Omega-6 必需脂肪酸，原本就比葷食多，植物油脂及堅果中，則含有豐富的 Omega-3 必需脂肪酸。

35 優質蛋白換口味

—— 「動物性蛋白質被認為是優質蛋白質，或擁有更高的生物價值」已經誤導我們數十年、甚至近百年。

植物性食物有完整的蛋白質

1839 年，荷蘭化學家葛哈德·穆德勒發現了蛋白質。蛋白質一詞來自希臘詞彙「proteios」，其含意為「最重要的」。發現至今百餘年來，蛋白質因其能促進生長與修復細胞，始終被認為是極重要的營養素。甚至多年來，人們認為它只存在於動物性食物中。事實上，植物性食物含有豐富的蛋白質且具備完整的必需胺基酸，肉類中的蛋白質也取材自動物所攝取的植物。

植物性蛋白質，過去通常被視為品質及利用率較低的蛋白質，然而自西元 2000 年起，美國農業部其實已經允許學校營養午餐，以大豆蛋白質完全取代動物蛋白[1]，這個態度的轉變意謂植物性蛋白質的營養價值，已受到更大的肯定。二次大戰後，從 1950～1975 年期間，聯合國糧農組織一度認為，世界有極為嚴重且廣泛的蛋白質不足問題，稱為「蛋白質缺口」，然而隨後的研究發現：蛋白質不足其實來自於食物短缺及熱量攝取不足，和蛋白質品質無關[2]。

本文將著重討論蛋白質之組成、功能、植物性食品的蛋白質含量、蛋白質品質的認定、攝取量及攝食方式等，同時釐清一些對蛋白質營養的迷思。

蛋白質的組成與功能

所有的生物都是由蛋白質所組成，並以不同的形式參與維持生命的重要化學反應。蛋白質，是由一串數百或數千個胺基酸合成的營養素，因此胺基酸可說是構成蛋白質的化學單位。蛋白質可建造新的組織，尤其是生長發育期時，如：嬰幼兒期、青春期及懷孕期都很重要。對已建立的組織，蛋白質具有修補功能。蛋白質還可維持身體中的酸鹼平衡及水的平衡，幫助營養素的運輸，調節生理機能。所有的動物（包括人類）主要有 15～20 種胺基酸，組成身體所需的蛋白質。舉凡骨骼、肌肉細胞、韌帶、肌腱、器官、腺體、頭髮、消化酵素、抗體、紅白血球、荷爾蒙等，都是由蛋白質所構成。除了水之外，蛋白質占體重的最大部分，其種類繁多達數十萬種，且功能各異。

隨著身體的運作需要，每隔一段時間，原有的蛋白質會被消耗殆盡。因此，我們需要攝取含有蛋白質的食物，經消化分解後，提供新的胺基酸基礎材料，來製造新的蛋白質。

蛋白質中的胺基酸種類有 20 種，其中有 9 種為必需胺基酸，為人體所不能合成，須從食物攝取，約占 20%，包括：組胺酸、異白胺酸、白胺酸、離胺酸、甲硫胺酸、苯丙胺酸、羥丁胺酸、色胺酸、纈胺酸。雖然人體可合成精胺酸，但由於嬰兒階段需要量較大，因此須額外由食物攝入，稱為半必需胺基酸；其他人體可自行

合成的胺基酸，稱為非必需胺基酸，約占 80%，是由肝臟製造。植物則本身可合成各種不同的胺基酸，包含所有的必需胺基酸。若我們所吃的食物中，缺乏這九種必需胺基酸的任何一種，則新的蛋白質合成，將會受到減緩或停滯，而影響生物體的生長及代謝。

植物性飲食的蛋白質含量豐富

植物性食物中，豆類及堅果含有豐富的蛋白質，尤其是分離及濃縮過後的大豆蛋白（表 35-1）[3]，根據 1985 年聯合國糧農組織、世界衛生組織蛋白質安全攝取量的建議[4]，一個 60 公斤的男性每天約需 45 公克的蛋白質，由常見的純素飲食中搭配多類食材，即可輕易獲得所需的蛋白質（表 35-2）[5]。

一般來說，植物性蛋白質和動物性蛋白質一樣含有完整的必需胺基酸；但動物性食品含有較多之離胺酸，植物性飲食則以豆類的離胺酸最多，堅果含最多的含硫胺基酸（如甲硫胺酸）；離胺酸是孩童正常生長與骨骼發育所必需的，同時也能幫助成人鈣質的吸收與維持氮的均衡。缺乏離胺酸會造成體力衰弱、生長受阻、暴躁易怒、注意力不能集中、貧血、脫髮、眼睛充血與生殖方面的疾病；至於甲硫胺酸，則可幫助脂肪分解，預防肝臟及動脈的脂肪堆積，還可幫助衰竭的肌肉，並預防頭髮變脆，對化學過敏及骨質疏鬆症也有益處。為了滿足嬰兒快速成長的需求，母乳中離胺酸含量約為 65 毫克／克蛋白質[7]，也相當於豆類的離胺酸含量。

	蛋白質含量較高的植物性食物

35-1 蛋白質含量較高的植物性食物

蛋白質含量%	蛋白質含量較高的植物性食物	
40%以上	大豆分離蛋白 98% 大豆濃縮蛋白 62.5%	豆皮 51.7% 脫脂花生米 49.7% 酵母粉 42.8%
30～40%	黑豆 37.1% 黃豆 36.8%	杏仁 31%
20～30%	去殼瓜子 29.1% 紫菜 28.4% 蠶豆 27.1% 花生米 24.7% 刀豆 24.3%	豌豆 23.1% 綠豆 22.9% 紅豆 21.3% 油豆腐 20.5%

註：常見動物性食品蛋白質含量多只有 10～20% [6]，例如：牡蠣（10.7%）；花枝（10.9%）；牛小排（11.7%）；蝦仁（12.1%）；章魚（13.0%）；培根（13.0%）；熱狗（13.2%）；豬五花肉（14.5%）；牛腩（14.8%）；鵝肉（15.6%）；小卷（16.0%）；火腿（16.7%）；白鯧魚（16.8%）；香腸（16.9%）；雞排（16.9%）；牛肉條（17.3%）；鮑魚（17.9%）；豬小排（18.1%）；吳郭魚（18.8%）；羊肉（18.8%）。

　　有研究指出，在熱量及其他基本營養素被滿足前提下，以大豆分離蛋白或大豆粉當作唯一或主要的蛋白質來源，可以充分滿足幼兒的成長需求 [8-9]。若用大豆分離蛋白餵養熱量和蛋白質營養不足的小孩，以氮平衡觀點衡量其營養價值，結果也發現大豆分離蛋白的營養價值，為牛奶蛋白質的 86～107% 不等（視使用標準而定）[10]，顯示大豆分離蛋白對於成長中的小孩和牛奶有同等的營養價值。

35-2 常見植物性飲食中的蛋白質含量

種類	份量	蛋白質（克）
小麥／麵筋（seitan）	3 盎司	22.5
豆腐	3 盎司	22.5
素熱狗／素漢堡	3 盎司	22.5
印尼天培（tempeh）＊	1 盎司	15.5
大豆＊	1/2 杯	14.3
組織狀黃豆蛋白 （素肉）	1/2 杯	11
豆漿	1 杯	5～10
小扁豆＊	1/2 杯	8.9
花生醬	2 大匙（tablespoon）	8
鷹嘴豆（chickpeas）＊	1/2 杯	7.5
焗豆（refried beans）＊	1/2 杯	6.9
葵花籽	1/4 杯	6.2
燕麥粥＊	1 杯快煮	5.9
糙米＊	1 杯	5
綠花椰菜（broccoli）＊	1 杯切碎	4.6
烤馬鈴薯	1 個中等大小	4.5
核桃	1/2 盎司（3個半）	4.3
白米＊	1 杯	4.1
杏仁	1/2 盎司（12顆）	3
羽衣甘藍＊	1杯切碎	2.5
胡蘿蔔	1 個中等大小	0.6

註1：1盎司相當於 28.3 公克。
註2：＊表示為熟食。
註3：請參看美國農業部營養數據庫的食品蛋白質含量和其他營養資料。

蛋白質的品質

以下將列出幾項有關衡量蛋白質品質的方式：

蛋白質的有效利用率

曾經被用來作為衡量蛋白質品質的方式，方式是餵養實驗動物（通常是豬與大鼠）一定數量的蛋白質，然後測量

✚ 醫學小常識
全穀類與豆類或堅果類所含的營養素不同，所以建議在烹調時可以互相搭配，以達到食物互補作用。

實驗動物的生長速度，由於實驗動物生長比人類嬰幼兒更為快速，而且實驗動物對個別的胺基酸需求量與人類大不相同，所以可信度受到質疑。以甲硫氨酸為例，大鼠的需求量比人多 50%[11]，如果餵養甲硫氨酸含量較少的豆類，會低估豆科蛋白質的營養價值。

氮平衡

由於氮是蛋白質特有的元素，因此，追蹤氮的攝取和排泄可以反映蛋白質的利用狀況。氮平衡可分為三種狀態：正氮平衡、氮平衡、負氮平衡。健康的成年人應該維持氮平衡。成長中的嬰幼兒、兒童、青少年、懷孕的婦女、病後調養復原時，都應維持正氮平衡。任何情況下，負氮平衡均有損健康。以氮平衡為標準可以估計人體對必需胺基酸與蛋白質的需要量。

研究顯示，大豆蛋白質達到氮平衡所需的量和牛奶或牛肉差不多[12-13]，表示大豆蛋白質是高品質的蛋白質。

　　此外，不同地區的飲食文化，也反映了古老先民對營養深邃直觀的智慧，例如：亞洲國家日常飲食包括了大米和大豆（豆漿、豆乾、豆腐、味噌等）；中東國家則為麵包（餅）沾混合埃及豆的芝麻拌醬；拉丁美洲國家則有斑豆和玉米餅一起食用的傳統。這種飲食模式，是以含離胺酸較多的豆類，搭配含硫胺基酸較多的穀類，既符合高品質蛋白質的期待，也滿足了熱量的需求。

　　另外，以營養生化學的觀點，全穀物（如：糙米、全麥）含豐富的維生素 B_1 及 B_6，豆類和堅果則含較多的維生素 B_2 及鐵、鋅等礦物質，而維生素 B_1、B_2、B_6 及鐵、鋅等微營養素對於碳水化合物、蛋白質及脂肪的代謝，乃至於細胞內能量電子的傳遞，均是不可或缺的營養素；由此得知，穀類搭配豆類堅果的飲食模式，實在深得營養均衡的妙用。

　　飲食如含有較多的熱量，可幫助正氮平衡，讓身體留下較多的氮以建構組織，例如每增加 700～1,000 大卡熱量攝取，可減少 50% 植物性蛋白質的需求量以達到氮平衡[14]。

　　離胺酸是孩童正常生長與骨骼發育所必須的，同時也能幫助成人鈣質的吸收與維持氮的均衡，但人體到底需要多少離胺酸，卻無一致的定論。1991 年 FAO 及 WHO 則將離胺酸建議攝取量統一訂為 58 毫克 / 每公克蛋白質，並適用於大於 1 歲以上所有年齡層[15]。另有學者的研究則認為 31 毫克就夠了，理由是，相對於其他必需胺

基酸，人體有相當大的細胞內離胺酸庫存[16]，而且離胺酸的氧化速度比其他胺基酸慢[17]。

　　一些研究也發現攝食馬鈴薯蛋白質[18-19]、玉米蛋白質[20]與米蛋白質[21-22]也可達到氮平衡，縱使這些主食所含的離胺酸，低於美國國家科學院醫學研究所和食品營養委員會的建議值[23]。例如：住在中東地區的人，日常飲食來自於麵包的熱量比例高達 70～95%，卻未出現蛋白質缺乏的情況，顯示小麥等穀類主食其蛋白質的有效利用率遠超乎預期[24-26]。

蛋白質消化率校正之胺基酸分數法

　　蛋白質消化率校正之胺基酸分數法，為 1990 年 FAO 及 WHO 另外設計的一項快速而且相對精確的蛋白質品質指標[27-28]，根據此指標顯示：濃縮大豆蛋白與酪蛋白、蛋白或牛肉幾乎有同等的蛋白質品質；以成人而言，單獨大豆蛋白質本身就足以滿足其蛋白質的需求了[8-9]；美國飲食學會 2003 年素食聲明報告[29]亦指出，「根據決定蛋白質品質的標準方法而論，分離大豆蛋白與動物蛋白，一樣具有能滿足蛋白質需求的功效。」同時提到「一般蛋奶素或純素者，均能滿足或超出蛋白質的需求量。」[30]

　　一般而言，有些植物性食品（尤其是未加工的），相較於動物性食品有較低的胺基酸分數，其部分原因為植物纖維素降低了消化率，然而纖維素對於腸道的蠕動及腸道微生物平衡是不可或缺的因

35-3 高蛋白植物性食品與高蛋白動物性食品的比較

高蛋白植物性食品	高蛋白動物性食品
富含纖維質	無纖維質
脂肪含量低且多為不飽和脂肪	脂肪含量高，且多為飽和脂肪
無膽固醇	高膽固醇
可降低人體膽固醇	提高人體膽固醇
含有許多保護人體的植化素或稱植物化合物（phytochemicals）	不含植化素
許多皆能提供鈣質	缺乏鈣質（奶類除外）

子，而腸道的健康對於人體免疫力的維持、營養的吸收，以及血液的清淨皆有關鍵性的影響，所以未精緻加工的植物性飲食，因含纖維素導致消化率，乃至於胺基酸分數的降低，就整體健康的角度而言，並不是一項缺點。高蛋白植物性食品相較於高蛋白動物性食品具有很多的優點，請參考表 35-3。

蛋白質的攝取量與攝取方式

蛋白質是建構身體的主要營養素，攝取不足時，會造成生長發育遲緩、體重不足、易疲倦、抵抗力減弱。嚴重的會造成水腫、脂肪肝、皮膚炎等。若再加上熱量攝取不夠，即形成所謂的蛋白質熱量缺乏症。懷孕期之婦女蛋白質攝取不足，則容易貧血、流產、初生兒的體重、身高不足。

　　相反的，蛋白質攝取太多，超過的部分不能被身體儲存，反而會增加肝臟分解代謝的負擔。蛋白質代謝產生的一些含氮廢物會由腎臟排泄，蛋白質攝取太多時，含氮廢物增加，因而增加腎臟的負荷。而蛋白質代謝後所產生的一些酸性物質，也會造成鈣的加速流失。

　　根據聯合國糧農組織、世界衛生組織與聯合國大會，於 1985 年發表的共同聲明[4]，訂定了各種不同年齡層的蛋白質安全攝取量。從事體力勞動者需要比平常人攝取更多的蛋白質，以應付工作的消耗。從事耐力運動的人，例如：長跑選手，每天約需要蛋白質 1.2～1.4 公克／每公斤體重。

　　全世界的平均蛋白質攝取量占總熱量的 10.7%[31]，但美國人蛋白質攝取量占總熱量的 15%[32]，個別來說，肉食者為 14～18%，奶蛋素者為 12～14%，純素食者為 10～12%；素食者之總蛋白攝取量是足夠的；此外，國際專家也認為，幫素食者另訂一套攝取量標準是沒有必要的[33]。

　　素食者通常會比葷食者攝取更多樣化的植物性食物；當能攝取各類植物性食物（穀類、蔬果、豆類、種子與堅果），在熱量獲得滿足的前提下，植物性食物即能輕易地提供足夠的蛋白質與完整的必需胺基酸。而且不同地區的古老飲食文化，自然的將豆類與穀類主食混合食用，展現了既符合高品質蛋白質又能滿足熱量需求的營養智慧。

　　美國責任醫學醫師委員會對此提出說明：「事實上，以素食來提供健康且均衡的營養，是一件十分容易的事。素食提供足夠的蛋白質，任何一般的混合性植物飲食，就已提供超過人體需要的蛋白質。肉食往往會造成蛋白質攝取過多，而這導致人體罹患腎結石、骨質疏鬆症、心臟病與部分癌症。」[34]

　　以一般人常吃的動物性食物為例，一隻雞腿含有 50 克蛋白質（以每隻棒棒腿平均重量 250 公克推估 ），1 兩半魚排含有 10 克蛋白質，一片炸排骨含有 13 克蛋白質，一個雞蛋含有 7 克蛋白質，一杯牛奶（300cc.）含有 9.5 克[35]。一位中等活動度、60 公斤的成年人，每天總熱量需求約在 2,000 大卡以內，而每公克蛋白質相當 4 大卡的熱量，很顯然地，任何人只要每天三餐都含有動物性食物，其攝取蛋白質的量很容易就超過總熱量的 10%。根據坎貝爾教授的研究顯示：「我們只要改變蛋白質的攝取量，就能阻斷或加速癌細胞的發展。」「若動物蛋白的含量超過 10%，則意味著癌症的發展將大幅度增加。」[36]

　　具互補作用的不同植物性飲食需要在同一餐食用嗎？美國飲食學會 2003 年的〈素食聲明報告〉中指出：「互補的蛋白質，不一定需要在同一餐中攝取。」[29] 人體其實有相當大的胺基酸儲存庫[37-39]，包括骨骼肌細胞、腸道細胞、腸道蛋白分解酶，以及腸道細菌也能合成胺基酸；當我們吃完一餐含蛋白質豐富的飲食後，約有相當

於每日需要量 60% 的離胺酸，會進入骨骼肌細胞儲存起來[16,40]；而且人體腸道每天合成的內生性蛋白質甚至比吃進來的還多[41]。總結上述的理由，譽為「營養學界愛因斯坦」的康乃爾大學榮譽教授柯林·坎貝爾博士表示：「煞費苦心的從各種不同的植物性食品中，去湊合蛋白質，來彌補彼此缺乏的胺基酸，其實是矯枉過正的做法；人體其實能夠藉由極為複雜的新陳代謝系統，從每天所食用的各種天然植物性蛋白質中，取得所有的必需胺基酸；因此根本不必刻意吃下大量的植物性蛋白質，或是費盡心力規劃每一餐。」[36]

35-4　蛋白質建議攝取量

年齡層	男性	女性	年齡層	男性	女性
3～6個月	1.85	1.85	7～10歲	1.00	1.00
6～9個月	1.65	1.65	10～12歲	1.00	1.00
9～12個月	1.50	1.50	12～14歲	1.00	0.95
1～2歲	1.20	1.20	14～16歲	0.94	0.90
2～3歲	1.15	1.15	16～18歲	0.88	0.80
3～5歲	1.10	1.10	成人	0.75	0.75
5～7歲	1.00	1.00			

（單位：克蛋白質/每公斤重/每天攝取量）
註1：數值未考慮消化率（所有年齡層），未考慮營養價值的混合飲食蛋白質（幼兒及小孩）。
註2：懷孕婦女之攝取量以標準量再加6克，哺乳婦女（0～6個月）以標準量再加17.5克，哺乳婦女（6個月）以標準量再加13克。

植物性蛋白質最健康

　　關於優質蛋白質的迷思，曾主導醫學史上最廣泛而深入研究的柯林・坎貝爾博士，對此下了中肯的註解：「長期以來，動物蛋白被認為是優質蛋白，或擁有更高的生物價值，這種觀點已經誤導我們數十年之久，甚至近百年。我們從什麼食物和營養更有利於健康並預防疾病的觀點來看，這一迷思對我們的危害幾乎比其他任何發現都多[36]。生長速度並不能被當作衡量蛋白質品質唯一或主要的標準，柯林・坎貝爾博士認為「最優不等於最健康。而所謂『低品質』的植物性蛋白質，雖然合成新蛋白質的速度較為緩慢，但相對而言，卻較為穩定，可以說是最健康的蛋白質。」[36]若我們希望在生長發育與防治疾病兩個目標上兩全其美，植物性蛋白質無疑是最佳平衡點與最好的選擇。

36 這樣吃就對了！

—— 選用當季當地、天然有機的素材，謹記少油脂、多樣性的
食用原則。

生活品質提升，日常飲食也要養生

根據我國行政院衛生署食品資訊網公布的國民營養調查結果：
國人蔬菜的攝取頻率大約在每天 2.5 次左右，水果低於 1 次 / 天，
蛋白質類食品約為 2.4～3.7 次 / 天。蛋白質類食物與奶類之攝取頻
率，隨著都市化程度增加而增加[1]。

另一項「國民營養健康狀況變遷調查：1993～1996 臺灣地區居
民之飲食特性」顯示，攝取高脂食物以及含糖飲料之年齡層，均有
下降之趨勢[2]。

依據「2004～2008 臺灣國民營養健康狀況變遷調查」結果，發
現隨著時代之變遷和食物可獲量增加，國人飲食型態已由早期的營
養不良，演變為現在的營養過剩與不均，以致各種慢性疾病日益增
加，影響國人身體健康及生活品質[3]。

有近五成的父母，經常把垃圾食物當兒童正餐。研究發現，父
母們在為孩子準備餐點時，均衡攝取六大類營養者只占 19.3%，有
23% 的比例，會將不健康的食物當正餐。

有關孩子們自主行為部分，在外最常選擇的食物竟然是「泡

麵」、「鹽酥雞」與高鹹度的「滷味」等不健康的食物。有高達六成的孩子認為，自己的飲食習慣受到父母影響最多，父母與孩子的前三項偏好，即有兩項是相同的，包括「喜愛吃油炸品」、「喜愛吃燒烤及煙燻食物」。父母親對於孩子的飲食與健康，應該要負最大的責任[4]。

因此，雖然國民教育提高、國民所得增加，但總體國人健康堪慮。越來越多的科學實證顯示，選擇純天然植物性食物，不但有益健康，也是環保與擴展愛心的最好方式。本文就素食之營養價值與如何攝取均衡的素食，提供幾點建議，以幫助讀者享受素食健康的美好生活。

注意各類食物之比例搭配，並依照建議均衡攝取

植物性食物含有人體必需的所有營養素包括，碳水化合物、蛋白質、脂肪、維生素、礦物質及植物化合物（植化素）。植化素是一種人體無法自行製造的天然化合物質，存在天然植物類食物的色素中，不僅可以抗氧化，消除自由基、抗老化、減少癌症的發生機率，還能輔助其他維生素發揮有效的生理機能，例如：大豆中的大豆異黃酮素、番茄裡的茄紅素、大蒜中的蒜精、甘藍菜和綠花椰菜裡的吲哚，以及綠茶中的兒茶素、藍莓中的花青素、胡蘿蔔中的胡蘿蔔素、玉米黃素、蒜素、多酚類等，都是屬於植化素的一種[5]。植

化素雖不歸類於一般所謂的營養素，但根據近年來的研究顯示，其對健康之貢獻功不可沒。

有關各類營養素的比例分配，可參考我國衛生署建議（19～64歲），每日攝取三大營養素的熱量百分比，做適當規劃：

碳水化合物：主要存在於麵包及五穀雜糧、根莖類與豆莢類，約58～68%。

脂肪：以種子堅果類為主，約20～30%。

蛋白質：豆莢、黃豆等豆類或豆製品及蔬果均有，約10～14%。

另一個可參考的資料，為提倡植物性飲食的美國責任內科醫師委員會，該委員會將食物分為：全穀類（含堅果類）、豆類（含種子類）、蔬菜類、水果類共四大類，建議份量如表 36-1 所示[9]：

美國自 1991 年起推動「5A Day」運動，鼓勵民眾每天吃五份新鮮蔬果，推行五年後，癌症發生率每年下降 0.7%，死亡率也下降 0.5%。因而 2000 年起，更進一步宣導「蔬果 579」。澳洲推動「天天七蔬果」運動數年，據估罹患癌症致死的比率降低 35%，對降低心臟疾病也有助益，成效十分良好[6]。

我國自民國 80 年開始，亦推動「天天五蔬果」飲食運動，實施五年後，不僅癌症發生率每年下降了 0.7%，死亡率也降低了 0.5%；臺灣癌症基金會自民國 93 年起，大力推動「蔬果 579，健康人人有」的教育宣導[7]，強調搭配彩虹原則更健康，就是每日均衡攝取

36-1　全穀類、豆類、蔬菜類、水果類之建議份量表

全穀類（每日五份以上）	豆類（每日兩份以上）
包括麵包、米、墨西哥玉米餅、義大利麵（編按：本土其他全麥麵包或非精緻之雜糧麵食亦可）、熱煮或冷製的穀物、玉米、小米、大麥、加入麥麩的全麥食物。每餐都可以依穀物來安排飲食，穀物含有豐富的纖維、多種碳水化合物、β胡蘿蔔素，核黃素，還有蛋白質、維生素 B 和鋅。	豆類，是指大豆、豌豆和小扁豆等植物種子，它們含有豐富的纖維、蛋白質、鐵、鈣、鋅和維生素 B 。這一組食物也包括鷹嘴豆（雞豆或雪蓮子）、烤豆子和炸豆子、豆漿、豆豉和植物蛋白。
每份攝食量：1/2 杯米或其他穀物、1 盎司乾穀物製品、1片麵包。	**每份攝食量：**1 杯熱加工的豆子，4 盎司豆腐或豆豉，8 盎司豆漿。
蔬菜類（每日四份以上）	**水果類（每日三份以上）**
蔬菜營養豐富，可提供維生素 C 、維生素B、胡蘿蔔素，鐵、鈣、纖維和其他營養。深色綠葉蔬菜的營養含量更高，如花椰菜、羽衣甘藍、芥菜、綠菜花、菊苣、捲心菜等。深黃蔬菜還能提供大量β胡蘿蔔素，如紅蘿蔔、南瓜和蕃薯。請三餐加入大量蔬菜！	水果含有豐富的纖維、維生素 C 和胡蘿蔔素。記得每天至少要吃一次水果。柑橘類水果、瓜類和草莓都是不錯的選擇。整個水果比果汁還要好，因為前者含有更多的纖維。
每份攝食量：1杯生的蔬菜或 1/2 杯煮過的蔬菜。	**每份攝食量：**一個中等大小的水果，1/2 杯煮好的水果，4 盎司果汁。

各種不同顏色的蔬果，包括紅、橙、黃、綠、白、紫、藍等。

國內建議蔬果每天攝食之份量如下[8]：

學齡前兒童（12歲以內）：蔬菜三份、水果兩份＝總份量五份。

12歲以上學童少女以及成年女性：蔬菜四份、水果三份＝總份量七份。

青少年及所有男性：蔬菜五份、水果四份＝總份量九份。

以植物而言，其不同部位各具不同的營養價值，而且相輔相成。因此建議從植物各部位均衡的攝取營養，雖不必每餐都吃到所有植物的部位，但應經常性的輪替食用不同植物的不同部位。譬如：

1.根類：馬鈴薯、胡蘿蔔、甜菜根、洋蔥；莖類：芹菜、白菜、蘆筍......等。

2.葉菜類：菠菜、萵苣、地瓜葉、包心菜、高麗菜......等。

3.種子類：全穀物（稻米、小米、蕎麥、玉米、小麥等）、有殼的豆類（紅豆、黑豆、綠豆等）與豆莢類（四季豆、毛豆、碗豆）......等。

4.堅果類：腰果、核桃、松子、芝麻、葵瓜子、花生；

5.十字花科類：綠花椰菜、白花椰菜......等。

6.水果類：蘋果、柳橙、香蕉、番茄、柿子、西瓜、鳳梨等[10]......等。

　　所有天然未加工的植物性食物，多少都含有各類營養成分，只是每種食物的比重不同。例如，一般來說，蔬果也含有少量蛋白質，但也含有維生素、礦物質及許多植物化合物。全穀物則含有較多的碳水化合物，也含有少量的蛋白質。堅果、種子類，除了是脂肪的最佳天然來源，亦含有豐富的蛋白質。全麥麵粉、豆類，則含有較豐富的蛋白質。例如：100 公克的全麥麵粉含有 16 公克的蛋白質；100 公克的黃豆含有 34 公克的蛋白質[11]。

　　此外，雖不能稱為營養素，只存在植物性食物中的膳食纖維，亦對健康助益頗大，包括免於便秘之苦，預防大腸癌、憩室炎、靜脈曲張等功效，而且有助於防止攝取過多熱量，也能增加飽足感。

　　數年前，「營養生化界之愛因斯坦」柯林‧坎貝爾教授（T. Colin Campbell）更破除迷思，將耗時 20 餘年之跨國研究「救命飲食」公諸於世，指出不同於西方科學家長久以來的觀點，提高纖維質攝取量，不會破壞人體鐵質的吸收，反而會吃下更多鐵。但他同時也指出，要獲得健康不能光靠個別的營養素，而是需要含有這些營養素的完整植物性食物。所謂完整食物，指的是天然沒有破壞營養素的食物[12]。

諮詢有素食專業的營養師，幫您健康「素素看」

　　選擇食物時應注意到各種營養素的需要量，且依據個別的條件作調整，必要時可再諮詢專業的素食營養專家。或參考我國衛生署

36-2　五色蔬果營養表

色彩	健康價值	營養素分析	蔬果種類
紅色	促進心臟與泌尿系統健康，降低癌症發生率，提高記憶力	包括茄紅素、花青素等植物化合物	紅蘋果、番茄、草莓櫻桃、西瓜、紅橙、紅葡萄、蔓越莓、甜菜、覆盆子、紅山芋、紅洋蔥、紅椒等
黃色與橙色	抗氧化、促進健康	含抗氧化物如維生素 C、類胡蘿蔔素	黃蘋果、芒果、柑橘、水蜜桃、哈密瓜、葡萄柚、鳳梨、黃西瓜、黃玉米、地瓜、檸檬、黃金奇異果、木瓜、南瓜、黃甜椒、黃豆、胡蘿蔔等
白色（含棕色及褐色）	促進心臟健康，降低癌症發生率，維持膽固醇指數正常	包括蒜素等植物化合物	香蕉、棕皮西洋梨、薑、大蒜、白山藥、白蘿蔔、白玉米、韭黃等
綠色	降低癌症發生率，促進視力健康、強健骨骼牙齒	含黃色素等抗氧化物	綠色蘋果、奇異果、綠色葡萄、酪梨、蘆筍、綠花椰菜、青豆豌豆、黃瓜、秋葵、大白菜、青椒、蘆筍、綠豆等
藍色、紫色	降低癌症發生率，抗衰老、增強記憶力、增強泌尿系統健康	含各類植物化合物	葡萄、葡萄乾、茄子、桑椹、乾李子、梅子、紫山藥、紫甜椒、紫高麗

食品管理處，依生活活動強度所制定的「國人膳食營養素參考攝取量查詢系統」與建議[13]。

國內隸屬基督教復臨安息日會之臺安醫院，推行無肉、無蛋、無奶、無提煉油、無精緻糖、高纖維的健康飲食多年，成效卓著，若有個別問題也可諮詢該院之營養師，或參加新起點健康生活計畫課程[14]。

臺灣素食營養學會亦在網站上提供各項服務，其中「我的健康素食藍圖」可依你的身高、體重、年齡及活動量，幫助你設計一份營養均衡的素食飲食。然而此建議僅供參考，如果你有任何疾病或營養問題，請你還是找專業營養師及醫師，依你特殊的營養問題與疾病，給予適當的飲食建議或治療[15]。

選擇保存食物營養價值最多的烹調方式

雖然應注重食物所含的營養成分，但選擇健康的烹調方式一樣不容忽視。為講究美味，傳統烹調方式，常用提煉油大火高溫煎煮炒炸，在過度加工與烹煮的過程中，不但造成食物的營養流失過多，同時也產生許多有害物質。不論是動物油脂或植物油脂，經提煉後與空氣接觸氧化，都會產生不穩定之毒素，即所謂的自由基過多。氧化後的脂肪，會將體內的高密度脂蛋白（好的膽固醇）變成低密度脂蛋白（壞的膽固醇），不但使細胞缺氧、致癌機率增高，

同時對免疫及維生素等產生破壞，加速衰老。

天然脂肪的攝取量應為飽和脂肪酸、多元不飽和及單元不飽和脂肪酸各約 1/3。若均衡食用全穀物、豆類、堅果、種子等天然食物，並兼顧整體熱量的需求，即可攝取到足夠滿足身體需求的脂肪。至於 Omega-3 及 Omega-6 脂肪酸的比例應不超過 1：4。但現代人之飲食結構，常攝取過多 Omega-6，市售的烹調油脂產品，又多以 Omega-6 居多。Omega-3 高於 Omega-6 之天然油脂，如亞麻仁粉，由於容易氧化變質，所以建議於食用前打成粉，或將亞麻仁粉冰存。另外，一般的液態植物油，經過氫化程序轉成固態或半固態油脂後，容易出現不利的反式脂肪，常見於油炸食品、糕餅、沙拉、人造奶油、酥油等 [16]。因此，建議烹調方式最好多以水煮、清蒸、涼拌生食（使用無農藥蔬果），及低鹽燉滷食材之方式處理。上桌前，再加上天然的油脂為最佳方式，若非要使用液態油脂不可，則將調理好的食材，拌以特級初次或冷壓製造之植物油，如橄欖油或芝麻油少許。

國人經常食用之芝麻油，其油脂含量特別高，約占 50% 以上，為一種高熱能食品。芝麻油富含不飽和脂肪酸，且以 Omega-6 脂肪酸居多。脂肪酸可分飽和與不飽和脂肪酸，脂肪酸不飽和結合處易受氧化，而形成過氧化脂，飽和脂肪酸則較安定及耐高溫。唯不飽和脂

> **＋醫學小常識**
> **反式脂肪酸**
> 是指將易氧化的植物油經氫化後，轉變成耐高溫的油脂（氫化油），吃多了容易造成血管硬化。

肪酸具有降低膽固醇，防止血管硬化的功能。偶需煎煮烹調，可考慮使用少量較穩定不易變質、含多量飽和脂肪酸之椰子油。

外食時，應注意商家是否使用含反式脂肪過高的回鍋油，並選擇少油煎炒之食物。購買食品時，凡包裝上的油脂成分，標有「氫化」、「半氫化」、「硬化」、「精製植物油」、「轉化油」、「烤酥油」等，表示該食品已氫化處理，應盡量避免選購這類產品[18]，亦應注意其反式脂肪標示之含量，以零為最佳，以免有害心血管。

攝取新鮮自然的第一手食物，遠離過多加工再製品

除選擇素食之外，還須注意食材之新鮮度，盡量不用或慎選加工製品，如精製糖、加工甜食及糕餅、白麵粉、白米。因其已把礦物質、維生素（如：B 群）、酵素等有益物質去除殆盡，使人體消化過程中，須消耗體內原先儲存的維生素，還會引起體內鈣與磷的不平衡，使身體無法保留礦物質，呈酸性反應，並降低免疫力，使疾病叢生。

天然的糖分攝取，可以選用糖蜜、椰棗、紅棗、黑棗、甘蔗汁、天然果汁等。而食用全穀物，則可滿足粗食五穀雜糧之健康需求。此外，市售加工製品裡過度的食品添加劑，往往也是欺騙視覺及味蕾，和危害健康的有害物質，如點心、零食、醃製類、蜜餞類

等都可能添加有毒的色素。丸類食品易添加硼砂，以增加脆感；豆類食品可能加入雙氧水加以漂白；人工甘味劑常添加在瓜子及蜜餞中；防腐劑則常加在可保存的食物中，如豆干、素肉乾。至於低劣肉品更是往往藉由添加劑及加工方式，使其起死回生，因此購買加工製品時，不可不慎[19]。

根據 1992 年地球高峰會調查資料顯示，過去百年來，世界各地土壤正急速惡化中，以亞洲為例，礦物質流失的比例占 76%[20]，美國南加州大學醫學中心李世敏博士亦指出，過去四十年來，食物營養含量的變化，以橘子為例：所含的維生素降低為四十年前的 1/20；胡蘿蔔之 β 胡蘿蔔素，則降低為四十年前的 1/100[21]。另外，前述之植化素就存在於植物之表皮、果核、種子中，但多數人棄之不食之原因是農藥殘留問題，除了利用去皮或浸泡 30 分鐘以內，或流動清水清洗等各種方法，以減少農藥殘留之外[22]，若能盡量選擇有機栽種，或以自然農法栽種之當地食材，不但個人可以回歸健康，同時也能找回大地生機，讓正向的循環生生不息、永續長存。

預防病從口入

過去百年來，人類文明隨著工業化腳步躍進。飲食結構及方式，也趨向西式、複雜多樣化、不當加工處理、過度追求快速和重視口味的方向發展。然而最近的衛生署統計，與肉食密切相關的大

腸直腸癌，以驚人的成長速度在國人中快速蔓延。但病從口入之害，只是冰山一角，我們還為這樣的飲食方式付出許多物質上與精神上的巨額代價，因此選擇「簡單純淨、營養健康、環保、經濟、和平、高雅、慈悲、不傷害生命的純蔬食」，將是你我傳承給下一代，讓生命更美好幸福的明智之舉。

 減少農藥殘留的小撇步：五穀雜糧經採收處理等步驟，在烹煮前幾乎已無農藥殘留。蔬果類經正確的水洗，可去除大部分的農藥殘留。用鹽水清洗效果和水洗類似。若能盡量選擇有機栽種之當地食材更好。

山珍海味不願面對的真相

每年犧牲百千億隻的動物，不但沒有換得人類的健康，
醫院與病患人數仍在瘋狂的成長！

37 食肉與養肉的慘痛代價

—— 人類為生產肉食，每年殘酷宰殺 550 億隻的陸生動物，
結果並未換來身體的健康。

慢性疾病的盛行

由於經濟的日漸興盛繁榮，使得人們對肉類及乳品的消費也日益俱增，然而這樣的飲食型態改變，並未使人們的身體更健康，反而因肉食、乳品的食用，而增加慢性疾病的盛行率，進而增加醫療費用的支出。根據專家預估在 2020 年前，全球罹病的醫療費用將有 2/3 是來自慢性病的治療 [1]。

肉食造成的醫療浪費

Barnard 等人的大型研究中，控制了抽菸、飲酒量、運動量及體重等造成疾病的高危險因子之後，發現素食者在疾病盛行率及危險性，都較非素食者來得低，且達顯著差異，並進一步預估肉食所造成的美國醫療耗費結果如下 [2]：

1. 高血壓在非素食者部分盛行率為 22～68%，其醫療費用支出為 28～85 億美元。

2. 心臟病非素食者在 65 歲以下的盛行率為 29%，而在 65 歲以上的盛行率為 19%，其醫療費用支出為 95 億美元。

3. 非素食的癌症死亡率為 40%，**醫療費用**預估超過 162 億美元。

4. 糖尿病非素食者罹病的危險性比素食者高，約為 1.5～1.7 倍，其醫療費用支出為 140～171 億美元。

5. 膽囊疾病中需要膽囊切除術的病患中，非素食者的盛行率為 11～75%，其醫療費用支出為 2.4～24 億美元。

6. 與慢性疾病息息相關的體重過重部分，非素食者肥胖的盛行率為 38～48%，而因肥胖導致肌肉骨骼疾病的醫療照顧費用預估為 19 億美元。

7. 因肉食的細菌感染導致醫療費用為 2～55 億美元。

8. 總計肉食導致美國一年的醫療費用支出為 286～614 億美元。

另外，根據 daNubs 組織的報告[3]指出，德國在 1990 年的一年醫療費用為 1,560 億歐元，而因肉食的醫療費用支出若依 Barnard 等人[2]研究所用的疾病盛行率來計算的話，則一年的**醫療費用**支出為 19.15～38.44 億歐元。

另一項調查研究，請 27,766 位個案回顧一年內所運用的醫療資源，結果發現非素食者比素食者更容易入院，女性的非素食者比素食者更容易入急診，男性的非素食者比素食者，更容易使用 X 光的**醫療資源**，且均達顯著差異[4]。

這些費用都僅是在直接醫療費用支出的估算，而尚未納入該疾病造成合併症的醫療支出，以及因疾病照顧的間接成本，例如病人

及照顧者工作天數的損失、照顧人力費用支出、醫療交通往返的費用等項目，更遑論其疾病造成的身心折磨與照顧的負荷。

肉食增加死亡率

肉食除了造成疾病的高盛行率及醫療花費外，也與高死亡率有關。一項合併了五個前瞻性的研究，收集共 76,172 位個案，平均追蹤 10.6 年，並控制年齡、性別和抽菸狀態後，素食者的缺血性心臟病死亡率，比非素食者病患低 24% [5]。而美國國家癌症研究中心，收集 50～71 歲的 545,653 位個案，追蹤十年後發現，在控制了教育、婚姻狀態、家族癌症史、身體質量指數（BMI）、抽菸狀態、飲酒狀態、維生素的補充與蔬果的攝取量後，其肉食攝取量的多寡，仍會顯著的影響死亡率，其中紅肉（豬肉、牛肉、羊肉、鹿肉、兔肉等）攝取量最多者與最低者的危險性比：總死亡率為 1.31 倍、癌症造成的致死率為 1.22 倍、心血管疾病造成的致死率為 1.27 倍；另外加工肉品部分攝取量最多者與最低者的危險性比：總死亡率為 1.16 倍、癌症死亡率為 1.12 倍、心血管疾病死亡率為 1.09 倍。因此若能減少肉食的攝取，則能有效降低總死亡率，在男性部分能減少 11%，而女性部分能減少 16%[6]。另外肉食的低攝取量也能延長壽命，根據 Singh 等人以六個前瞻性的研究進行分析，結果發現減少肉食的攝取，能再延長三年多的壽命[7]。

　　而肉食除了易造成身體的慢性疾病外，其肉類的細菌及寄生蟲的感染，例如：弧形桿菌、產氣莢膜梭菌、大腸桿菌、李斯特菌、沙門氏菌、金黃色葡萄球菌及弓漿蟲等等，也會造成人類的死亡，預估美國一年有 1,436～4,232 人是死於肉類製品的感染[8]。

　　而肉類不僅對人體造成危害，也對環境生態造成嚴重的威脅。根據聯合國農糧署的報告顯示，自 1980～2002 年，開發中國家的肉類，消耗量從原本的 4,700 萬噸，增加至 13,700 萬噸，足足增加將近 3 倍[9]。如此大量肉類的消耗，也導致工廠式養殖場及畜牧業的盛行，光是美國的工廠式養殖場，在短短的二十年中，就從 3,600 家激增至 12,000 家，而養殖的動物，也從原本的 2 億 5 千多萬隻，增加至 8 億 9 千萬隻動物[10]，將近是現在美國人口的 3 倍。這麼多動物養殖排出的大量廢棄物成了環境的惡夢，也是大型傳染病的主要來源。

動物養殖場造成資源耗費及環境汙染

　　根據斯德哥爾摩國際水研究所發表的報告指出，有 70% 的水資源用於生產食物[11]，而肉食占水資源耗費的最大宗，每生產 0.2 公斤的牛肉需耗費 25,000 公升的水[12]，但相對的，生產一條麵包，只要 550 公升的水[13]，兩者相差 45 倍之多。另一份報告則指出，生產一公斤的小麥，需要 500～4,000 升水，生產一公斤肉類的飼料，則需要 5,000～

20,000 升；生產一份 1,000 大卡肉類食品，消耗資源是同等卡路里植物飲食的 8 倍之多[14]。另外生產一公斤的牛肉約需 8 倍的糧食，一公斤的雞肉約需 2 倍的糧食[15]，在美國有 70% 的穀物用於飼養動物，預估全球有 80% 大豆用於飼養動物，以產生食用的肉類[16]，而養肉造成大量的穀物耗費，也形成現今全球飢餓人口逾 10 億人的原凶之一，聯合國糧農組織表示，若直接將穀物當作人類食物，來代替飼養動物的話，將多出一年食物的卡路里，可多餵養 35 億的人口[17]。

人們為了畜養大量的動物，占用地球所有陸地面積的 30%，其中大部分是供永久放牧，並有 33% 的適耕地，被作為生產牧草供牲畜之需，像砍伐森林地作為新牧場，尤其是拉丁美洲，例如在亞馬遜河流域的林地，已有 70% 被夷平變成牧場。同時，畜牧導致土地大規模退化，其中有 20% 為過度放牧，導致土地遭受侵蝕，致使土地進一步成為沙漠化的乾燥地帶[18]。

除了資源的耗費外，工廠式養殖場更是水汙染的主要幫凶，《美國政府責任報告書》指出，單單一個養殖場就飼養 14 萬頭牛，每年生產高達 160 萬噸的排泄物汙染廢水，比美國第四大城市德州休斯頓排放的廢水還要多[10]，而香港每天動物屠宰場則排放 500 萬公升的廢水[19]。大量廢水中含有未處理的巨量排泄物，糞便中的氮和磷，促使不同種類的藻類大量繁殖生長，進而降低水中含氧量，破壞魚類生存的環境，進而改變整個生態系統[20]。1995 年，北卡

羅萊納州的一家工廠式養豬場的人工排泄物形成的潟湖漏洩，導致約 95 萬公升的尿液和糞便排入新河，造成數百萬的魚類和其他水生生物死亡，這是美國史上最嚴重的水汙染事件[21]。另外，政府為了清除工廠式養殖場排出廢水的異味，則需付高額的清潔處理費，光是美國奧克拉荷馬州突沙市，一個 90 萬人口的都市，為了清理從阿肯色州養雞場排出的汙水，就花了 8,000 多萬美元的經費來處理水汙染問題[22]，而這尚無法解決排泄物中，所含的抗生素或荷爾蒙造成的生態環境汙染。

　　一般畜農為了促使牛奶和肉類的生產，經常會為動物施打生長激素，而這些荷爾蒙會隨著排泄物排出體外，最終汙染水源和土壤，而破壞魚類及其他野生動物的內分泌系統。例如，會降低雄魚的睪丸素合成及雌魚的雌激素濃度，而影響到魚類及其動物的繁衍[23]，並進而危害到食物鏈頂端的人類。

　　除了水汙染外，工廠式動物養殖場的大量排泄物，所釋放的有毒氣體（氨、硫化氫、甲烷），也是酸雨及全球暖化的肇端之一[18]，此外，亦並造成附近民眾噁心、喉嚨刺痛、憂鬱、焦慮、疲倦感、頭痛、氣喘及呼吸道的疾病[24,25]，而其惡臭更影響附近民眾的生活品質，身上所染的不好氣味，也會影響其社交生活[26]。工廠式動物養殖場，除了造成資源的耗費及環境的汙染外，其養殖場將大量的動物幽禁在狹小空間裡，環境既惡劣又不人道，更是傳染病的溫床。

動物養殖的傳染病造成全球恐慌

2009 年 4 月，美國跟墨西哥爆發新流感疫情後，在短短的兩個月內疫情急升，到 6 月 11 日，全球有 74 個國家發生疫情，共計超過 27,735 起確診病例，致死人數增至 141 位，迫使世界衛生組織（WHO）宣布，把新流感的警戒級別，提升到最高的第六級，亦即全球爆發大流行的程度[27]。新流感除了造成人類健康的危害外，對於經濟的衝擊更是不可計數，光是墨西哥的旅遊業，就造成 40 億美元的經濟損失[28]；日本東麗經營研究所則估算，若托兒所、幼兒園或小學，因新型流感而封校一週，家長為照顧孩子而請假，全國企業將遭受 2,011 億日元（約合 21 億美元）的經濟損失[29]，因此全球政府必須嚴陣以待，其民眾的精神壓力及經濟損失也無法估算。

而此波流感的病毒為 H1N1，目前已確認此流感病毒有部分的基因，源自 1998 年美國養豬場豬隻身上的三種病毒混合體[30]，美國愛荷華州大學新傳染病研究中心主任表示，病毒能在物種中傳染，所以在任何地方有不同物種混合，就有機會傳染給另一個物種，而直接與動物接觸的人帶有最多流感病毒，例如，養

> **✚ 醫學小常識**
> **什麼是新型流感？**
> H1N1新型流感在本質上屬於豬流感病毒。豬流感原是一種於豬隻中感染的疾病，由豬隻感染豬流感後，與禽流感或人流感之病毒基因發生了重組，當人類在接觸感染的豬隻，並透過人與人的飛沫或接觸傳染，進而引發H1N1新型流感流行。

豬場人員在豬病毒的抗體力價檢測中，呈陽性比例偏高，比起那些沒有接觸豬的大學生高了 50 倍，證明曾感染過豬隻的病毒，也是最有可能把疾病傳播到整個社區，而此次墨西哥新流感最早的確認病例，則是來自美國墨西哥養豬場附近的拉格洛里亞鎮，該農場每年屠宰高達 100 萬隻動物，更證實新流感很可能是從工廠式動物養殖場傳出來的[31]。

　　工廠式動物養殖除了養豬場導致豬流感病毒感染外，還包括養雞場造成禽流感的疫情爆發。禽流感（avian flu）原本只是存於鳥禽類的傳染，其傳染速度極快，幾乎造成全養雞場 100% 的致死率[32]，然而最近這十年來，病毒的突變已成為鳥禽類能傳染給人類的 H5N1 病毒，例如 1997 年，香港發生 H5N1 禽流感由雞傳人，造成 18 人感染，6 人死亡，香港 300 萬隻雞被無情的宰殺以控制疫情[33]；然而 2003 年底，再發生 H5N1 禽流感禽傳人，在荷蘭造成 2 人喪生，2004 年 10 月，泰國首度發現人傳人的病例，爾後陸續在中國、越南、土耳其、埃及等均有禽流感的疫情爆發[34]。

　　根據世界衛生組織 2009 年 6 月的統計結果顯示，從 2003 年至今，共有12 國傳出疫情，造成 433 人的確診病例，262 人死亡，其致死率約為 60%[35]。而世界衛生組織的專家們預測，將來若 H5N1 病毒繼續流行及突變，進而演變成人傳人的感染，則可能會造成全球人口約為 20～50% 感染此病毒，導致 200～5,000 萬人死

亡[36]，如此嚴重的後果，恐怕不是人類所能承受的。

　　而病毒的突變與疾病的傳染，與工廠式養殖動物的方式及環境均息息相關。人們為了快速產出大量的肉類及奶製品，而剝削所有動物應有的生存權及空間，以人為的方式殘暴地促使乳牛不斷的懷孕，並將初生的小牛帶離，導致母子哀號，以獲取人們所需的牛奶，且刻意使母雞飢餓數天，以強迫脫毛而進入另一個產蛋的循環，而未曾休息地孵育人們所需的雞蛋。另外所有飼養的動物，包括豬、羊、雞等動物，均大量地塞在小小的棚子內，不得翻身動彈，只能站在或躺在自身的排泄物中。如此狹窄骯髒的環境中，造成疾病的溫床及病毒迅速突變的場所[37,38]。而生存環境中的種種壓力，也導致動物免疫系統的降低，更加促使疾病的蔓延[39-41]，業者對動物過度使用抗生素，促使細菌的突變形成抗藥性，導致最終危害到人類的健康[42,43]。

國內養殖場濫用抗生素的現況

　　行政院農業委員會畜產試驗所全球資訊網[44]上刊載，臺大獸醫系教授賴秀穗指出的事實：「法令雖明訂高濃度的抗生素原料不得直接販售給飼料廠或畜牧場，但據了解，許多飼主只要打一通電話給藥廠或抗生素貿易商，即可取得抗生素原料粉末直接添加飼料中。」更駭人聽聞的是，「國內部分藥廠同時生產動物用與人用抗

生素，與藥廠關係好的畜主，甚至可直接取得人用抗生素添加飼料中，導致部分動物的腸道細菌，對人用抗生素產生抗藥性。」除了將高濃度的抗生素粉末，添加在動物飼料中以防治疾病，有些飼主更直接扮起獸醫來，自行決定抗生素種類與劑量，或同時使用多種抗生素。療效不佳時，再更換其他抗生素。濫用情形可說

> **＋醫學小常識**
> 乳牛乳腺炎必須使用抗生素，但即使是在治癒後的3～4天內，抗生素也會殘留在牛奶中。目前多數的奶農，往往在乳牛生病服藥期間依舊給牛奶公司送奶，牛奶加熱殺菌也無法消除抗生素的殘留。

是相當嚴重，恐怕早已超出農委會訂的「含藥物飼料添加物使用規範」。

經常替豬場做豬病診斷的賴教授，從病死豬中分離細菌做抗生素敏感試驗，發現抗藥性非常嚴重，連對新一代的抗生素，如：頭孢黴素也有抗藥性。現在本地農場動物有八成均有抗藥性反應[45]。

避免吃肉是最聰明的環保行為

不管是吃肉或是養肉，人們不禁要深思：你口中的一塊肉所附帶的成本有多少？根據專家估算，若加入生態成本計算，一個牛肉漢堡其實需要 200 美元。人類為生產肉食每年殘酷的宰殺 550 億隻的動物（加上水生動物則為 4,200 億隻），比目前的 60 億人口還要多，動物不幸的犧牲，並未換來人類健康的身體及永續的環境，反

而因肉食導致醫療資源的浪費、地球環境的浩劫、全球飢餓人數的增長、全球暖化的危機及傳染病的蓄勢待發等問題，促使我們在物質或精神上都須付出沉痛的代價，並禍延至下一代。因此，個人若能採取純素而仁慈的飲食方式，不僅能為自己締造健康的人生，也將能為下一代創造永續的生態環境，更能使動物朋友永不再受苦。

目前許多國家政府都意識到，吃肉對於人民健康及環境的危害，而紛紛推出相關的法令，鼓勵人們少吃肉而達成健康及環保的雙贏局面，例如，瑞典政府聲明少吃肉是最聰明的環保行為，並建議民眾嘗試每週一次或兩次不吃肉，以減少肉類的攝取[46]；而比利時根特市政府，則供應民眾該市的素食餐廳地圖，並推動每週四為素食日等良政[47]，因此，身為我們人民保母的政府，若也能起而效之，實施鼓勵民眾少吃肉的預防保健政策，將有效減少人民因肉食造成的醫療保健支出，也才能確保地球美麗的生態永續長存。

38 奶與蛋的迷思

—— 90% 的東方成人體內已沒有乳糖酶能消化牛奶；吃蛋膽固醇高，尚有抗生素、荷爾蒙殘留與細菌感染的風險。

奶類與蛋非想像中的理想食物

素食的主要目的在於愛心，藉由人類的飲食節制來達到動物減少遭受屠殺。捨去了動物性飲食後，接著就是考慮如何仍保有均衡的營養條件。部分素食者的飲食中，仍舊進食牛奶和雞蛋，也就是奶蛋素食者，其考慮的因素認為喝牛奶只是喝乳牛的分泌物，並不直接傷害其生命；而吃雞蛋在於考量現今人工飼養的母雞並無受孕，認為如此並無直接傷害生命體。

事實上，喝牛奶和吃雞蛋的飲食行為，仍然是助長畜牧產業，而這些乳牛所生的小牛仍舊是遭虐待與屠殺，母雞也是如此地被殘酷對待。從愛心的角度而言，喝牛奶與吃雞蛋是一種間接地傷害動物生命。之所以無法捨去牛奶與雞蛋的飲食，在於擔心營養攝取的不足。實際上，牛奶與雞蛋並非是想像中的理想食物，在你考慮營養的攝取時，同時也當考慮此類動物性飲食對身體的傷害。因此，本文中收錄了有關攝取牛奶與雞蛋的缺點，並說明不需要這兩樣的飲食，仍然是可以保有足夠的營養。

喝牛奶的問題

喝牛奶並不符合自然法則

在地球上所有的哺乳類動物，皆只有在嬰兒時期才會吸吮母親的奶水，等到斷奶之後，就完全地取自於大自然中的食材，再也沒有回頭去吸食奶水了。然而，只有人類是刻意地在成長之後，還去喝奶及吃乳製品，而且喝的還是別種生物的奶，這種行為在生物界是非常罕見且怪異的。哺乳動物在斷奶之後，完全地從大自然中攝取食物，這就表示足以獲取所需要的營養了，並不需要再靠雌性動物的分泌物來擷取養分。由此見得，人類在成長之後，還在喝奶的行為，絕非大自然界的設計，這是一種人類刻意的習慣，況且喝的居然是乳牛的奶，而非人類的奶，並想藉由別種生物的乳汁來獲取養分，這是一種匪夷所思的邏輯，因為沒有一種生物的天性是要靠喝其他生物的乳汁來存活或維持健康。

喝牛奶無助於預防骨質疏鬆症

電視廣告常可聽到「多喝牛奶可以預防骨質疏鬆症」、「更年期婦女每天一杯牛奶，骨質不流失」、「高鐵高鈣奶粉補充人體所需的鈣質」等強調喝牛奶補充人體鈣質的說法。事實上，喝牛奶對於預防骨質疏鬆症並無幫助，那些都僅是商業的廣告用語。美國是全世界消費乳製品最高的國家之一，大約有 72% 的鈣質攝取來源是乳製品[1]，但是其骨質疏鬆症，卻也是全世界比例最高的國

家[2,3]。因為牛奶中每 100 克含 95 毫克鈣及 90 毫克磷，鈣磷比約為 1：0.8，人類母奶卻是 1：0.5，相對上牛奶的磷偏高，磷的吸收太多，會阻止鈣的有效吸收率，導致鈣的吸收減少。乳製品中的酸性物質，如磷、氯、硫的比例過高，人體為了保持血液酸鹼平衡，在消化代謝乳製品時，骨頭勢必游離出更多的鈣質，以維持弱鹼性 pH 7.4 的體質。並且牛奶中的鈣含量為母奶的 4 倍，磷含量為母奶的 5 倍，對嬰兒的腎臟負荷會太大，故實在是不適宜。

此外，增加牛奶蛋白質或動物性蛋白質的攝取，會導致鈣質在尿液中的流失增加[4]，每增加一倍的蛋白質攝取，就會增加約 50% 鈣質在尿液中流失[5]。又因為牛奶的鈣為乳酸鈣，腸道吸收率也僅有 26%。反觀黃豆的鈣質為螯合鈣（由 4 個胺基酸包裹著鈣元素），腸道的吸收率可達 95%。所以黃豆即使含有草酸和植酸等不利於鈣質吸收的因子，但是它的鈣質吸收率依然是很高[6]。此外，黃豆每 100 克中含有 217 毫克的鈣，實際上比起牛奶更適合補充人體所需的鈣質。此外，其他蔬菜鈣質含量也比牛奶來得多，芝麻為1,456 毫克、乾昆布 737 毫克及芥藍菜 238 毫克。

乳糖不耐症

母奶中含有約 7% 的乳糖（牛奶則含 4.5% 乳糖），這是供應剛出生的嬰兒，唯一的碳水化合物來源。在嬰兒的腸胃中含有乳糖酶，因此能消化吸收乳糖，它會將乳糖分解為半乳糖和葡萄糖，才

能被人體消化利用。但是在成長的過程中，體內的乳糖酶就漸漸的消失不再產生，這也表示成人身體已經不再需要靠乳品來供應營養。在東方的成人裡，約有 90% 飲用牛奶後容易拉肚子，這是因為體內已經沒有乳糖酶來消化牛奶中的乳糖，腸胃就會以腹瀉的方式來排除乳糖。雖然繼續以牛奶來進食，成人的體內仍然可以漸漸地回復產生乳糖酶，但是在大自然的生物之中，也只有人類會以這種強迫式的進食方式來抗拒斷奶。

牛奶易引發過敏

牛奶中至少已經發現有 30 種以上特異性蛋白質，使得部分的人，尤其是孩童身體特別會產生過敏反應[7]，例如引發嘔吐、下痢、腸胃炎、氣喘、濕疹等[8]。由於特異性蛋白質過多，身體無法利用就要設法來排除，結果是以黏液的形式，從淋巴系統的終端排出，於是扁桃腺與氣管的黏膜常會形成痰液和黏液，造成鼻涕流出。如果這時使用抗組織胺藥物來抑制鼻涕流出，以治療鼻塞，反而會使得淋巴系統被黏液堵塞得越來越嚴重，而導致免疫系統減弱，容易感染疾病。

長期喝牛奶易引起血管硬化

過去有許多的研究質疑，長期喝牛奶會導致心血管疾病，是與其飽和脂肪酸有關，所以有很多的人就改喝脫脂牛奶或低脂牛奶。然而，美國 NASA Langley 研究中心的 Grant 博士，研究 32 個國家人

民的飲食，與心血管疾病的相關性中發現，不僅是牛奶脂肪，連牛奶蛋白質和醣類，都與心血管疾病發生有高度的相關性[9]。其原因在於牛奶的動物性蛋白質，含有許多同型半胱胺酸，這種同型半胱胺酸在動物性蛋白質中含量多，容易引發心血管疾病。特別是中老年人，如缺血性心臟病和冠狀動脈心臟病[10]，而乳糖和乳鈣質均會與同型半胱胺酸結合在一起，因此即使改喝脫脂牛奶，也無法避免心血管疾病的發生。

> **✚ 醫學小常識**
> **同型半胱胺酸**
> （Homocysteine）
> 是一種胺基酸，常來自消化動物蛋白後的副產品。當體內濃度過高時，會破壞動脈血管的內層皮，促進平滑肌的激增，而縮小血管的通道。另外，它對血管壁中的上皮細胞具有毒性，能夠促進凝血及膠原蛋白的製造，並減少一氧化氮的利用率，導致動脈硬化的形成。

　　西方飲食中，過量的鈣質也是引起動脈疾病的主因[11]，動脈斑塊中鈣元素含量總是很高，乳糖會增加鈣質的吸收，而增加這些斑塊的形成[12,13]。此外，在牛奶脂肪中含有一種黃嘌呤氧化酶，也是被爭議很久的問題，因為研究發現，黃嘌呤氧化酶會攻擊微血管細胞，使得血管壁失去原有的平滑性，誘發脂肪沉澱及凝聚斑塊，可能造成血管粥狀硬化[14]。所以長期飲用乳製品，日積月累到 40 歲後，容易造成微血管阻塞，引起高血壓、腦中風和心肌梗塞。

牛奶容易蓄積農藥、抗生素和荷爾蒙

　　牛飼養環境中的農藥和戴奧辛，及所使用的抗生素及荷爾蒙，

✚ 醫學小常識
環境荷爾蒙
係指外因性干擾生物體之內分泌的化學物質。這些物質可模擬體內的天然荷爾蒙，致使體內荷爾蒙的過度作用，或直接刺激或抑制內分泌系統，而使內分泌系統失調，可能阻礙生物體生殖、發育等基本機能或引發惡性腫瘤。2009年中山醫學大學國內食品檢測發現，含環境荷爾蒙食物以雞和豬最濃。

都會累積在牛奶之中。餵養牛隻的穀物飼料常使用農藥，而這些農藥汙染的飼料，經乳牛食用後，會累積在其體內和乳汁中，人類經由飲用牛奶後，就會將這些農藥帶入體內，1999年祕魯托卡馬卡村28名學童，就在飲用遭受嚴重汙染的牛奶後身亡。

脂溶性的戴奧辛是在焚燒垃圾時所產生，如焚燒廢電纜和廢電器時產生戴奧辛懸浮微粒，經過雨水或自然沉降而至地表，而受汙染的草料及穀物，經過牛隻食用後，容易殘留在肉及乳汁中，人類為食物鏈的金字塔頂端，若食用這些動物的肉和乳汁，毒素累積就特別嚴重。戴奧辛在人體中最長可停留7年以上，在體內極難被排出，容易造成紅疹狀毛囊炎、氣喘、過敏性鼻炎、關節炎和糖尿病等疾病，長期接觸會罹患多種癌症。

人體內若非自然形成的荷爾蒙過高，則有罹患癌症的危險，部分的牧場為了使乳牛的泌乳量增加，會將雌性荷爾蒙添加在飼料中餵養乳牛，使乳牛的泌乳量增加，而乳癌與雌激素有關係，攝食越多罹癌的機率越大。過去的研究結果顯示，消費越多的牛奶及乳製

品，會增加攝護腺癌或卵巢癌、自體免疫疾病及孩童疾病的罹患機率[15]。

因為乳品對斷奶後的人們而言，是不再需要的。而且牛奶中含有的動物性蛋白質、飽和脂肪及膽固醇，對人體是有傷害的，所以限制或避免乳品的素食者，在臨床疾病上反而是比較少的。骨頭的保護取決於鈣質的平衡、增加蔬果的攝取、規律地運動、適度地曬太陽及維生素 D 供應，就能由蔬果中獲得且達到每日 500 毫克的鈣質攝取量[15]。

吃雞蛋的問題

蛋的膽固醇含量高

蛋中含有高量的膽固醇，主要是存在於蛋黃中，平均每一顆蛋含約 250～300 毫克的膽固醇，這已經達到美國心臟協會一日的限制量[16]。人體理想的血液中總膽固醇值，應該低於 200mg/dL，超過 300mg/dL，則有很高的冠狀動脈心臟病罹患率。動脈粥狀硬化也是與血液中膽固醇含量有關，它是由動脈血管壁的斑塊凝集所致，斑塊中含有膽固醇、脂肪、結疤脫落的纖維組織、鈣和其他碎片等，斑塊會將血流阻塞，使血壓升高，造成高血壓，最後導致心肌梗塞或中風等。

至於飲食中的膽固醇，是否會增加人體中血液的膽固醇濃度，

是一個爭議很久的問題，從 1950 年起陸續有研究說每天吃蛋，並不會增加血液中的膽固醇含量 [17]，但是許多學者認為，此類型的研究都沒有嚴格地控制受試者其他吃的食物，因此就以設計食譜的方式，讓受試者連續六週，每日吃三個蛋，最後與沒有吃蛋者（無膽固醇進食者）相比，結果吃蛋者血中的膽固醇，顯著的高出了許多 [18]。由於人體生理所需的膽固醇，其實都可以由人體自行每日製造 100～300 毫克，所以沒有必要再由食物中來攝取。

抗生素、細菌感染及荷爾蒙殘留

臺灣一年生產約 28 億多隻雞和 50 億枚以上的蛋。現在的養雞已經完全企業化經營，密集的雞舍、無活動的空間、且飼料中常被添加抗生素和荷爾蒙以防止家禽生病，為的只是生產大量的經濟效益。所謂抗生素，簡單說是一種可抑制細菌生長，或殺死細菌的化學物質，當動物受細菌感染時，利用抗生素可以消滅細菌，但因為抗生素被濫用，使得部分細菌產生抗藥性，也就是用抗生素再也殺不死它了。

這些藥劑會殘留在家禽體內和蛋內，當人體攝取過量時，體內的病原菌會產生抗藥性，易引發尿道結石、溶血性貧血、肝腎功能退化或過敏現象。讓雞隻食用含有抗生素的飼料之目的，是預防疾病和促進生長，因為一旦發生瘟疫，雞隻可能會大量死亡，造成養雞戶的重大損失，部分抗生素具有刺激生長的作用，可促進其快

速成長，但抗生素對在動物身上，本來就存在的細菌產生了篩選作用，從而衍生出具抗藥性的細菌，而這些抗藥性細菌在蛋內不小心發生汙染的話，人吃了這些雞蛋後，細菌進入腸胃道，可能就造成感染，發生腸胃炎、菌血症，甚至全身許多地方的感染，食物中毒的可能性就大為增加。

《科學美國人》雜誌上所發表的〈雞肉生產〉一文中，表達對飼料品質的關切：「現代雞所吃的食物與在自然環境下覓食的食物，內容完全不同，雞的飼料完全是實驗室的產品。」現今所養的雞，從生下來到宰殺前所吃的飼料裡都有抗生素，養雞業者依靠抗生素維持大規模的雞肉生產。很多雞在尚未宰殺前就死了，但是不用抗生素等於是養雞業開倒車，回到古老的養雞方式去了。古老的養雞方式，可沒有拼命餵雞吃磺胺類藥劑、荷爾蒙、抗生素和硝。但沒有了這些抗生素，今天養雞場裡的雞如何能保住命？

在野外的母雞，一年大約下 10～12 個蛋，但飼料雞一年可以下 300 多個蛋，幾乎可以說天天在生小孩，大約下了 12～15 個月的蛋，遭凌虐到快不行的時候，牠們會被送去屠宰場，然後成為人們口中的佳餚，或是寵物罐頭食品。養雞業者完全宰制雞的生命，一般來說，一隻正常成長的雞，至少可以活個好幾年，但現在被人吃的雞，其壽命不會超過幾個月，業者完全控制雞的成長基因，注射激發成長的荷爾蒙，讓雞成長速度暴增。

　　《動物工廠》一書中，作者討論現代農、畜牧業的報導：「養雞場裡的雞，在飼料不足和其他情形配合下，普遍缺少維他命……如此導致包括不正常的生長、眼疾、視盲、怠倦、腎病、性發展阻礙、肌肉衰弱、癱瘓、內出血、貧血症，以及變形的喙和關節，造成多種雞身的畸形發展。對雞而言，雞骨脆弱、抽筋、扭曲的下肢、關節腫大，都是飼料缺乏礦物質的症狀，有些疾病會使雞的背骨發育不健全、脖子扭曲、關節發炎。」[19] 現今的畜牧業已經不再是百年前那種的純樸農莊，而是變成為人所詬病的六項害處：

　　　1.傷害了動物的福祉。

　　　2.大多被大財團所掌控。

　　　3.唯一目的在於獲利。

　　　4.引起世界飢餓的增加。

　　　5.產生不利健康的食物。

　　　6.對環境破壞[20]。

高蛋白質代謝的毒害

　　雞蛋中含有高量的動物性蛋白質，而這些動物性蛋白質，在消化過程最後代謝物是尿酸，人體內尿酸過量的話將使得血液酸化，使得體內的機能衰退，易對肝、腎、甲狀腺和腦下垂體的傷害，而產生血壓失調、心臟病、胃腸潰瘍、黃疸及膽結石等病症[4]。另外，這些動物性蛋白質，含有許多的同型半胱胺酸，這種同型半胱

胺酸對中老年人容易引發心血管疾病[10]。雞蛋的蛋白容易導致過敏，尤其嬰幼兒、孕婦與授乳的媽媽攝取時，影響特別大。

無奶類與蛋的飲食最理想

無奶及無蛋的純素飲食方式，對人體營養供應是足夠的，只要在植物性食材中搭配得宜，並不需要憂慮會有哪種營養素攝取不足的問題，更不需要再靠動物的奶蛋來強化某方面的營養。同時，也不需要憂慮純素飲食會有蛋白質攝取不足的問題，因為故意較多量的攝取蛋白質食物，甚至攝取動物性蛋白質，反而會造成蛋白質過多而帶來的身體傷害。現今科技的文明造成環境嚴重的汙染，如果飲食取自食物鏈的頂端，將會成為汙染源的最後歸宿，對身體的傷害是非常大的。

39 白色恐怖 ── 吃魚與白肉的真相

─── 魚類是人類食品中最大的多氯聯苯來源；吃魚者頭髮含汞量是不吃魚者的 6 倍；吃魚或魚油者會讓心絞痛情況惡化，且增加死亡率。

何謂紅肉與白肉？

「紅肉」是指在烹飪前呈現紅色的肉，具體來說豬肉、牛肉、羊肉、鹿肉、兔肉等，所有哺乳動物的肉都是紅肉，紅肉的顏色來自於哺乳動物肉中含有的肌紅蛋白[1]。「白肉」狹義上指家禽的肉，特別是雞胸，之所以叫白肉，是因為雞肉是偏白色的。這個概念在廣義上，還能擴展到紅肉之外的肉類。白肉可以包括：禽類（雞、鴨、鵝、火雞等）、魚、爬行動物、兩棲動物、甲殼類動物（蝦蟹等）或雙殼類動物（牡蠣、蛤蜊）等。雖然鮭魚、煮熟的蝦蟹等都是紅色，也不能算作紅肉。烹飪好後的食物的顏色，不能作為判斷是否為紅肉或白肉的標準，如豬肉雖在烹飪時變為白色，也仍然算是紅肉[2]。

為何會有白肉優於紅肉的傳說？

為何聽說紅肉不好？

最近流行病學研究發現，肉食與罹患癌症有關係，特別是吃紅

肉易罹患結腸癌、乳腺癌及攝護腺癌等 [3]。在圖 39-1 中表示了肉食產生數種致癌因子的機制，在圖 39-1 的下方表示：研究人員發現吃紅肉易產生「內生性亞硝基化合物」[4]。曾有學者實驗四組人，每日吃不同量的紅肉（0、60、240 及 420 g/day），經過 10 天後，這四組人隨著吃紅肉量越多，糞便中的亞硝基化合物產生量越高 [5]。大腸中的細菌分解了肉中的蛋白質，在腸道中轉變為亞硝基化合物，會使得致癌的機率上升。同時，紅肉中富含「血鐵蛋白」，這些血鐵蛋白，已被證實會促進紅肉產生亞硝基化合物 [6,7]。至於加工食品中的臘肉及香腸中添加的防腐劑兼著色劑亞硝胺，目的在使肉呈現粉紅色澤，並且防止肉毒桿菌的生長，以及在煙燻鹽漬魚也有這類的添加物。由於不是在人體內所產生的，而是外在被添加或加工製程中產生的，則稱為「外生性亞硝基化合物」，它們同樣也被證實有致癌的可能 [8]。

在圖 39-1 的上方表示著：肉類經過烹調後會產生一些致癌成分。其中之一是由烹調所帶來的致癌成分「多環芳香族碳氫化合物」。用架子烤肉類時，直接的火焰接觸肉類，使得脂肪和肉汁滴入火焰中，化學反應使得煤煙產生了多環芳香族碳氫化合物，而黏附在烤肉的表面，特別是碳烤和煙燻產生最多 [9]。在圖 39-1 的中間還表示著：肉類經過烹調或加工還易產生「雜環狀胺化合物」，而且隨著加熱方式不同，所產生的量就不同 [10]。

科學家以不同比例（15、25 及 35%），將烹煮過後的牛肉和雞肉分別餵食老鼠四週，實驗發現均會引起 DNA 的斷裂，引發癌症的

39-1 肉類烹調產生數種致癌因子的機制

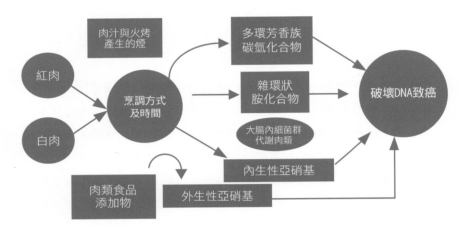

前兆,其中以牛肉影響的程度較大[11]。由於多數的研究報告都已明確指出,食用紅肉會罹患癌症,再加上紅肉中的脂肪多為飽和脂肪酸,也易對造成心血管疾病,所以很多醫師和營養學家,都警告不要吃紅肉。

並非白肉就沒有問題

對喜好吃肉的人來說,紅肉是不健康的食物,因而企圖改攝食白肉來避免這些飲食疾病。有些人以為白肉不會產生雜環狀胺化合物,事實上白肉經過烹調後,也會產生雜環狀胺化合物。

美國國家癌症中心的一項研究,比較去皮雞胸肉不同的烹調,

如煎煮、爐烤和架烤等方式，結果發現白肉一樣是會產生雜環狀胺化合物，且隨烹調時間越久所產生的量越多，其中以架烤所產生的量最多，爐烤次之，最後是煎煮[12]，甚至科學家發現用爐烤雞肉還比爐烤牛肉多出了 2 倍[13]。所以雜環狀胺化合物的產生量與肉的烹調法有密切相關性，這與是否紅肉或白肉並沒有絕對的關係，加熱程度越大及烹調時間越長，產生的量就越多，就算是屬白肉的魚也會產生[14]。此外，油炸白肉魚及帶皮雞肉，也被研究出有導致乳癌的風險[15]。

吃白肉並不能降低血膽固醇含量

市面上還有許多的傳聞，認為改吃白肉可以降低膽固醇，或是減少吃紅肉後所引起的心血管疾病。其實早在 1980 年，科學家就已經以實驗證實，每天吃白肉（雞肉和魚肉）和吃紅肉的兩組人，經過了六週後，血中膽固醇含量並沒有差異[16]。之後，有學者於 1999 年以十六週的飲食實驗，作連續進食白肉和連續吃紅肉的比較，結果顯示，實驗者血中的總膽固醇、低密度膽固醇、三酸甘油酯也都是相同[17]。所以，傳聞中認為，進食白肉能減少體內膽固醇及降低心血管疾病的發生，這只是個錯誤的迷思。

動物性蛋白質皆會產生同型半胱胺酸（homocysteine）毒素

同型半胱胺酸是一種含硫胺基酸，是人體經由消化蛋、起士、魚、肉和家禽類等動物性蛋白質中的甲硫胺酸後代謝所產生[18]，它會直接毒害神經和血管壁，並且引起 DNA 鏈的斷裂、氧化和自

毀[19,20]，甚至還與引發憂鬱症有關[18]。藉由多吃蔬果，既可以增加體內的葉酸，還可降低同型半胱胺酸的濃度。2007 年西班牙馬德里大學營養學系，研究 152 位 65 歲以上的老人，他們將老人們分為三組（第一組每日進食少於 2.29 份蔬果；第二組每日進食 2.29～2.79 份蔬果；第三組每日進食多於 2.79 份蔬果），經過 7 天後的比較，第三組的老人因為進食較多蔬果的緣故，所以攝取了較多的維生素 B 群、維生素 C、維生素 A 及礦物質，因而體內的血中葉酸含量較高，同時體內同型半胱胺酸的濃度也相對地較低[21]。

雞的飼養充滿了問題

　　支持吃白肉的人，都以為吃雞肉會比吃豬牛羊肉來得好。殊不知，現代超過 90% 的雞都是在工廠式農場中長大，雞隻的疾病往往會互相傳染。美國有將近 30% 的肉雞受到沙門氏菌的汙染，還有 70～90% 受到「彎曲桿菌」感染，症狀有痙攣、腹痛、帶血腹瀉及發燒等。此外，經過檢測證明，這種病菌對一般的抗生素，已具相當的抗藥性，因業者替雞隻注射抗生素以對抗傳染病時，其抗藥性已逐漸增強。而且，雞隻屠宰場是散播病菌最有效率的工廠，根據獨立運作的「政府責任組織」（GAP）資料，躺在檢查線上的雞隻，有高達 25% 是覆蓋在一堆糞便、膽汁和飼料當中，因此都必須浸泡在氯水中，以去除汙濁的黏液和惡臭。為了捍衛大眾的健康，每個檢驗員一天要檢查 12,000 隻雞，每隻雞大約也只有兩秒鐘的檢驗時間！

傳聞吃魚有益健康是錯誤的

很多研究提倡吃魚，認為魚含有豐富的長鏈 Omega-3 脂肪酸 EPA 和 DHA，有助於成人維持心臟健康，以及促進胎兒和幼兒腦部發育，所以很多人相信吃魚有益健康。然而，吃魚真的有益健康嗎？最近的研究得到的結果並非如此。

Omega-3 脂肪酸：EPA、DHA 或 ALA？

近代有不少臨床實驗，研究吃魚與心臟病的相關性。這些研究分別以心臟病患者、心絞痛患者以及未曾有心臟病史者為對象，觀察吃魚與心臟病發作的次數及死亡率之關聯性。其中大家最常提到的是發表於 1989 年的 DART 研究[22]：DART 研究對心臟病患者作為期兩年的實驗，發現吃魚可以減少 29% 二次心臟病發作的死亡率。很多醫生與專家學者因此建議大眾吃魚幫助維護心臟健康。然而，最近的研究卻得到不同結果。

DART 的結論來自兩年期的短期實驗，並未經過長期實驗證實。有學者重新檢視這項研究，並進行後續長期實驗，發現在十五年的實驗期間，心臟病患者再次心臟病發作的次數或死亡率，吃或不吃魚都沒有顯著差異，也就是吃魚並不會降低死亡率[23]。另外一項研究，對未有心臟病史的心臟病低風險者進行實驗，也得到相同結果[24]。而對心臟病高風險的心絞痛患者進行的研究，甚至發現吃魚反而大量增加 20% 的死亡率，吃大家認為更有益健康的深海魚油情

況更嚴重，增加 45% 的死亡率。不但沒有明確事實可以證實吃魚真的有益心臟健康，吃魚甚至讓心絞痛患者的情況更加惡化，大量增加其死亡率[25]。

最新的研究也否認了過去認為吃魚來攝取長鏈 Omega-3 脂肪酸，會有助於降低第二型糖尿病的看法，甚至發現大量攝取反而增高糖尿病的發生機率，每週吃魚超過五次的人，比每月吃魚不到一次的人，糖尿病相對風險顯著地高出 22%[26]。過去還有一些研究指出，吃魚有助於胎兒發展，會增加胎兒停留在子宮的懷孕時間。但最近的研究發現不同結論：大量吃魚的婦女懷孕時，嬰兒發展較慢，懷孕時間沒有顯著增加，生下的嬰兒體重也明顯較輕[27]。

到底吃什麼才真正有益心臟健康？魚是吃海藻才有 DHA 和 EPA，並不會自己產生。如果我們身體真得需要 EPA 與 DHA，也可以自直接從海藻攝取。另外，植物性食物，例如：亞麻籽油、橄欖油、茶籽油、堅果和大豆類，也都含有短鏈 Omega-3 脂肪酸 ALA，ALA 可以轉化成 EPA 與 DHA 為身體所利用。飲食與心臟研究證實植物性 ALA 可以大量減少二次心臟病發作，降低 70% 死亡率，長期而言，更可以有效保護心臟健康[28]。耶瑟斯庭外科醫師，曾服務於世界知名的美國克里夫蘭醫療中心，他所進行的二十年研究，更證實純素飲食，不但可以有效預防，甚至可以治療心臟病[29]。所以植物性純素飲食，才是維持心臟健康的最佳之道。

重金屬與化學汙染

吃魚更容易吃進重金屬及化學毒物。隨著工業發展，大量的廢棄物、工業汙水以及化學農藥進入河川海洋之中，這些汙染物經由食物鏈大量蓄積於魚類體內。不論海洋或淡水魚類，都已經飽受汞、砷、鉛等重金屬汙染，以及多氯聯苯、戴奧辛、DDT 等化學毒物汙染 [30]。環保署 2005 年發表的調查發現，吃越多大型魚類的人，頭髮中的含汞量越高，常吃魚者的含汞量是不吃魚的 6 倍；葷食者比素食者高出 8 倍 [31]。

有機汞中毒中最有名的就是甲基汞中毒。甲基汞具有神經毒性，作用於神經系統的視覺皮質區、小腦、背根神經節等特定區域，並且毒殺這些區域的神經細胞。受汙染的人會出現運動、感覺、認知多方面的障礙。甲基汞對於發育中的胎兒尤其危險，被吸收後會積聚在發育中胎兒的腦部。食用了受汞汙染魚類的懷孕婦女，其所產下的新生兒，會出現動作不協調、反射異常、癲癇發作，以及語言上的問題。美國環境保護局和食品暨藥物管理局於 2004 年針對即將懷孕婦女、孕婦、哺乳的媽媽及幼兒提出呼籲，減少食用魚類貝類等海產，尤其是馬頭魚、鯖魚、旗魚與鯊魚等含汞量高的魚類，以避免腎、心臟、中樞神經系統等傷害，造成胎兒畸形、不孕或幼童的生長遲緩等 [32]。

　　根據美國消費者協會報告：多氯聯苯與戴奧辛是汙染魚類的最主要化學汙染物[33]。魚類是人類食品中最大的多氯聯苯來源，人體中的多氯聯苯與戴奧辛約有 90% 是經由食物進入人體的。多氯聯苯與戴奧辛雖然已經禁用，但是它們性質穩定，會在環境中存在很長一段時間。多氯聯苯屬於致癌物，容易累積在脂肪組織，造成腦部、皮膚及內臟的疾病。戴奧辛號稱「世紀之毒」，它會造成癌症、嬰兒殘障或流產，破壞人體的免疫機能。多氯聯苯與戴奧辛會經由胎盤以及母乳傳輸給胎兒，專家建議孕婦應盡量避免食用魚類、肉類以及動物內臟等食物，避免遭受汙染。許多孕婦為了孕育出健康聰明的下一代，會特別重視營養補充，但對於特定濃縮營養素或加工製品，如深海魚油等，應審慎三思。

破壞海洋生態的根源

　　一般民眾以為海洋漁產可源源不絕地再生，然而最近幾十年漁業的過度捕撈，卻已經逐步地嚴重破壞海洋生態。1950 年世界魚獲總量為 1,900 萬噸，2000 年增加為 1 億噸，50 年內增加 5 倍，過度捕撈已經導致 72% 主要漁場捕撈速度超過魚類再生速度，使得大西洋與太平洋的深海大型魚類，減少了 50%[34]。知名的《科學》期刊中更有論文指出[35]，由於人類濫捕野生魚類和對水質的汙染，2003 年就已有將近 29% 的公海魚類處於枯竭狀態，魚獲量已比最高產量減少 90%。若不改善，到了 2048 年，所有經濟性魚類及海產生

物都會枯竭。除此之外，海洋生物多樣性消失的結果，還會造成有害藻類大量出現。

海洋覆蓋地球表面 70% 面積，吸收大約一半人類活動排放的二氧化碳，提供地球一半的氧氣。因此，有健康的海洋才有健康的地球。由於人類大量燃燒化石燃料，排放大量的二氧化碳不只造成全球暖化，更導致海洋吸收過多二氧化碳，海水嚴重酸化。最近的研究發現健康的魚群，有助於減緩海水酸化，因為魚吸入含鈣的海水排出碳酸鈣，而碳酸鈣可以快速溶於海水，中和海水因吸收二氧化碳所造成的酸化 [36]。然而過度捕撈造成的魚類枯竭，將使海水酸化更嚴重，威脅魚類、貝類以及以魚貝類維生的哺乳動物的生存。

魚兒不但聰明，也會感覺痛

有一些人把魚看成人類的食物，認為牠們是會游泳的植物，沒有動物的感覺與智力。其實很多研究顯示魚類很聰明 [37]，有社群學習能力 [38]，也有感覺，所以魚類不該被視作我們的食物。牛津大學的科學家最近發現，魚類比一些狗學習能力更佳。牠們可以互相學習、辨識對方、使用工具、具有長期的記憶能力，智商其實十分高。

選擇蔬食，健康與生命才有保障

拒吃紅肉而改吃白肉，並不能保證不會罹患癌症，現代醫學的實驗證據，也不支持吃白肉可以降低心血管疾病或膽固醇。事實

上，醫學並沒有明確證實吃魚真的有益健康，反而可能吃進重金屬、多氯聯苯與戴奧辛，嚴重危害健康。吃魚更是破壞海洋生態的根源。愛因斯坦說：「沒有什麼比素食更能改善人的健康，和增加人在地球上的生存機會。」植物性純素飲食，才是維持身體健康和地球永續發展的最佳之道。

40 聽見生命的吶喊
—— 任何動物，一旦觸動你的心，進入你的生命，你就忘不了他們，動物真的會喚醒你內心深處的愛。

誰道群生性命微，一般骨肉一般皮

名演員比爾·崔佛斯（Bill Travers）說：「並不是我對動物比對人感興趣，我只是關懷生命而已。」

日食三餐，碗中的肉、蛋、奶是如何來的？我們可曾關心其背後的真相？誰知道這群供食用的動物也有敏銳的感情、知覺與智能？但牠們一生忍受無盡痛苦煎熬，慘絕人寰，卻鮮為人知。

臺灣動物社會研究會 2005～2007 年間，對全臺 21 個縣市共 27 個公立肉品市場或屠宰場調查：「豬在意識清醒、未經人道致昏的狀況下被割斷喉嚨放血，或者在屠宰豬隻前，用鐵鍊將豬活活倒吊至半空中，再割喉放血。或者在被屠宰前用棍棒敲擊豬隻……。」而活著時是否好過一點呢？豬媽媽在快要生產時，會被移到下豬場（人類是生孩子，豬卻是用「下」的），用這種稱為「鐵女郎」的圍欄，限制牠的行動。到了拍賣場，緊迫、驚恐到走不動的豬，耽誤了拍賣進度，就用鐵勾活活的拖！

至於產蛋場的小公雞，因無利用價值，一出生就被利刃絞死，留下來的小母雞，則要忍受無麻醉剪喙（防止互咬），燒灼傷（因

為別隻雞的強酸尿液淋在身上或頭上），驚嚇脫毛再產蛋等酷刑。

而多數人的第二個母親──乳牛，年僅 15 個月即一再被迫懷孕，植入胚胎強行人工授精。全年無休的擠乳，常導致乳腺慢性發炎，還有骨質疏鬆症、骨折、產乳熱等病。原可活約 20 年的乳牛，歷經痛苦的 3～4 年，無法產乳後，終成為漢堡等肉品。甫出生數天的小牛，即被強行帶離母親身旁，栓頸囚禁在鐵欄內，以防肌肉生長，並餵以流質（缺鐵及纖維）食物迫使貧血，數天或數月內送上刑場，只因人們喜歡吃嫩白可口的小牛肉。公牛去勢、除角及剪尾過程，沒有麻醉與止痛劑。所有的牛隻也難逃無麻醉及止痛劑，以高熱的烙鐵烙印，造成三度灼傷。

一般被圈養的肉食動物，活動的空間過度擁擠，長期在高壓、抑鬱和緊張中生活，同時還要忍受施打抗生素與生長激素以強迫生長，日夜與腐臭的排泄物為伍；感染發狂，受盡凌虐，屠宰過程極度痛苦粗暴，多是家常便飯；常在意識清醒的狀態下，將其骨、血、肉、皮、內臟、脂肪，貢獻給人類使用。

總之，人類圈養或捕獵的動物，無一不是受盡凌虐折磨，才成為盤中殤。如此制式合理化的不仁對待，可有人聽見他（她）們無言的吶喊？致力於終止殘殺生命的「臺灣動物社會研究會」慷慨熱心提供了在地的研究，在此獻上深深的感謝與敬意。以下的圖文，雖觸目驚心，但真相極需被揭露。懇請讀者包容諒解，付出關懷，一起搶救分秒正在受苦掙扎的生靈！

小豬仔的故事

──────母親與小孩

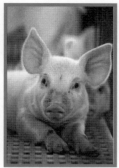

我有話要說:

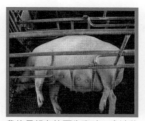

我的母親在快要生產時,會被移到下豬場(人類是生孩子,豬卻是用「下」的),用這種稱為『鐵女郎』的圍欄,限制她的行動。

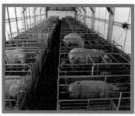

當母親懷孕時,整整兩、三個月的時間,她們都被鎖在寬僅僅60公分,長約 182 公分的金屬圍欄裡。這段時間她們的行動,只能向前邁一步或向後退一步,完全無法轉身。這樣殘暴的單獨囚禁,只是為了節省飼料。

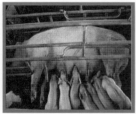

用這種「鐵女郎」的圍欄囚禁我的母親,是為了避免母親打滾壓到我們。但在我們還沒有被人類進行「工廠化的集約飼養」前,了解我們的行為者都知道,媽媽在自然的環境中是不會壓到小豬的。

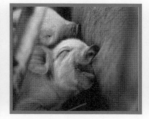

媽媽的心跳,讓我覺得安全;媽媽的體溫,更讓我覺得溫暖。

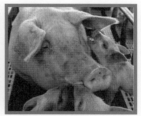

我想媽媽一定也很喜歡天天和我們膩在一起,可是……

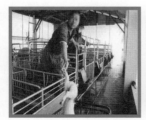

到了我們三個禮拜大時,我們與媽媽便被活生生的分開了。

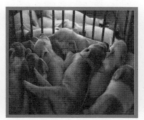

我們被移到另一個圍欄和其他陌生的夥伴們關在一起……想念媽媽……

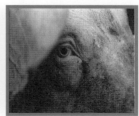

「你如此端詳這張迷惑的臉,和那歷經風雨冰霜,寂寞的眼」……一生中,母親一次又一次的被迫懷孕、生產、孩子強行被奪走,懷孕、再生產……

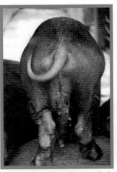

母親在生育過無數次，失去生育能力後，便被賣到屠宰場做成肉鬆。

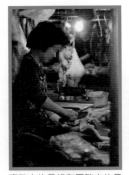

賣豬肉的母親和買豬肉的母親，願不願意在我們極短暫的一生裡，為我們爭取一點點生存的尊嚴與福利？

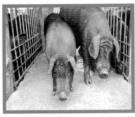

父親與母親僅有的短暫相處只是為了交配。

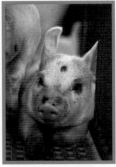

光禿禿、單調又擁擠的環境，是我們生活的地方。

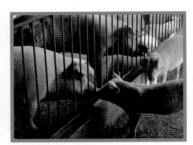

親親我的寶貝。

───── 遊戲規則

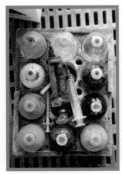

使用超限量的藥劑，為的是不要小豬生病，快長大，好賺錢。

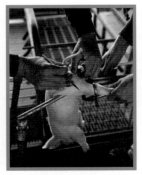

出生後第七天，所有的小公豬都逃不掉酷刑：在沒有麻醉下，用一把尖刀切除睪丸！理由是：這樣人類吃我們時不會覺得有體臭，吃起來才美味可口？

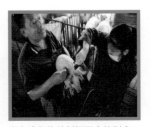

深咖啡色的針劑打下去特別痛，聽說那是「鐵劑」。我們的祖先本來生活在泥土地上，從來都不缺乏礦物質。而今人類「大量集約」的飼養我們，就得靠打針補充我們的鐵質，否則我們會貧血而死亡。

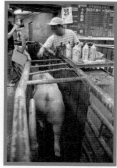

告別農場，主人拿一塊板子輕輕的趕我，走上最後一程。

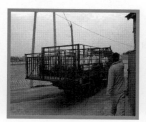

有誰知道自己已經上了死亡班車？

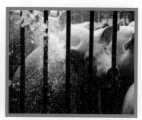

一到拍賣場，強力水注就不斷沖向我們，怕我們擁擠悶熱，怕我們暴斃，也方便對我們電擊。

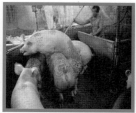

這是什麼遊戲規則！為了驅趕，不斷、不斷的電擊我們！

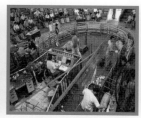

從下豬車到繫留場，人們的電擊、拳打腳踢，或用鐵勾拖拉我們，早已使得我們疲累不堪！

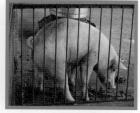

愛丁堡大學研究人員發表過一篇報告指出：在自然的環境中，豬會形成穩定社群，築造公共豬窩，豬窩之外才是他們的排便場。但在人類構築的圍欄中，他們被迫「骯髒」！

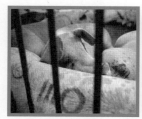

是這樣嗎？豬有怎樣的行為並不重要，重要的是 ——「肉」好不好吃！

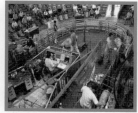

極盡折騰走上一圈，好讓人們決定我的身價。

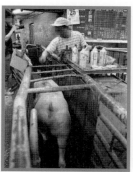

走出拍賣場，得再來一次印記，噴漆畫線的：留在本場屠宰；蓋印的：送往外頭，多半在私宰場「私了」了。

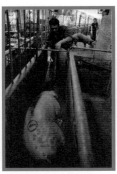

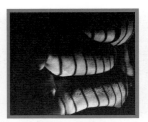

拍賣後回到繫留場，靜靜度過最後的斜陽。夜晚來臨，我們就將被屠宰。

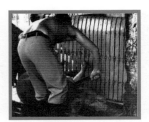

我們得這樣相逢？在我意識清醒、手無寸鐵時，你一刀刺進我的喉嚨！

緊迫、驚恐到走不動的豬，耽誤了拍賣進度，就用鐵勾活活的拖！

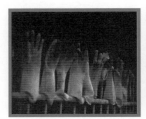

人類「歇手」的時候，也是動物得以鬆口氣的時候！

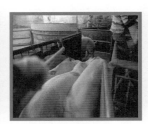

「電擊棒」是一種懲戒、一種控制，而人對人的懲戒與控制又是什麼？

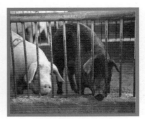

「豬沮喪症候群」，美國一本農業專業期刊描述其症狀如下：「極端沮喪……僵硬，皮膚長膿包，氣喘，焦慮……」。

———控制

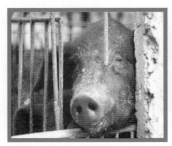

圍欄外的世界，好嗎？

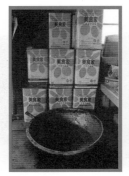

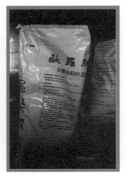

歐羅肥＋油＝肉＝錢

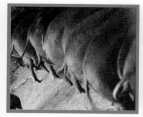

排隊吃、排隊睡、排隊上場拍
賣、排隊一隻隻走上最後一程。

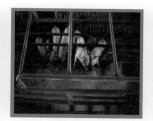

肉品公司的經理說：「得把母豬
看做有價值的機器，作用是擠出
小豬，如同香腸機擠出香腸！」

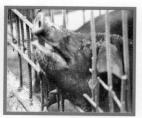

渴望自由！

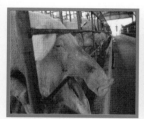

遠離大自然豐富有趣的環境，在
單調的圍欄中，豬也會出現不斷
咬欄杆的刻板行為。

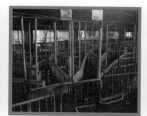

圍欄通道，曲折重重，控制著每
一隻豬的流向。維護「秩序」！

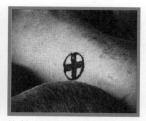

控制的一步：許你一個「標
籤」！這頭豬在拍賣後，將被送
到外頭屠宰！

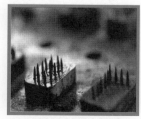

留在本場屠宰的，為了辨識屠體
屬於哪一個肉商，要再一次將商
人的番號烙在豬背上。工具是：
鐵鎚＋鐵釘！

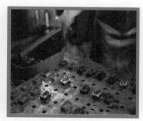

選好了數字，沾上墨汁！

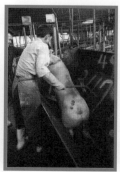

緊迫、驚恐到走不動的豬，
耽誤了拍賣進度，就用鐵勾
活活的拖！

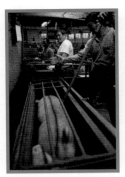

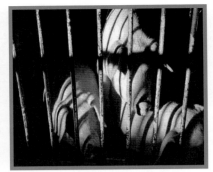

當電擊，成為一種習慣的時候……！

臨死的深思：「一生中可曾有過一點點的自由？」

―――生死

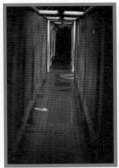

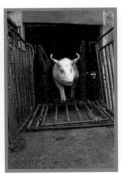

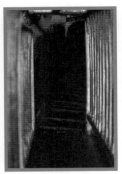

試著模擬走一次，豬隻的死亡通道……

要被屠宰了……

向前，就是生命的句點。

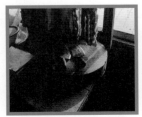

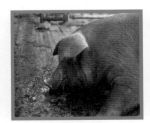

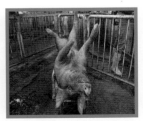

天生萬物以養人嗎？

「拳打腳踢、隨意電擊」――什麼樣的虐待，逼得他咬斷自己的舌！

所謂「緊迫豬」是：在運送或拍賣過程中，因為受不了驚嚇、折磨而導致休克或猝死的豬。為了避免肉商損失，一旦發現豬隻出現緊迫狀況，會馬上將豬拖到場外緊急屠宰。

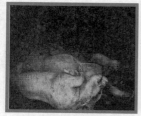
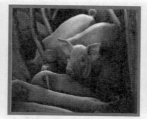
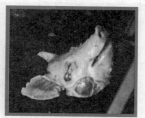

當我提早告別這個冰冷的世界，仍然惦記著我的母親，終其一生，她都會在那個無法轉圈的空間裡，經歷一次又一次的懷胎、生育、骨肉分離……

生命可是喜悅的？

老闆，來一盤「豬頭皮，嘴邊肉」！

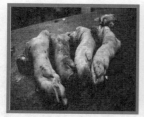
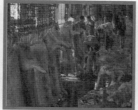
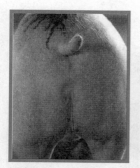

滷豬腳。

他們終將成為人們的盤中肉，但有多少人關心，他們是怎麼生？怎麼死的？

───── 人們 他們

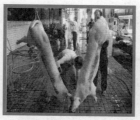
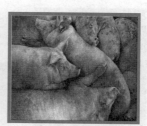

因為圍欄太過擁擠，以及環境裡沒有任何可以玩耍的東西，所以豬會互相咬尾巴。因為怕他們互咬受傷而造成損失，所以需要斷除他們的尾巴，而斷尾手術是在沒有麻醉的情況下進行的。

大體解剖。

我的生命對你們而言，只是一塊又一塊的肉？

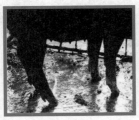

陽光、大便、堅硬的地板，豬的世界裡，從沒有與人的共同情感？

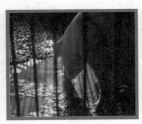

想念泥土的芬芳。

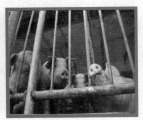

你問起「父親」，我從沒見過他。只知道人們稱他為「種豬」……

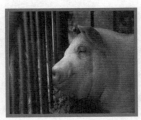

夢想，有一片寬闊的小樹林，用我結構特別的鼻子，拱出泥土的芬芳，咀嚼樹根的鮮美……

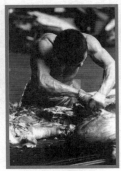

人和動物有何差別？

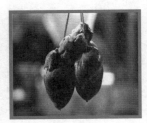

豬的心，要補誰的心？

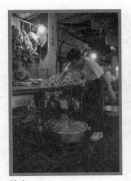

絞肉。

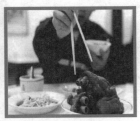

吃的慾望，應該到什麼程度？

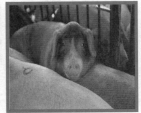

我們被定義為：「經濟動物」，那你們呢？

鄭名倫、張俊富、林郁修、藍正煌等攝

和平始於盤中飧，今天就開始用愛飲食吧！

有聖哲說：「我茹素並不是因為關心自身的健康，而是為了動物的健康。」還有人說：「如果屠宰場有透明玻璃牆的話，大家都會成為素食者。」幫助他們脫離牢獄、解救他們免受虐殺其實很容易，您無需做任何犧牲，只要開始吃素就好！接下來的每一天，不但您的身體會感謝您，動物朋友也會感激您，原本飼養動物的糧食也可以轉而養活更多窮人，他們都會默默為您祝福，您也將體驗到生命中更多的喜悅與平安。

「世無食肉者，屠戶不開張。」每一次我們選擇不吃肉蛋奶，就是除去了對一個殘酷系統的支持，並幫助建造一個更有愛心的世界！若我們能擴大愛心，尊重並疼惜所有寶貴的生命，愛護弱小無辜的動物，不但自身受益，人人夢想的和平樂園也將得以實現！請盡可能選擇仁愛慈悲高雅的飲食方式吧！

專題報導——從養豬戶成為愛豬人

　　從阿公時代耳濡目染，長大後步上以養豬為生，他投入了十多年，有一天卻不再靠賣豬過活，還把剩餘不賣的豬，當作一家人心中的寶貝。即使口袋裡所剩無幾，還是願意無條件安養牠們，直到終老，現在一心牽掛的是小豬仔有沒有吃飽、過好。有人一定會問這個人到底是發生「啥米代誌」？究竟是什麼力量，讓他一夜之間想法徹底改觀，生活全部不一樣?!

　　住在臺灣林口鄉，原本經營養豬場的駱鴻賢，人稱阿賢，年僅三十多歲，也有不錯的年收入。約一年前有一天，照例要將養了一年，重達三百斤的大黑豬運往屠宰場，當天卻完全出乎「正常」的狀況外。他提起當時情景：「別的豬隻一片混亂，聲嘶力竭地集體大聲狂嚎。」但被他選中要抓的那隻豬，「一聲不吭地，就這麼眼睜睜地看著我，像在問我：『你怎麼會這樣對待我？』」駱鴻賢說。四目相接，無言的深深一瞥觸動了駱鴻賢，一時像空氣凍結。失了魂的瞬間，大黑豬就這樣上了死亡靈車。送牠上路的那一夜，阿賢失眠了！驚恐的眼神、淒涼的畫面，不斷反覆倒帶浮現在眼前，讓他心中翻騰不已，胸口悶地像要爆裂開來。隔天回到屠宰場，雖然想把牠救回來，但卻無力回天，找到的牠，已經被屠宰肢

解了。他說自己平日是不哭的，但一路回來，竟難受的哭了兩天。

對駱鴻賢來說，這一幕宛如當頭棒喝驚醒了他，讓他不得不面對生命意義的省思。他悟出自己多年來日復一日，不論刮風下雨，每天天還沒亮，就得辛苦出門載餿水，還得做一整天的粗活，為的就是要把豬養肥，就像照顧自家的孩子一樣，深怕牠生病挨餓，甚至照顧牠們所花的時間、心血，比對自己的親骨肉還多。但最終竟讓牠們送死，只圖賣個好價錢，想到這一切無非只為了溫飽謀利，卻要把牠們犧牲掉，表面上好像理所當然，但若換作自己可會甘心接受？他說：「我告訴家人，我再也不要殺生，不要做傷害動物的事。之後就吃不下肉，改吃素了。」

駱鴻賢轉念放下賣豬生計，在母親的支持下，他下定決心改了行，平日除了仍要想辦法張羅廚餘來餵養豬群，還要打工貼補家用，也和家人利用屋旁的空地學種有機蔬菜，還領養了幾隻流浪貓和流浪狗。這段日子以來，儘管要養那一窩窩大小隻的動物並非易事，但他寧可收入微薄，也要心安理得。原本過重、又有痛風和過敏性鼻炎毛病的他，茹素後不但成功減重，也和舊疾說再見，變得更健康了。大黑豬不可思議的一眼，震撼了阿賢，一命救回了許多命！

　　過往種種，敲開他又復活見光的良知。懊悔不值、椎心刺痛，想到這些無言控訴，求告無門的夥伴，有誰知道牠們一輩子從生到死，嘗過多少煎熬苦楚和辛酸血淚？他現在逢人有機會就說，也和人分享豬仔可愛美好的真面目，還請老婆大人幫忙，在雅虎弄了一個部落格，圖文影音都齊全，就是要告訴大家：「你也可以像我選擇這樣的生活！」

　　說起飼養過程，閉上眼，大黑豬回到小黑豬時的模樣，「那時牠才剛出生沒多久……短短一年，長到變成三百臺斤，不是天生有肥胖基因；祕密就是在豬腿內外側打針，再加上吃一包五十公斤、添加一堆亂七八糟、要價臺幣上千元的所謂飼料，才能迫使牠長到這麼重。甚至有人比賽養出三、四千臺斤的「破病神豬」才夠看。想想人過胖都會有一堆病，豬難道就不會嗎？」沒喝半滴酒的阿賢，一句句話語踢爆養殖業的內幕，就像是跟天公借了膽。

　　「再說養殖場重金投資，如果其中有個什麼閃失，一群擠在一起的動物連帶受感染，就血本無歸了。所以猛打抗生素，說穿了是怕牠們死掉才下的重手。小豬仔打娘胎出生沒多久，每天被餵養的就是人不要吃的腐敗餿水和種種藥劑、添加物，毒素全都累積到豬身上。還有人強迫灌食病弱的小豬，養不大就將牠一了百了，再和別的東西混在一起，給倒楣的同伴當大餐。我們常說，人是萬物之靈，其實人真的很對不起牠們！聽了這些事，竟然還敢吃下肚。」

在還沒吃素以前，駱鴻賢自己就從不吃豬肉。

說到養殖場豬隻的處境，阿賢悲傷地說：「二十坪左右的空間，關了6～11頭體型超過兩百斤的大豬，擠成一團，牠們無法選擇睡覺的地方，只能窩在糞便和尿液的周圍，能找到睡覺的地方，豬仔們就要偷笑了。豬圈惡臭，弄得豬一輩子臭名，最後一切又歸罪給豬能吃多拉的天性。」「我在沖洗豬舍的時候，豬仔會靠近我拿的水管，好沖洗牠的臉、鼻子和口。如果超過兩天沒沖洗，豬仔就會食慾下降、心情不好。」

提起豬的習性，阿賢又開懷的說：「其實牠們和我們沒有兩樣，也很愛乾淨，絕不願意在自己睡覺的窩大小便，也討厭髒亂。而且長幼有序，最年長的豬開動，其他的豬才開始吃。豬又是最愛好和平的，也不會傷害人類，只是形體不同，說不同的語言罷了。」駱鴻賢又說，「其實豬的靈性很高，飼主打開柵欄，有個風吹草動，牠們就會很驚恐，知道人想要做什麼。如果你帶著殺氣，當中最大的那隻『老大』會先發出『拱』的一聲，其實這是在警告別的豬要小心，然後其他的豬群就會驚叫、亂竄，直到老大再發出聲音，示意牠們安靜為止」。

至於豬的智商，「比狗高很多，是人類控制牠們的行為和違背牠們的天性，還把豬歸類為『食物』！一代傳給一代錯誤可悲的觀念。」有四個孩子的駱鴻賢，希望大人要自我教育，也要讓孩子知

道：「包括豬在內，所謂的養殖動物，不是人的食物，是上天創造的完美生物，有高貴的靈魂，也是我們很好的朋友。」

現在農場那一群豬獲得重生，見到他時也不再會撞牆或驚叫，還會友善開心地搖搖尾巴，用嘴磨蹭和他打招呼、讓他撫摸，吃飽後，也會放心四腳朝天的睡覺。因為從此牠們可以安心過日，好好作夢，不用再擔心會被送往刑場了。「現在都很開心，看牠們的眼神就知道了。」儘管飼料價格比過期的牛奶粉高很多，堅持純素的他，還笑嘻嘻的表示：「剛出生到滿六個月前的小豬，因為有病菌，容易感染生病，所以用農會賣的五穀雜糧粉加麥精粉和玉米去煮，再用奶瓶餵，比較健康。即使餵大豬，也要找純素的廚餘，我再加熱處理過，不然一般餵豬的餿水都會產生沼氣，吃了是會生病的。」

一次和退休的鄰居林老師閒聊，得知畜牧業竟是造成氣候變遷的最大殺手，更讓駱鴻賢不寒而慄，除了要脫離這一行，更加深了他要開始新生活的念頭。他積極的搜尋了解國內外最新資料與科學報告，不但向家人解釋地球暖化的成因，更帶頭影響家人，就這樣漸漸地他們一家子都自動變成素食者，不僅全家互動和用餐的氣氛變得更平和，駱鴻賢更深刻體認到「己所不欲，勿施於『人』」的道理。他透過實際行動發現，其實善待動物最快樂，也給全家和孩子們一個造福田的機會。不但旁人發現他臉上散發著光彩、線條變得更柔和，現在全家和他們的動物朋友玩在一起，日子也愈來愈開心，生活的感受完全不同了。

　　駱鴻賢的大手，一把抱起了初生沒幾天的小豬仔，是剛從鬼門關搶救買回來的野公豬爸爸的傑作，一雙大眼和小眼亮晶晶地對看著，滿臉的笑意融化了兩顆心的距離，只想給牠多一點關愛、多一點溫柔！

　　養豬戶變身豬爸爸戶長，駱鴻賢棄葷茹素，一百八十度大轉變，改寫了生命，也豐富了人生。他認真活出愛與喜悅的故事，何嘗不是在告訴我們，生活的選擇在自己手上，幸福原來可以這麼簡單、美好！

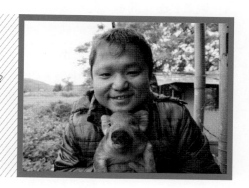

你看我和駱爸爸是不是同樣可愛呢？
好喜歡他抱我的感覺喔！

你知道嗎？根據英國友善農業組織 CIWF 的調查，曾有寵物豬看見小孩落水，奮不顧身跳進水裡，救了小孩一命。

你知道嗎？英國有兩頭紅毛豬，在被送往屠宰場的路上逃亡，牠們跳車後，挖洞通過圍牆，再游過河流，最後在灌木叢中被發現。兩隻不想死的豬上報後，震撼了英國人，引起輿論熱烈迴響，後來飼主決定放生，送這兩隻豬到庇護所安享餘年。

41 暖化，吃出來的！

──── 不吃肉、騎腳踏車、少消費，就可協助遏止全球暖化。

「氣候暖化」是本世紀最大的健康劊子手

2009 年 5 月《刺胳針》（The Lancet [註1]）以罕見、大篇幅的四篇專刊，發表〈二十一世紀人類健康最大威脅：氣候暖化〉的主題報導。這篇《刺胳針》中長達七十多頁的報導，呼籲全體醫護人員應該重視氣候暖化問題。此權威期刊開宗明義的指出：「氣候變遷將會在下個十年影響到大眾的健康，且使數十億人口的生命及福祉暴露在高度風險中。」報告更指出，在下個世紀，地球的溫度將會上升攝氏 2～6 度，傳染病、中暑、農作物損害、缺水、洪災、颱風等天災人禍會接踵而至，並威脅到人類生存。的確，氣候變遷已是現在進行式。聯合國也清楚指出，2007 年全球的十大自然災害中，有九件是因氣候異常所引起。[註2 [1-7]]

何謂全球暖化？

溫室效應，可以讓地球保持溫暖，所以對地球上的生物非常重要。從太陽輻射出來的光線可以穿透具有與玻璃一樣效應的大氣層而抵達地球表面；抵達地球表面的陽光，經地表反射後會被大氣層

中二氧化碳等溫室氣體阻擋，不容易散失於大氣外。幾千年來，地球的大氣變化不多，溫度以及微妙平衡的溫室氣體，讓人類、動物以及植物維持生存。然而，自十八世紀工業革命以來，溫室氣體濃度明顯增加，單單在二十世紀，大氣中的二氧化碳便增加了 25%！如果大氣層中的溫室氣體不斷增加，便會使溫室效應加劇，導致「全球暖化」的問題，對於整個生態環境及全球氣候造成深遠而不可預知的影響。[6,21]

瑞士科學家阿倫紐斯·斯萬，早在 1896 年就提出「人類的相關活動是造成地球持續暖化的主要原因」。1850～1950 年間，大氣中的二氧化碳含量由 280ppm（百萬分之280）增加到 310ppm，短短一百年內，就上升 15%。更令人吃驚的是，至 2005 年，二氧化碳含量已急升到 381ppm，在五十五年內就增加了 20%。這間接的反映了大規模工業化及農業、畜牧業擴張的結果。例如：從 1900 年的零汽車，增加到 2000 年的 7 億 7 千 5 百萬部；煤和石油的產量現今也比 1800 年增加了 350 倍；砍伐或燒毀森林來大規模開闢土地，以因應大量飼養牛、豬等牲畜，這些都使大氣中二氧化碳、甲烷、硫化氫的濃度大增。[4,8-11]

溫室氣體

溫室氣體種類

溫室氣體基本上共包括下列數種：二氧化碳、氧化亞氮、甲烷、氫氟氯碳化物類、全氟碳化物、六氟化硫、臭氧及水蒸氣等。由於水蒸氣及臭氧的時空分布變化較大，因此聯合國在 1997 年於日本京都所通過的〈京都議定書〉中，未將這兩種氣體納入考慮。[11,12-13]

溫室氣體的的含量及吸熱能力

根據美國太空總署戈達德太空研究院主任詹姆士・韓森博士等人所發表的數據顯示，由大氣中觀測，導致暖化的最主要因素，並不是二氧化碳的排放，而是吸熱能力比二氧化碳還強很多的其他溫室氣體。

韓森博士又特別指出：當我們談及不同溫室氣體導致暖化的潛力時，所定義的氣體，是指在未來一百年，其數量會導致暖化現象者。溫室氣體的含量及吸熱能力各不相同（見圖 41-1）。二氧化碳的數量最多，約占全球溫室氣體的 55%，但它的吸熱能力不是最高；甲烷約占全球溫室氣體的 15%，但單位吸熱能力比二氧化碳高 23 倍；氧化亞氮約占全球溫室氣體的 6%，然而其單位吸熱能力卻比二氧化碳高出 310 倍。氟氯碳化物占全球溫室氣體的 24%，其單位吸熱能力約是二氧化碳的 4,600 倍，是所有暖化氣體最高的。

　　研究發現，其他溫室氣體所造成的全球暖化問題，比二氧化碳還要嚴重。例如，甲烷所造成的全球暖化效應，就遠遠大過二氧化碳。因為除了甲烷溫室效應威力比二氧化碳強 23 倍外（以八年效應計算；但如以二十年效應來看，則強 72 倍），當大氣中的二氧化碳濃度增加了 31%，甲烷濃度卻已超過兩倍。簡言之，全球人為所致的暖化現象，幾乎有一半是甲烷排放所引起。[11,14,15-19]

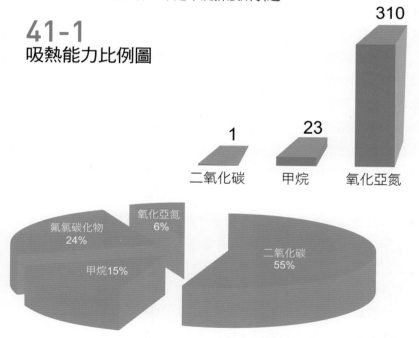

41-1
吸熱能力比例圖

310

1　二氧化碳

23　甲烷

氧化亞氮

氟氯碳化物
24%

氧化亞氮
6%

甲烷15%

二氧化碳
55%

大氣層中溫室氣體含量比例圖

氣候變遷進入紅色警戒

由「全球人道論壇」委託製作的研究報告，於 2009 年 5 月指出，目前氣候變遷每年影響三億人，十年內影響人數將達六億。因全球暖化所造成的經濟損失，每年也高達 1,250 億美元，遠超過先進國家提供的援助金額。此報告更預測，至 2030 年損失金額將達 3,400 億。氣候變遷帶來的饑荒、疾病、自然災害，每年奪走 31 萬人命。專家更預測，至 2030 年，每年死亡人數將攀升至 50 萬！

前聯合國祕書長安南表示：「氣候變遷是本世紀人類面臨到最大的人道危機，全球影響人數難以計量。其中受害最深的，都是原本就很貧窮的人；然而，他們卻都不是造成氣候變遷的主要元凶。」聯合國跨政府氣候變遷委員會主席帕卓里博士在 2008 年說：「假如在 2012 年前沒有任何行動的話，就太晚了。接下來的兩、三年是決定我們未來的關鍵時刻。」

聯合國氣候變化綱要公約執行秘書德布爾也指出：「在 2010 年可能會有多達五千萬人因氣候變遷、沙漠化與森林濫伐而流離失所。所以，全球暖化讓全球環境面臨人類有史以來最嚴重的威脅」。[8,11,20]

南、北極冰洋快速融冰、海平面上升

由於現存的冰洋、冰層可以反射 80～90% 的太陽輻射，具有下降空氣及海洋溫度的功能。所以冰層融化，不止造成海平面上

升、陸地減少等可怕的後果。更令人擔心的是，冰層融化會加速暖化，並形成惡性循環。根據估計，2007 年夏天北極格陵蘭冰層融化了 5,520 億噸，比歷年夏天平均融冰量多出 15%，就冰層縮小的區域而言，融冰面積相當於美國德州和新墨西哥州加起來的面積。光是 2006～2007 年間，北極的冰就融化將近一半！

根據 2008 年 1 月美國航太總署的氣候研究發現：「如依目前北極冰洋的融冰速度推算，北極冰洋將在西元 2012 年夏天完全融化！」這個發現大大超越 2007 年的推測。美國航太總署的氣象科學家齊瓦利更提出警告說：北極格陵蘭冰洋的冰層占全球總量的 1/12，如果全部融化，全球海平面估計將上升 6.7 公尺，全球約有 6 億 3 千 4 百萬人，將因土地被淹沒而成為環境難民！

在南極方面，早在 2005 年，太空總署的團隊就已經發現南極西部有很大面積的雪正在融化，且是過去三十年間，衛星觀測到最顯著的一次融雪。另外，2008 年 3 月的衛星照片也顯示，位於南極西部的威爾金斯冰棚已經開始崩解，目前消失的面積已經高達 414 平方公里，相當於七個曼哈頓的大小。[21-26]

島嶼、陸地消失

聯合國跨政府氣候變遷小組預測，南極西部冰層崩毀，會使海平面平均上升約 5 公尺，這個數值目前仍被廣泛引用。然而，如果南極冰層全部融化，全世界海平面上升幅度恐怕比預期更嚴重，北

美東岸海平面將會上升 6.4 公尺，比原先估計的更高 1.2 公尺，西海岸和邁阿密將面臨上升 6.7 公尺的海面。歐洲大部分海平面約上升 5.5 公尺，印度洋南方的國家也會面臨沿岸地區淹沒的危機。

事實上，大洋洲巴布亞紐幾內亞政府的約克公爵群島，只比海平面高出約 3.65 公尺。島嶼首長在 2000 年，要求一千多位居民遷居到地勢較高的島嶼，成為全球第一批因全球暖化導致海平面上升，家園被淹沒而被迫遷徙的居民。2001 年，西南太平洋的島國吐瓦魯，也因海平面上升，九個島上 12,000 的居民已經撤往紐西蘭。2005 年孟加拉波拉島、2007 年南太平洋的卡特雷特島及 2008 年南太平洋的吉里巴斯，為免遭海水吞噬也已開始撤島。2009 年，印度東部孟加拉灣的桑德班斯三角洲，有羅哈恰拉島等四座島嶼遭上升的海水淹沒，並造成 6,000 多戶人家流離失所。這些島嶼、陸地消失現象，更證實溫室效應對人類的威脅已經越來越明顯。如果再不加以遏阻溫室效應，全世界可能還會有數千萬居民將面臨相同處境，居住在臺灣島國的我們，自然也是首當其衝的氣候難民。[9,11,27-30]

洪水、乾旱及極端氣候引起糧食、水及資源缺乏

冰河是地球上最大的淡水庫，全球 70% 的淡水被儲存在冰河中。氣候變暖也導致冰河融化和退縮的速度不斷加快，這意味著數以百萬的人口將面臨洪水、乾旱以及飲用水減少的威脅。位於瑞士蘇黎世的世界冰河監測機構，追蹤監測了全球九大山脈的冰河，結果顯示這些

冰河一直在不斷消融，已經影響全球數十億人口之供水。

　　另外，聯合國已經列出世界上 158 處河流流域為潛在的戰爭衝突源泉，主要位於東非、中東和南亞。河流所在國的政府為了給人民以及工農業提供充足的水源，將來可能不惜引發戰爭。比爾・馬蓋爾教授在其新書《七年拯救地球》中也提出警告，在五年內，水資源短缺將會導致全球武力衝突的增加，且取代石油成為新的資源爭奪標的。

　　暖化會影響全球雨量的分布，極端氣候亦會因氣候轉變而出現得更頻繁，進而造成地球上的許多地區無法繼續開墾和種植。由於擔心出現供不應求的狀況，越南、印度、柬埔寨和埃及等世界多個主要大米出口國，紛紛祭出限制大米出口的措施，以首先保證滿足其國內需求。於是米價上漲，糧食危機日益升高。

　　而由於人類不當的飲食習慣，更對穀物的供應造成了進一步的壓力。例如，在美國，所有適合供人類消費的 1 億 5 千 7 百萬噸穀物、豆類和蔬菜蛋白，卻餵給牲畜，以生產僅 2 千 8 百萬噸動物蛋白的肉。如果捨棄肉品畜養，全世界的糧食將足以多供應二十億人的需求。[12,33-33]

甲烷、硫化氫毒氣釋出

　　吸熱能力比二氧化碳強 72 倍的甲烷是溫室氣體，同時，也是一種易燃、對人體有毒性的氣體。全世界蘊藏著巨量的甲烷，其主要

分布在西伯利亞沼澤、南北極冰原及海底中。只要釋放 1/10，就可毒害全人類及生物。西伯利亞或者加拿大等地的永久凍結帶一旦因全球暖化而解凍，將促使全球暖化加速，造成惡性循環及一發不可收拾的慘劇。根據 2008 年 9 月英國《獨立報》報導，科學家們已經發現，有數以百萬噸計的甲烷氣體，正從北極冰床底部及西伯利亞的永凍層中釋放到大氣中。

另外，根據賓州州立大學的地球科學家坎普與亞瑟建立的模型顯示，如果海中的含氧量下降，水中的環境會開始有利於深海厭氧細菌的繁殖，並製造大量硫化氫毒氣，並釋放到大氣中。他們的研究指出，二疊紀末期這種海水湧升流產生的硫化氫，足以使陸地與海洋的生物滅絕，但這些令人窒息的氣體不是唯一的殺手。因為美國西北大學格瑞高、瑞斯金博士認為：兩億五千萬年前（二疊紀與三疊紀之間）從海洋中噴湧而出的甲烷，導致 90% 海洋生物以及 75% 的陸地物種滅絕。瑞斯金博士指出：「歷史有可能重演！」暖化加速若未有效遏止，這種情況有可能在不久的未來再度發生。[34-39]

生物多樣性消失

生物多樣性指的是自然界中豐富的各樣生物。數之不盡的植物、哺乳動物、昆蟲、鳥類、魚類以及爬蟲類都很重要，因為自然界循環的所有生命，都相互依存。全球暖化也威脅生物多樣性，全球數處珊瑚礁系統已開始死亡，魚類因海洋酸化而受到衝擊，海洋

生物鏈已面臨平衡缺口。而陸地上，據五年前的數據顯示，每年有超過一萬種生物消失。專家更預言，到了 2050 年時，全球 1/4 的生物種類都將滅亡，其中包括北極熊以及企鵝等。[8,11,14,40-45]

疾病肆虐

氣候變化及急迫性在過去幾十年，對公衛、貧窮、感染及非傳染病而言，都形成不小的挑戰。特別對貧窮國家衝擊最大。例如：氣候改變會造成心血管疾病死亡率增加、一些熱帶地區的疾病（如瘧疾和登革熱等）會更加肆虐、衛生不良所造成之腹瀉、在沿海和內陸洪水的意外傷害、營養不良所大量增加整體疾病負擔、氣候溫暖增加病菌傳播的機會等。換言之，疾病模式和死亡率會完全改變，甚至造成死亡之大流行。[1-4]

畜牧業的巨大陰影

氣候變遷對人類和其群體影響深遠，然而，多數的人可能都忽略其實在過去被歌頌的「飲食文明」，正是這一波造成暖化幾近無法逆轉的凶手。正如上文所言，二氧化碳以外的其它溫室氣體是造成暖化的主因，而人類過度發展的「畜牧業」正是其它溫室氣體的最大來源。

2007 年 12 月由英國素食協會和歐洲素食聯盟所拍攝的紀錄短片「吞噬地球」（Devour the Earth），顯示肉品工業正為地球帶來

　　許多災難。在焚燒森林與牲畜排泄物兩相結合之下，促使更多溫室氣體排放至我們珍貴的大氣層中。因此肉食對人類、動物和地球生態系統，都有極大的，甚至是難以彌補的負面影響。

　　行政院環保署曾在 2009 年推廣「每天至少一餐素」以期能達到每人每天減碳一公斤的願景（表41-1）。而在瑞典的知名漢堡連鎖店「MAX」，則推出以植物雞豆球取代牛肉丸的蔬食漢堡，並在每一項餐點上標示清楚的碳排量，進而鼓勵消費者以「蔬食節碳」的目標。[46-48]

41-1	行政院環保署於2009年 多吃蔬食少吃肉的推廣行動	
時刻	行動(1人1日1KG 減碳生活實施中)	省碳數
早	鐵馬步行兼保健：500 公尺短程距離，不騎機車騎鐵馬。	32g
早	綠色採購看標章：選用環保標章的洗衣機，省能又省水。	19g
中	冷氣控溫不外洩：少開冷氣 1 小時。	637g
中	選車用車助減碳：同樣行駛 10 公里，選用油電車比汽油車更節能。	1285g
中	自備杯筷帕與袋：自備環保餐具與購物袋。	59g
晚	每週一天不開車：上下班來回 10 公里，每 1 公升汽油行駛 10 公里。	59g
晚	借用資源顧地球：每天回收一份報紙。	59g
晚	隨手關燈拔插頭：隨手關螢幕、主機，別讓電腦一直保持待機狀態。	59g
憩	節能省水更省錢：電燈每天使用 8 小時，改用省電燈泡，以 11W 省電燈泡取代 60W 鎢絲燈泡。	249g

41-2 畜牧業所製造的溫室氣體
占各類溫室氣體的比例圖

產生大量甲烷及溫室氣體

2006 年，聯合國糧食及農業組織出版《畜牧業巨大的陰影》的評估報告白皮書，書中指出：「畜牧業產生的溫室氣體，占全球人為溫室氣體總量的 18%（按照 CO_2 當量計算），比起所有飛機、船舶、車輛等交通運輸業所占的 14 % 還要高。」最近在 2009 年 10 月，看守世界研究中心（World Watch Institute）首席環保顧問古蘭和安韓所發表的研究報告指出：「之前聯合國糧農組織，嚴重低估畜牧業產生的全球人為溫室氣體，經過科學方法的嚴格精密換算後，畜牧業及其副產品，每年製造 326 億噸碳排放量，占了全球溫室氣體總排放量的 51%。」

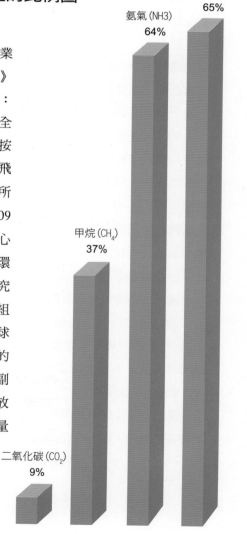

氧化亞氮 (N_2O)
65%

氨氣 (NH3)
64%

甲烷 (CH_4)
37%

二氧化碳 (CO_2)
9%

　　根據《新科學人》雜誌引用日本筑波市畜產草地研究所，一項由荻野曉史教授領導的研究發現：傳統畜牧牛隻所生產的食用牛肉，每生產一公斤的肉，會排放 36.4 公斤的二氧化碳，比開車三小時同時將家中所有電燈打開還多。換句話說，一頭牛一年所排放的二氧化碳，相當於一輛中型汽車跑 7 萬公里的排放量，這比繞地球行駛一圈半還要多。[32,49-59]

　　的確，畜牧業在人類活動增加的全球溫室氣體中，二氧化碳所排放的量占 9%，甲烷、氨（主要導致酸雨）和氧化亞氮卻分別高達 37%、64% 與 65%（見圖 41-2）。所以造成全球暖化的主要溫室氣體，2/3 是來自畜牧業！其中畜牧業所製造的甲烷，約 85% 源自牲畜的消化過程（打嗝、放屁），另外 15% 的甲烷排放來自儲存未處理過的牲畜排泄物。經計算，畜牧業一年可以製造約一億噸的甲烷，而且該數字仍在持續上升中。另外，氨及氧化亞氮則是由牛、羊、豬等牲畜的大量排泄物在分解過程時產生。[8,10,14,32,46]

破壞雨林與生態、消耗並汙染水資源

　　有超過300個專家指出：「如果我們失去森林，就無法遏止氣候變遷」。此外，表土的損耗更是歷史上許多文明消失的原因。在美國，表土損耗原因中有 85% 與畜牧業有關。聯合國農糧組織的多項報告顯示，為了從事農業和畜牧，全球平均每年有 1,600～1,700 萬公頃的森林消失，而其中作為種植牧草的農地，就占可耕地的 1/3，所

41-3 每年森林消失的平均面積及原因比例

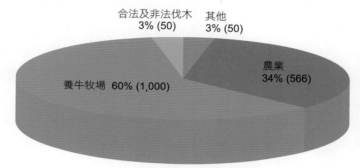

合法及非法伐木
3% (50)

其他
3% (50)

農業
34% (566)

養牛牧場 60% (1,000)

森林消失比例(萬公頃)

以畜牧業無疑是唯一最大的土地使用者（見圖 41-3）。根據科學家換算，為牧場需求而剷除的森林地，每年約製造 5 兆 2,910 億噸的二氧化碳排放量。畜牧業耗費了最大的資源，卻養活了最少的人類。根據統計，每消費一個漢堡，就有 6 平方公尺的雨林要被夷為平地，以種植牧草餵牛。正當天然森林以每年 1,300 公頃（每分鐘約 25 公頃）的速度消失，生物多樣性消失的速度也以等比的速度消失。

　　根據聯合國糧食與農業組織估計，農業用水量占全球 71%，工業用水占 20%，生活用水占 10%。但若包含種植飼料所消耗的水，畜牧業消耗全球 50% 的用水量，包括飲用水和清潔用水。乳牛也消耗了大量的水，因為乳牛每分泌一公升牛奶，就得先消耗近

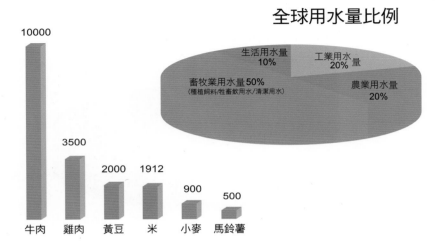

41-4 生產一公斤不同食物所需耗水量（公升）

九百九十公升的水（見圖 41-4）。所以，人類倘若放棄一磅牛肉或四個漢堡，那相當於六個月洗澡水的水量將被保存，不被畜牧業所消耗。此外，畜牧業所產生的全球乳 64% 乳的氨氣，也直接造成酸雨的形成，不容小覷，而其中大量的動物排泄物，更造成水資源的嚴重汙染。[8-10,14,25,27,32,46, 49-56,60-66]

41-5 生產一公斤不同的肉類或麵包所需消耗的糧食比較表

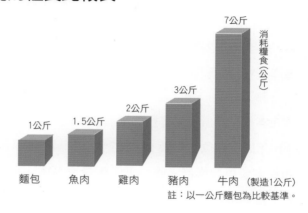

麵包　魚肉　雞肉　豬肉　牛肉 （製造1公斤）
1公斤　1.5公斤　2公斤　3公斤　7公斤

消耗糧食（公斤）

註：以一公斤麵包為比較基準。

消耗能源、浪費糧食

　　肉類是高碳飲食。生產一磅牛肉所需的石油，可用來生產40磅的大豆。如果全人類都是肉食者，石油儲量將於十三年內被用盡；但如果全人類都是素食者，能源危機將是 260 年後的問題。

　　美國農業部計算，一英畝地可收成約一萬公斤的馬鈴薯，若是用來栽種牛的飼料，同樣的地只能生產 75 公斤牛肉。上圖是依據美國國情，計算 1 公斤不同肉類和麵包在生產過程中所消耗的糧食比較表（見圖 41-5）。就聯合國資料統計，每五秒就有一位兒童因飢貧交迫而死亡，然而現今全球有 1/3 的穀物及超過 90% 的大豆，是被用來

餵養牲畜，事實上這些畜牧飼料足以餵飽 20 億人口。在美國，如果一年少消耗 10% 的肉類，就可以釋放出 1,200 萬噸穀類給人類食用，這個食物量可以餵飽 6,000 萬人；如果美國人平均每週只要吃一次素食，每年就可以拯救 1,600 萬挨餓的人。[25,46,50-56,60,62,66-68]

海洋生物鏈的破壞

　　為了滿足口腹之慾，更落入魚肉對身體較健康的迷思中，人類在本世紀無所不用其極的增加漁獲量。聯合國糧農組織（FAO）指出，過度捕魚的結果，已使全球 15 個重要漁區中的 11 個魚區，70% 重要魚類族群衰竭，下降數量更高達 10 萬公噸之多。據統計，拖網影響的範圍，比全世界每年「完全砍伐」的森林面積大 150 倍，導致整個海洋生物鏈已瀕臨瓦解。

　　由於海洋的漁獲量下降，大片的沿岸已被砍伐開墾成魚類養殖場，因而嚴重破壞了大自然的永續發展。更可怕的是，養殖魚類過程中，所有的化學添加物、魚排泄物、未吃完的飼料（含其它碾碎之魚類、多氯聯苯及戴奧辛）及抗生素，全部進入海洋中，造成其他野生魚及海洋生物的中毒。美國消費者聯合會發現，魚類含有其他有毒化學物，諸如 DDT、戴奧辛、農藥、殺蟲劑等，這些化學物質均是致癌物，亦造成人類腎臟損害、神經系統傷害、心智發展異常、胎兒受損及生育障礙等健康問題。[69-71]

素食、環保、救地球

　　蔬（素）食已被公認是拯救地球的最有效方法。例如，2007年諾貝爾獎得主聯合國跨政府氣候變遷小組主帕卓里博士說：「不吃肉、騎腳踏、少消費 —— 這是你能幫助遏止全球暖化的最好方式。」因此，當傳統飲食習慣已然躍升自然危機之首，蔬食的抉擇，已超越個人健康利益，它關係人類未來的共同命運，以及文明的永續發展。

　　所以在國內，政府也在「節能減碳十大無悔宣言」中的第八點明示：「多吃蔬食，少吃肉，一週吃素一天或三餐中有一餐吃素，減少畜牧業，減少碳排放。」國內立法院更在 2009 年 12 月底通過「週一無肉日」之提案，鼓勵所有政府機關及民間團體及個人從餐桌開始蔬食減碳，此舉實領先許多亞洲國家，並與歐洲城市在蔬食環保的觀念同步。

　　近年來由於社會各行各業的推廣，臺灣社會對於蔬食抗暖的意識已有提升。例如，教育部在 2010 年 3 月 11 日表示：已發文全國各縣市，鼓勵國中小營養午餐每週有一餐吃「蔬食」，以增進學生身體健康，也教導愛護地球。因此，當全球各界「對哥本哈根氣候變遷會議」結果失望之餘，此一有效且簡單的解決之道——「健康環保蔬食」，正在社會上蔚為風潮。以下科學數據比較，更可看出蔬食取代肉食的巨大差別。[27,72-78]

　　根據美國羅德爾協會進行最久的有機農耕研究發現，一個農夫在一公頃的土地上種植蔬菜、水果和穀類，可以餵飽 30 個人持續一年；如果換成生產雞蛋、牛奶或肉類，只能餵飽 5～10 個人。另外，2008 年 8 月德國食物觀察組織委託生態經濟研究所，進行德國農畜業的氣候衝擊研究，研究中依不同的飲食習慣分為三大族群：含肉、不含肉但含乳製品以及純植物性素食。三大族群再依有否採用有機之農產品細分成小族群，並進一步分析這幾種不同飲食習慣所造成的溫室氣體排放量。結果發現溫室氣體排放量由大而小（參見表 41-2）依序為：

　　1.吃肉品及傳統農畜產品（指施化肥與農藥者）的雜食者：每人每年因飲食所造成的溫室氣體排放量，相當於開 BMW 汽車（118d 型號）4,758 公里的排放量。

　　2.吃肉品及有機農畜產品的雜食者：每人每年因飲食所造成的溫室氣體排放量，相當於開車 4,377 公里，只減少了 381 公里。

　　3.不吃牛肉但吃其他肉類（如豬肉等）及傳統農畜產品的雜食者：每人每年飲食所造成的溫室氣體排放量相當於開車 4,209 公里。

　　4.一般奶素者（也就是不食用肉類，但喝牛奶或食用乳酪等乳製品）：每人每年飲食溫室氣體的排放量，大約比雜食者減

41-2　不同飲食習慣一年平均排放之溫室氣體

飲食三大族群	細分小族群	一年平均排放之溫室氣體量（以汽車行駛公里數為指標）
肉食	A　牛肉（傳統農畜產品）	4,758公里
肉食	B　牛肉（有機農畜產品）	4,377公里
肉食	C　其他肉類統農畜產品）	4,209公里
無肉但含乳製品	D1 奶素者（傳統飲食）	2,427公里
無肉但含乳製品	D2 奶素者（有機飲食）	1,978公里
純植物性飲食	E　全素者（傳統飲食）	629公里
純植物性飲食	F　全素者（有機飲食）	281公里

註：三個框區分三大族群，英文數字代表各個組別。

少一半，分別為 2,427 公里（傳統蔬果；D1）或 1,978 公里（有機蔬果；D2）。

5. 吃傳統全植物性的飲食（不吃肉類、牛奶、乳製品）者： 所減少的溫氣排放量極為顯著。每人每年因飲食所造成的溫氣排放量相當於開車 629 公里。

6. 只吃有機農產品的植物素者：每人每年因飲食所造成的溫氣排放量相當於開車 281 公里，是吃肉品及傳統農畜產品者排放量的 1/15。[9,11,37,50,52-53]

氣候變遷，是危機，也是轉機

暖化危機刻不容緩，南北極冰層疾速融化，造成海平面上升，在全球 18 個島嶼已經淹沒的同時，東南亞泰國沿海已逐步遭海水入侵，許多人民也已遷家三次。國內學者也曾模擬當海平面上升 6 公尺時，全球臺灣海拔 100 公尺以下的土地，將會有 25% 遭淹沒，「環境難民」高達 587 萬人。

根據聯合國的報告，過去一百年來，全球暖化使平均氣溫增加了 0.6 度，臺灣的平均溫度卻增加了 1.3 度，是全球平均值的兩倍。再以二氧化碳排放量來看，2007 年臺灣更排名全球第 13 名（每人平均一年排 12 公噸），是全球平均值的三倍，而排放量的年成長率，更高居全球第一。這些令人瞠目結舌的統計數字，一再督促著我們，應該積極面對暖化問題，以免淪為「環境難民」。

事實上，以人類當前現有的科技，並不足以及時扭轉氣候變遷。以改變飲食來換取更多緩衝時間，才是一個最有效的方案。因為採取蔬食，是人人皆可身體力行的。荷蘭環境評估委員會曾指出「全球改採素食生活，能大幅降低碳排，並減少 80% 的成本。」聯合國跨政府氣候變遷小組主席亦曾在 2008 年說：「假如在 2012 年前沒有任何行動的話，那就太晚了。因此接下來的兩、三年，是我們決定未來的關鍵時刻。」

　　前中央研究院院長李遠哲院士日前在參加一場全國青年討論會時表示，全球暖化的問題相當嚴重，「地球變成火星或金星並非不可能」。事實上，暖化的臨界點隨時可能到來，扭轉氣候變遷，不只是拯救地球，而是真正在拯救自己。

　　因此，這一場氣候變遷，是危機，也是轉機。誠如愛因斯坦說：「沒有什麼比素食更能改善人的健康，和增加在地球上的生存機會了。」所以只要我們大家都能力行環保、改採蔬食，不僅有益身體健康，還能扭轉暖化危機，並有助人類追求身心靈的平衡。我們必須領悟真正的文明，不在只追求科技發展或企圖征服自然，而是向大自然學習謙恭與和平的智慧。這樣的和平，必須先從餐桌的食物開始。[9-10, 25, 27, 53,79]

註1：「The Lancet」翻成「刺胳針」或「柳葉刀」，為歷史最悠久的醫學期刊之一，在醫學期刊中居於領導地位。根據 2006 年《科學期刊指南》（science citation index,SCI）的 IF（impact factor）評點，The Lancet 為 25.8，高居臨床醫學內科期刊類第二名。在學海無涯的科學領域中，一本期刊能被 SCI 收錄，就已經不容易，臺灣地區出版的 SCI 期刊 IF 大多在 1.0 以下，SCI IF 5.0 以上，便可算是重量級期刊，全球 IF 在 20.0 以上的科學期刊，總數不超過 30 本。[5]

註2：《時代》（Times）雜誌評選出的 2007 年度十大自然災害分別為：1. 孟加拉國熱帶風暴；2. 美國東南部大旱；3. 墨西哥大洪水；4. 美國颶風「費利克斯」；5. 印度尼西亞火山爆發；6. 南亞洪水；7. 朝鮮洪水；8. 祕魯地震；9. 希臘森林大火；10. 中國洪水。[7]

參考文獻

Chapter 1

01. Physicians Committee for Responsible Medicine: The New Four Food Groups. (Accessed at http://www.pcrm.org/health/veginfo/vsk/food_groups.html)
02. Messina V, Melina V, Mangels AR. A new food guide for North American vegetarians. Can J Diet Pract Res 2003;64:82-6.
03. (Accessed at http://mypyramid.gov/tips_resources/vegetarian_diets_print.html.)

Chapter 2

01. (Position of the American Dietetic Association: Vegetarian diets. Journal of the American Dietetic Association. 2009; 109 :1266-1282.)

Chapter 3

01. Pediatrics 1989; 84:475-81.
02. J Am Diet Assoc 2001; 101:670-7.
03. Pediatr rev 2004; 25: 174-6.
04. Pediatrics 2008; 121: 1062-8.
05. Pediatr Asthma Allergy Immunol 1993; 7:77-88.
06. Am J Clin Nutr 1999;70:579-85

Chapter 4

01. Cancer Epidemiol Biomarkers Prev 2009;18(4): 1050-1058.
02. Marshall University School of Medicine.
03. U.S. Centers for Disease Control and Prevention, 6/12/2009.
04. Journal of the American Dietetic Association. 2009; 109(7):1266-1282
05. J Natl Cancer Inst 2004; 96:1577-84.
06. Arch Intern Med 2009; 169:562-71.
07. 《臺北市醫師公會刊》2009; 53:26-9.
08. J Am Diet Assoc 2003;103:748-65.
09. British Journal of Cancer. London. 2009; 101:192-197.
10. Arch Pediatr Adolesc Med. 2002; 156:431-7.
11. J Am Diet Assoc. 2001; 101:670-7.
12. Physicians Committee for Responsible Medicine: Vegetarian Diets for Pregnancy.(http://www.pcrm.org/health/veginfo/pregnancy.html)
13. Southern Med J 1987; 80:692-7.
14. Am J Clin Nutr 1990: 51:656-7.
15. Pediatr Rev 2004; 25:174-6.
16. J Physiol 2009; 587: 3423-3424

Chapter 5

01. Arch Pediatr Adolesc Med 2002, 156:431-7.
02. 國際素食協會：素食學童青少年及青年的成長發育 (http://www.ivu.org/chinese/trans/children_big5.html)
03. Asia Pac J Clin Nutr 2008; 17:107-15
04. Public Health Nutr 2007; 10:436-42.
05. Public Health Nutr 2005; 8:870-5.
06. Osteoporos Int 2004; 15:679-88.
07. Proc Nutr Soc 2003; 62:889-99.
08. Am J Clin Nutr. 2009; 89:1638S-42S
09. Pediatrics 2005; 115: 736-43.
10. BMJ. 2007; 334:245.
11. Pediatr Clin North Am 1995;42:955-65.
12. J Am Diet Assoc 2007;107:72-8.
13. J Am Diet Assoc 2003; 103:748-65.
14. Am J Clin Nutr 1988; 48:880-3.
15. Nutr Res. 2008;28:430-6.
16. Am J Clin Nutr. 1990; 51:656-7
17. http://www.ivu.org/chinese/congress/2002/texts/veganinfants_big5.html
18. Ginekol Pol. 2008; 79:697-701
19. Horm Res 2005; 64:41-7.
20. Endocr Rev. 2003; 24:668-93.
21. Eat Weight Disord 2006;11:195-200.
22. Staying a Healthy Vegan(http://www.veganoutreach.org/health/stayinghealthyB5.html)
23. Food Nutr Bull. 2008; 29:S20-34.
24. Am J Clin Nutr. 2009; 89:693S-6S.
25. Am J Clin Nutr. 2009; 89:712S-6S

Chapter 6

01. 內政部社會司，2009。(http://sowf.moi.gov.tw/04/01.htm)
02. 行政院衛生署：〈老年期營養〉，2009。(http://nutri.tmu.edu.tw/networks/newpage167.htm)
03. 行政院衛生署國民健康局 (http://www.bhp.doh.gov.tw/)
04. 《護理雜誌》，2004;51(5): 10-4。
05. 《素食與腎臟病：腎臟與透析》，2002;14(4): 182-90。
06. Arch Intern Med. 2009; 169:562-571.
07. Nutr Rep Int. 1989;39:19-24.
08. J Am Coll Nutr. 1990;9:292-302
09. Washington, DC: National Academy Press; 1998.
10. Am J Clin Nutr. 2003;77:109-127.
11. J Am Diet Assoc. 2000;100:580-595.
12. Am J Clin Nutr. 1999;70:525S-531S.
13. Br Med J. 1996;313:816-817.
14. Am J Clin Nutr. 1999;70:516S-524S.
15. J Am Diet Assoc. 1991;91:447-453.

16. J Natl Cancer Inst 2004; 96:1577-84.
17. Gaithersburg, MD: Aspen Publishers; 1996.
18. J Am Med Assoc. 1979;242:2562-2571.
19. J Am Diet Assoc 2003; 103:748-65.
20. Am J Public Health. 1985;75:507-512.
21. Am J Clin Nutr. 1999;70:532S-538S

Chapter 7

01. Am J Clin Nutr 1988;48:754-61.
02. http://en.wikipedia.org/wiki/Dave_Scott_(triathlete)
03. http://video.google.com/videoplay?doc
   id=744765316519516434
04. http://www.thebeijingnews.com/news/
   sports/2008/08-08/021
05. J Am Diet Assoc 2009; 109:509-27.
06. Am J Clin Nutr 1999; 70:S570-5.
07. Peter Brukner & Karim Khan: Clinical Sports
   Medicine 1995, 483-509.
08. Sports Med 2003; 33: 615-31.
09. 《維生素全書》，商業周刊出版，2000 年。
10. Rehabilitation Medicine Principle & Practice, 1998.
11. Nutrition 2004;20(7):696-703

Chapter 8

01. In: Department of Health EY, R.O.C.(TAIWAN) ed.:
   Top ten leading causes of death; 2006.
02. Accessed at http://www.who.int/mediacentre/
   factsheets/fs297/en/index.html.
03. Epidemiology. 1992;3:395-401.
04. BMJ 1994;308:1667-70.
05. In. Washington, DC: American institute for cancer
   research; 2007.
06. Arch Intern Med 2009;169:562-71.
07. Arch Intern Med 2009;169:543-5.
08. Benbella Books; 2006.
09. 《救命飲食》（The China Study 中譯本），柯林．
   坎貝爾博士（Dr. T.Colin Campbell），柿子文化出
   版，2007 年。
10. Am J Clin Nutr 1999;70:532S-8S.
11. J Natl Cancer Inst 1989;81:1290-7.
12. Nutr Rev 2001;59:37-47.
13. JAMA 2005;293:172-82.
14. Cancer Lett 1985;26:139-44.
15. Am J Clin Nutr 1977;30:1781-92.
16. Am J Clin Nutr 1993;58:917-22.
17. Nutr Rep Int 1981;23:113-7.
18. Cancer Res 1999;59:5704-9.
19. Environ Health Perspect 1996;104:280-8.
20. Food Chem Toxicol 1998;36:879-96.
21. Food Chem Toxicol 1995;33:821-8.
22. J Agric Food Chem 1983;31:867-73.
23. Int J Cancer 1975;15:617-31.
24. J Natl Cancer Inst 1993;85:1571-9.
25. J Natl Cancer Inst 1998;90:1637-47.
26. Cancer Causes Control 2001;12:557-67.
27. J Natl Cancer Inst 2000;92:61-8.
28. J Natl Cancer Inst 1995;87:1767-76.
29. Proc Soc Exp Biol Med 1998;218:129-39.
30. Cancer Causes Control 1998;9:553-7.
31. Cancer Epidemiol Biomarkers Prev 2000;9:795-
   804.
32. Science 1998;279:563-6.
33. J Natl Cancer Inst 1994;86:281-6.

34. Nutr Rev 2007;65:391-403.
35. Urology 2004;63:259-63.
36. Cancer Epidemiol Biomarkers Prev 2002;11:1689-
   96.
37. Eur Urol 2003;44:8-16. Eur Urol 2004;46:271-2.
38. Nutr Cancer 1984;6:254-9.
39. Cancer 1986;58:2363-71.
40. Prev Med 1978;7:173-95.
41. J Natl Cancer Inst 2003;95:132-41.
42. J Natl Cancer Inst 2003;95:1079-85.
43. Cancer Epidemiol Biomarkers Prev 1997;6:573-81.
44. Neoplasma 1991;38:357-66.
45. Cancer 1994;74:1070-7.
46. Cancer 1985;56:2711-2.
47. In. Washington, DC: American Institute of Cancer
   Research; 1997.
48. Cancer Epidemiol Biomarkers Prev 2007;16:2664-
   75.

Chapter 9

01. 中華民國心臟學會 (http://www.tsoc.org.tw/)
02. 衛生署健康電子報，第 183 期。(http://www.doh.
   gov.tw/CHT2006/epaper/epaper_main.aspx)
03. Am J Clin Nutr 1999; 70:S516.
04. Circulation 1999; 99:779 -85.
05. Ann Nutr Metab 1994; 38:331-5.
06. Arch Intern Med 2004; 164:370 -6.
07. Arch Intern Med 2003;163:1099 -104.
08. Nutr Res 1995; 15:1223
09. J Nutr 1996; 126:2831.
10. Am J Clin Nutr 1999; 70:S504.
11. BMJ 1998; 317:1341-5.
12. Arch Intern 390-8. Med 2002; 162:1382-7.
13. JAMA 1999; 281:1387-94.
14. Ann Nutr Metab 1996; 40:243-51.
15. Ann Nutr Metab 1998; 42: 328-32.
16. Public Health Nutr. 2002; 5:645-54.
17. Am J Epidemiol 1974; 100:390-8.
18. Lancet.1983; 1:5-10.
19. BMJ 1986; 293:1468-71.
20. Hypertension. 2007; 50: 41-6.
21. Hypertension 1998; 32:293-7.
22. Am J Cardiol 2006; 97:380 -3.
23. Br J Nutr 1986; 56:555-60.
24. J Nutr 2004; 134:1181-5.
25. Am J Cardiol 2003; 92:1335-9.
26. Am J Epidemiol 2006; 163:222-31.
27. Am J Clin Nutr 2003; 78:920 -77.
28. JAMA 1998; 279:839-46.
29. Diabetes Care 1993;16: 434-44.
30. Br Med J 1977; 2:1307-14.
31. Diabetes Care 1997; 20:545-50.
32. Am J Clin Nutr 2000; 71:1455-61.
33. JAMA 1999; 282:1539-46.
34. Am J Clin Nutr 2002; 75:848-55.
35. Diabetes Care. 2006; 29:1777-83.
36. Am J Clin Nutr 1999; 70:S532-8.

Chapter 10

01. Neurology 2005;65:E17-8.
02. Physicians Committee for Responsible Medicine:
   The Major Killers of Americans: Research and

Prevention.(http://www.pcrm.org/health/prevmed/killers.html)
03. 衛生統計資訊網，96 年。(http://www.doh.gov.tw/statistic/index.htm)
04. JAMA 2000;283:2961-7.
05. Neurology 2005;65:1193-7.
06. JAMA 1995;273:1113-7.
07. JAMA 1999;282:1233-9.
08. Am J Clin Nutr 2002;76:93-9.
09. Am J Clin Nutr 2003;78:383-90.
10. Am J Clin Nutr 2003;78:57-64.
11. Stroke 2003;34:2355-60.

Chapter 11

01. Public Health Nutr 1998;1:33-41.
02. Diabetes Care 17:961-969, 1994
03. JAMA 282:1433-1439, 1999
04. N Engl J Med 2002;346:393-403
05. Prev Med 1999;29: 87-91.
06. Am J Clin Nutr. 1999;70(3 suppl):532s-538s.
07. Prev Med 2001;32:33-9.
08. Ann Intern Med 2002;136:201-9
09. Diabetes Care 27:2108-2115, 2004
10. Nutr Metab Cardiovasc Dis 9:87-95, 1999
11. Diabetologia 46:1465-1473,2003
12. Diabetes Care 25:417-424, 2002
13. Arch Intern Med. 2004;164:2235-2240
14. Mutat Res 443:129-138, 1999
15. Diabetes 35:866-872, 1986
16. Diabet Med. 1994;11:656-662.
17. Diabetes Care 25:1898-1899, 2002
18. Proc Natl Acad Sci U S A 99:15596-15601,2002
19. J Am Coll Cardiol. 2003;41:1071-1077.
20. Metabolism. 1998;47:1477-1480.
21. Diabetes. 2002;51:2082-2089
22. Diabetologia 44:805-817, 2001
23. DiabetesCare 1:62-68, 1998
24. Br J Nutr 86:515-519, 2001
25. JAMA 291:711-717,2004
26. Diabetes Care 1993;16: 434-44.
27. Br Med J 1977;2:1307-14.
28. Diabetes Care 1997;20:545-50.
29. Am J Clin Nutr 2000;71:1455-61.
30. JAMA 1999;282:1539-46.
31. Am J Clin Nutr 2002;75:848-55
32. Am J Clin Nutr 1999; 70(suppl):464S-74S.
33. JAMA 1985;254:1337-41.
34. Metabolism 2001;50:494-503
35. Adv Exp Med Biol 1979;119:263-73.
36. Diabetes Care 1983;6: 268-73.
37. Diabetes Care 1982;5:370-4.
38. Diabetes Care 1994;17: 1469-72
39. Diabetes Care 29:1777-1783, 2006
40. N Engl J Med 2001;344:3-10.
41. Am J Clin Nutr 2002;76:365-72.
42. Am J Clin Nutr 1998;68(suppl):1347S-53S.
43. J Diabet Complications 1991;5:140-2.
44. Kidney Int 1990;38:136-44.
45. Clin Nephrol. 2005;64:1-11
46. J Nutr Med 1994;4:431-9.
47. N Engl J Med 2000;342:1392-8.
48. Appetite 1990;15:115-26..
49. Washington, DC: US Food and Drug Administration, 2001:15343-4. (Docket no. 95P-0197.)
50. Washington, DC: US Food and Drug Administration, 1998. (Docket no. 96P-0338.)
51. Final rule. Fed Regist 1999:64; 57700-33.
52. Washington, DC: US Food and Drug Administration, 2000. (Docket nos. 00P-1275 and 00P-1276.)
53. N Engl J Med 1995;333:276-82.
54. J Nutr 1997;127:1973-80.
55. Am J Clin Nutr 2000;71:472-9.
56. BMJ 2000; 320:861-4.
57. Am J Clin Nutr 2000;71:401-2.
58. Metabolism 2002;51:1596-604.
59. J Am Coll Nutr 1998;17:285-90.
60. J Am Coll Nutr 1992;11:126-30.
61. Arch Intern Med 2000;160:1154-8
62. N Engl J Med 1993;328:603-7.
63. J Am Coll Nutr 1999;18:229-32.
64. Lipids 1997;32:687-95.
65. J Nutr 2001;131:2275-9.
66. Am J Clin Nutr 2003;77:1379-84.
67. Circulation 2002; 106:1327-32.
68. Proc Soc Exp Biol Med 1966;123:321-6.
69. Lancet 1976;2:172-4.
70. Ann Intern Med 1977;86:20-3.
71. Diabetes Care 2000; 23:1461-6.
72. JAMA 1997;277:472-7.
73. Am J Clin Nutr 1995;62(suppl):212S-21S.
74. Am J Clin Nutr 2002;76:266S-73S.
75. Am J Clin Nutr 2000;71:1455-61.
76. Ann Oncol 2001;12:173-8.
77. Ann Oncol 2001;12:1533-8.

Chapter 12

01. Am J Clin Nutr 1993 58: 354-59.
02. Nutr Rep Int 1983; 28:1375-83.
03. Eur J Clin Nutr 2008; 62 :138-44.
04. J Formosa Med Assoc 1966; 65:65-77.
05. Am J Med 1964; 36:269-76.
06. Lipids Health Dis 2006, 5:14.
07. Am J Clin Nutr 1978; 31:1131-42.
08. J Chron Diseases 1973; 26:265.
09. Arch Intern Med 1968; 121:414.
10. Am J Card 1998; 82:18T-21T.
11. JAMA 2000; 283:2109-15.
12. Public Health Nutr 1998; 1:33-41.
13. JAMA 2000; 84:311-8.
14. J Am Coll Nutr 1998; 17:425-34.
15. Am J Clin Nutr 1978;31:1312-21.
16. Lancet 1990; 336:129-33.
17. Diabetes Care 2006; 29:1777-83.
18. Arch Intern Med 2009; 169:562-71
19. Circulation 2000; 102:2284-99.
20. Washington, DC:US Food and Drug Administration; 2000. Docket 001- 1275, OOP-1276.
21. Washington, DC:US Food and Drug Administration; 2001:15343-15344. Docket 95P-0197.
22. Washington, DC: US Food and Drug Administration; 1998. Docket 96P-0338.
23. US Food and Drug Administration. 64 Federal Register 57699-57733 (1999).
24. JAMA 2001; 285:2486-97.

Chapter 13

01. 維基百科：肥胖症 (http://en.wikipedia.org/wiki/

Obesity)
02. http://www.emedicinehealth.com
03. Int J Obes Relat Metab Disord 2003; 27:728-34.
04. BMJ 1996; 313:816-7.
05. Int J Obes Relat Metab Disord 1998; 22:454-60.
06. Am J Med 2005; 118:991-7.
07. J Am Diet Assoc 2003; 103:748-65.
08. Med Hypotheses 1999; 53:459-85.

Chapter 14

01. Diabetes Care 1991;14:173-94.
02. N Engl J Med 1991;325:938-48.
03. Diabetes 1988;37:1595-607.
04. Circulation 2002;105:576-82.
05. Eur J Clin Nutr 2004;58:312-6.
06. Eur J Nutr 2006;45:52-4.
07. Am J Med 2005;118:991-7.

Chapter 15

01. Pediatr Allergy Immunol 2007;18:441-7.
02. J Physiol Anthropol Appl Human Sci 2000;19:225-8.
03. J Physiol Anthropol Appl Human Sci 2001;20:353-61.
04. J Allergy Clin Immunol 1982;70:452-7.
05. J Invest Dermatol 1995;105:84S-8S.
06. J Asthma 1985;22:45-55.

Chapter 16

01. http://www.doh.gov.tw/CHT2006/DM/DM2_2.
    aspx?now_fod_list_no=10642&class_
    no=440&level_no=3 (98.7.6)
02. Curr Opin Clin Nutr Metab Care 2008;11:275-80
03. Digest Liver Dis 2001; 33:492-500.
04. BMJ 1985; 291:11-12.
05. Gut 1988; 29: 1511-1515.
06. Am J Med 2006;119:760-767.

Chapter 17

01. Bristol, UK: Wright; 1974.
02. Gut 1964;5:412-9.
03. J Gastroenterol Hepatol 1998;13:1050-7.
04. Gastroenterology 1976;71:45- 50
05. Scand J Gastroenterol 1985;20:330-4.
06. Gut 1990;31:993-6.
07. Am J Epidemiol 1997;145:42-50.
08. Free Radical Biology & Medicine 007:42:510-518
09. Br J Med 1986;293:666.
10. Postgrad Med J 1978;54:6-9.
11. Lancet 1982;2:736-9.

Chapter 18

01. (Accessed at digestive.niddk.nih.gov/ddiseases/
    pubs/diverticulosis)
02. (Accessed at en.wikipedia.org/wiki/Diverticulosis)
03. (Accessed at emedicine.medscape.com/
    article/367320-overview)

04. Am J Clin Nutr 1994; 60:757-64.
05. Lancet 1979;1:511-4.
06. Gut 1985;26:541-3.
07. J Am Diet Assoc 2008;108:1716-31.

Chapter 19

01. Nursig Research 1994; 43:357-61.
02. Gut 2001; 48:20-7.
03. J Clin Gastro-enterol 2002; 35:S12-23.
04. Lancer 1998; 352:1187-9.
05. Gastroenterology 2001;120;652-68.
06. Gastroen-Terology 1994; 2:50-60.
07. Br J Nutr 1989; 43:155.
08. Gastroenterol 1980; 2:175-84.
09. Gastroenterology 1990; 98:66-72.
10. Am J Gastroenterol 2001; S321-2.

Chapter 20

01. Lancet 1992;339:1131-4.
02. Blood Purif 1989;7:33-8.
03. Nephron 1996;74:390-4.
04. Nephron 1998;79:173-80.
05. J Ren Nutr 2002;12:32-7.
06. Nephrol Dial Transplant 2006;21:2239-46.
07. N Engl J Med 1993;328:833-8.
08. Am J Clin Nutr 1994;59:1356-61.
09. Ann Intern Med 1997;126:497-504.
10. N Engl J Med 1993;328:880-2.
11. J Clin Endocrinol Metab 1988;66:140-6.
12. J Chronic Dis 1979;32:469-76.

Chapter 21

01. Ann Intern Med 2005; 143:499-516.
02. Am Fam Physician 2007; 76:801-8.
03. 食品資訊網：國民營養調查 (http://food.doh.gov.tw/
    foodnew/research/NationalResearch.aspx)
04. N Engl J Med 2004;350:1093-103.

Chapter 22

01. Cephalalgia 2000;20: 566-72.
02. Arch Intern Med 1999; 159(8): 813-8.
03. 《基層醫學》2007；22:85-88。
04. http://www.scienzavegetariana.it/utrizione/pcrm/
    pcrm_migraine.html
05. Lancet 1983; 2:865-9.
06. Lancet 1988; 2:189-92.
07. Headache 1994; 34:544-6.
08. Headache 1994; 34:590-2.

Chapter 23

01. J Epidemiol Community Health 2001;55:399-403.
02. Lancet 1993;341:75-9.
03. Am J Psychiatry 2007;164:861-7.
04. Acta Med Okayama 2009;63:9-17.
05. J Am Diet Assoc 2008;108:1461-71.
06. Neuroepidemiology. 1993;12:28-36.

Chapter 24

01. Primary Neurologic Care. St. Louis: Mosby; 2001.
02. Neurology 1988; 38:645-6.
03. Chinese Medical Journal (English) 1991; 104:960-4.
04. Neuroepidemiology 1993; 12:208.
05. Med Hypotheses 2001; 57:323.
06. Med Hypotheses 1999; 53:459-85.
07. Br J Cancer 2000;83:97.
08. Neuroscience Letter 1993;154:1-5.
09. Exp Neurol 1999;155:302-14.
10. J Neurol Neurosurg Psychiatry 1995;58: 293-9.
11. Tidsskr Nor Laegeforen 2000(120):576-8.
12. National Multiple Sclerosis Society.(http://www.nationalmssociety.org/index.aspx)
13. Lancet 1994; 344:1072-3.
14. Archives of Neurology 1999; 56:1138-42.
15. Arch Neurol 2009;66:173-9.
16. Annual Neurology 1994;35:280-9.
17. Lancet 2007;370:363-4.
18. Lancet 2007;370:389-97.
19. Rudick R, Goodkin, D. Treatment of multiple sclerosis: trial design, results and future perspectives (editors). London: Springer-Verlag; 1992.
20. Lancet 1991; 336:37-9.
21. Nutrition 1991; 7:368-76.
22. N Z Med J 1976; 83:427-30.
23. Neuroepidemiology 1992; 11:304-12.
24. Lancet 1974;2:1061-6.
25. J Immunol 2001;166:4751-6.
26. Neurology 1997; 49:S55-S60.
27. The McDougall Newsletter: 2009; http://www.drmcdougall.com
28. Am J Clin Nutr 2009; 89:S1638-42.
29. Med Hypotheses 2009; 72:125-8.
30. Am J Clin Nutr 2009; 89:S1699-703.

Chapter 25

01. 中華民國骨質疏鬆症學會：骨質疏鬆防治指引 (http://www.toa1997.org.tw/index.php?page_id=9bf31c7ff062936a96d3c8bd1f8f2ff3)
02. 骨質疏鬆症照護網 (http://www.bonecare.com.tw)
03. J Bone Miner Res 1996;11:1019-25.
04. BMJ 2001;323 :795-7.
05. Medical hypotheses 2005; 6:552-58.
06. Bone 1998; 23:378-92.
07. Am J Clin Nutr 1994;59(suppl):1238s-41s.
08. J. Nutr.2000; 130: 216-20.
09. Nutrition Reviews 1995; 53:71-4.
10. Am J Clin Nutr 1988;48:837-41
11. Osteoporosis Int. 2009; 7
12. J Clin Endocrinol 1988;66:140-6.
13. J Am Coll Nutr 1991;10:308-14.
14. Proc Soc Exp Biol Med 1992; 200:149-52.
15. 《救命飲食》（The China Study 中譯本），柯林‧坎貝爾博士（Dr. T.Colin Campbell），柿子文化出版，2007 年。
16. Am J Epidemiol 1988；127：145-49.
17. Am J Publ Health 1997;87:992-7.
18. 衛生署食品衛生處臺灣地區食品營養資料庫 (http://www.doh.gov.tw/CHT2006/DM/DM2.aspx?now_fod_list_no=602&class_no=3&level_no=4)
19. 行政院衛生署國人膳食營養素參考攝取量，91 年修訂版。
20. J Am Coll Nutr 2000 Apr;19(2 suppl): 83s-99.
21. J Nutr 1993;123:1615-22.
22. J Clin Endocrinol 1988;66:140-6.
23. J Am.Coll Nutr 1991;10:308-14.
24. Calcif Tissue Int 1992;50:14-8.
25. N Engl J Med 1994; 330:387-92.
26. J Nutr 1993;123:1611- 4.

Chapter 26

01. 中華民國類風濕性關節炎之友協會 (http://www.raag.org.tw/index2.php)
02. Lancet 1991; 338:899-902.
03. Scan J Rheumatoid 1995; 24:85-93
04. Ann Rheum Dis 1983; 42:45-51.
05. Scand J Rheumatol 2001; 30:1-10
06. Sobel D. Arthritis: What Works. New York, St. Martin`s Press, 1989
07. Scand J Rheumatol 1979; 8:249-55.
08. Scand J Rheumatol 1986; 15:219-23.
09. J Altern Complement Med 2002; 8:71-5.
10. Rheumatology 2001; 40:1175-9.
11. Toxicology. 2000; 155:45-53.
12. Clin Exp Immunol 1971; 9:677-93.
13. Acta Med Scand 1968; 184:395-402.
14. Br J Rheumatol 1994; 33:638-43.
15. Am J Clin Nutr 1991; 53:362S-9S.

Chapter 27

01. Oakland New Harbinger; 1996. P.8.
02. Scand J rheumatol 2000; 29:308-13.
03. BMC Complementary and Alternative Medicine 2001; 1:7
04. Bangladesh Med Res Counc Bull 2000; 26:41-7.
05. Plant Foods Hum Nutr 1993; 43:55-61.
06. Toxicology 2000; 155:45-53.

Chapter 28

01. Gynecol Endocrinol 1989; 3:71-94.
02. American Family Physician 2005; 71:285-91.
03. Obstet Gynecol 2000; 95:245-50.
04. Physicians Committee for Responsible Medicine: Using Foods Against Menstrual Pain. (http://www.pcrm.org/health/prevmed/menstrual_pain.html)
05. J Natl Cancer Inst 1990; 82:129-34.
06. Am J Clin Nutr l994; 60:887-94.
07. Am J Obstet Gynecol 1996; 174:1335-8.

Chapter 29

01. Obstet Gynecol 1995;85:304-313.
02. JAMA 2002; 288:334-41.
03. JAMA 2002; 288:49-57.
04. JAMA 2002; 288:321-33.
05. JAMA 2004; 291:2947-58.
06. Kaohsiung J Med Sci 2003; 19:257-69.
07. Maturitas 1999; 33:219-27.
08. Maturitas 2002; 41:275-82.
09. Menopause 2005; 12:250-57.

10. Ann Pharmacother 2004; 38:1482-98.
11. Cult, Med, and Psychiatry. 1986; 10:47-71.
12. Berlin: Springer, 1985:255-8.
13. Am J Clin Nutr 1994;59:1356-61.
14. Am I Clin Nutr 1993:58:398-406.
15. Am J Clin Nutr. 2001; 73:118-22.
16. J Gerontology 2000; 55: 585-92.
17. Am J Clin Nutr. 1999; 70:S543-8.
18. NIH. Osteoporosis in Asian-American women. National Institute of Health Osteoporosis and Related Bone Diseases, 2002.
19. J Bone Miner Res 1996; 11:1019-1025
20. J Formosan Med Assoc 1997; 96: 802-5.
21. BMJ 2001: 323:795-7.
22. Osteoporosis Int 2005; 16:799-804.
23. Am J Epidemiol 2005; 161: 239-49.
24. Arch Intern Med 2009; 169: 562-71.
25. Arch Intern Med 2009; 169:543-5.
26. Rockville, MD: U.S. Department of Health and Human Services, Office of the Surgeon General, 2004.
27. J Bone Miner Metab 2005; 23:506-13.
28. Am J Clin Nutr 2001; 74:694-700.
29. N Engl J Med. 1994; 330:387-92.
30. Osteoporos Int 2002; 13:663-8.
31. QJM. September 1999; 92:531-44.
32. J Gen Intern Med 2005; 20:1026-31.
33. Maturitas 2005; 52:11-17.

Chapter 30

01.《救命飲食》（The China Study 中譯本），柯林‧坎貝爾博士（Dr. T.Colin Campbell），柿子文化出版，2007 年。
02. 美國責任內科醫生委員會 (http://www.pcrm.org/index.html)
03.《新素食主義》，野萍，有名堂出版，2008 年。
04.《淡味與養生》，現代養生汪寶樹，2005(03)。
05.《氣的樂章》，王維工，大塊文化出版，2002 年，頁 26。
06. U.S. Food and Drug Administration. Food labeling: health claim; soluble fiber from whole oats and risk of coronary heart disease. Washington, DC: US Food and Drug Administration,1998. (Docket no.96P-0338.)
07. U.S. Food and Drug Administration. Food labeling: health claim; soy protein and coronary hear disease. Final rule. Fed Regist 1999; 64:57700-33.
08. U.S. Food and Drug Administration. FDA authorizes new coronary heart disease health claim for plant sterol and plant stanol esters. Washington, DC: US Food and Drug Administration, 2000. (Docket nos.00P1275 and 00P-1276.)
09. Fahrenbach MJ, Riccardi BA, GrantWC. Hypocholesterolemic activity of mucilaginous polysaccharides in White Leghorn cockerels. Proc Soc Exp Biol Med 1966; 123:321-6.
10. Pereira MA, OReilly E, Augustsson K, et al. Dietary fiber and risk of coronary heart disease: a pooled analysis of cohort studies. Arch InternMed. 2004; 164:370-6.
11. NagyováA, Kudlaêkova' M, granèièova E, Magalová T. LDL oxidizability and antioxidative status of plasma in vegetarians. Ann Nutr Metab 1998; 42:328-32.

12.〈飲食改善情緒〉,《食品與健康》,汪寶樹,2007(06)。
13.《五色蔬果健康全書》,吳映蓉,臉譜文化出版,2006 年。
14.《《論語》中的營養觀》,《消費導刊》,鄭瑛珠,2008(12)。
15.《新世紀飲食》,約翰羅賓斯,琉璃光出版,1994 年。
16.〈淺析少林素食規律對當代人養生的啟示〉,《甘肅中醫》,明海霞、王一強、劉喜平、金戈,2008(12)。
17.〈清淡得真性正味〉,《東方食療與保健》,王東、邢文君,2008(06)。
18.《《內經》飲食觀淺析》,《安徽中醫學院學報》,王敏,2006(05)。
19.《黃帝內經》,（唐）王冰,中醫古籍出版社,2003 年。
20.《孫真人千金方》,（唐）孫思邈,人民衛生出版社,2000 年。
21.《丹溪醫集》,朱丹溪（元）,人民衛生出版社,2001 年。
22.《神農本草經校注》,錢超塵,學苑出版社,2008 年。

Chapter 31

01. J Am Diet Assoc 2002; 102: 354-60.
02. Nutrition, 2nd ed., 2004.
03. Human Pharmacology, molecular to clinical, 3rd ed., 1998.
04. Essentials of human nutrition, 2nd ed., 2002.
05. Goodmand and Gilman's the Pharmacological Basis of therapeutics, 11th ed., 2006.
06. JAMA 1998; 279: 392-3.
07. JAMA 1993; 270: 2693-8.
08. Review of Medical Physiology, 22nd ed., 2005.
09. Basic & Clinical Pharmacology, 10th ed., 2007.
10.《懷孕蔬食實典》,荷莉‧羅伯茲著,柿子文化,2005 年。
11. The Dietitian's Guide to Vegetarian Diets: Issues and Applications. 2nd ed., 1996.
12. Ann Nutr Metab 2000; 44: 229-34.
13. http://veggie-ec.blogspot.com/2009/04/b12.html
14. http://www.godsdirectcontact.org.tw/ch/news/151/index.htm
15. Am J Dis Child 1958; 96: 532-3.
16. Dietary Reference Intakes for Thiamin, Riboflavin, Niacin, Vitamin B6, Folate, Vitamin B12, Pantothenic Acid, Biotin, and Choline. by Food and Nutrition Board, Institute of Medicine, USA. 1998.
17. http://www.gtv.com.tw/Program/B051420040518U
18. Clin Chem 2001; 47: 1094-101.
19. Clinica Chimica Acta 2002; 326: 47-59.
20. Am J Clin Nutr 2000; 19:781-8.
21. Am J Clin Nutr 1994; 59:S1213S-22.
22. Am J Clin Nutr 1994; 59(suppl):1213S-22S.

Chapter 32

01.〈今日新聞〉新聞報導 (http://www.ettoday.com/2005/03/31/327-1772012.htm)
02. Basic & Clinical Pharmacology, 10th ed, 2007.
03.《營養素辭典鐵》,蕭寧馨著,2003。(http://food.doh.gov.tw/foodnew/library/Dictionary/Dictionary_b.aspx)

04. http://tw.myblog.yahoo.com/tunghai-24chemeng/archive?l=f&id=18
05. Review of Medical Physiology, 22nd ed, 2005.
06. Lehninger Principles of Biochemistry, 5th ed., 2008.
07. the mechanisms of body function, 10th ed., 2006.
08. J Clin Invest 2001; 107:1339-45.
09. Color Atlas of Pathophysiology, 1st ed, 2000.
10. Iron deficiency anaemia, by WHO, 2009.(http://www.who.int/nutrition/topics/ida/en/index.html)
11. WHO Global Database on Anaemia, 2008. (http://whqlibdoc.who.int/publications/2008/9789241596657_eng.pdf)
12. J Nutr 2001; 131:563S.
13. Color Atlas of Physiology, 3rded, 1986.
14. Bickley S. Bates' guide to Physical Examination and History Taking, 9th edition, 2007.
15. Iron deficiency and impaired child development, Pediatrics 2001; 105: e51.
16. Pediatrics 2000; 105: E51.
17. J Nutr Health Aging 2006; 10: 377-85.
18. Archivos latinoamericanos de nutrición 1999; 49:S34-9.
19. J Am Diet Assoc 2001; 101:1308-9.
20. Pediatr Res 2000; 48:169-76.
21. The Washington Manual of Medical Therapeutics 2007; 32st ed.
22. 行政院衛生署 (http://www.doh.gov.tw/CHT2006/DM/DM2.aspx)
23. The Dietitian's Guide to Vegetarian Diets: Issues and Applications. 2nd ed., 1996.
24. Am J Clin Nutr 1999; 69:944-52.
25. Am J Clin Nutr 2000; 71:94-102.
26. Am J Clin Nutr 2002; 76:100-6.
27. Am J Clin Nutr 1999; 70:353-8.
28. Eur J Clin Nutr 1994; 48:538-46.
29. J Am Coll Nutr 1995; 14:463-72.
30. N Z Med J 1998; 111:91-4.
31. Am J Clin Nutr 1999; 70:S586-93.
32. Nutr Rev 1997; 55：111-24.
33. Am J Clin Nutr 2000 ;71: S257-64.
34. Nutrition, 2nd ed, 2007
35. Am J Clin Nutr 2000; 71:1147-60.
36. Br J of Nutr 2001; 85:S181-5.
37. Am J Clin Nutr 2002; 76:156-64.
38. Am J Clin Nutr 1998; 67:S722-33.
39. Arch Pediatr Adolesc Med 2002; 156:143-437.
40. New developments in dietary fiber: physiological, physicochemical, and analytical aspects, 1st ed, 1990.
41. Nutr Res 1995; 15:733-54.
42. Am J Clin Nutr 1999; 70:240-6.
43. Ann Trop Pediatr 2002; 22:133-6.
44. Nutr Health 2001; 15:113-20.
45. Br J Nutr 1988; 59:205-13.
46. Am J Clin Nutr 1990; 51:873-80.
47. J Nutr 1996; 126:S1159-64.

Chapter 33

01.《人體生理學──由細胞衛接系統導讀》，合記圖書出版公司。
02. 衛生署食品衛生處 (http://food.doh.gov.tw)〈食物營養素辭典──鈣〉。
03. Am J Clin Nutr 1994;59(suppl):1238s-41s.
04. Am J Clin Nutr.1990;51:656-7.

Chapter 34

01. Am J Clin Nutr 2003;78:640S-646S.
02. Cardiovasc Drugs Ther 1997;11:485-491.
03. Am J Med 2002;112:298-304.
04. Rev Environ Contam Toxicol 2009;198:111-132.
05. J Am Diet Assoc 2003;103:748-765.
06. J Nutr 1996;126:3032-3039.
07. Can J Diet Pract Res 2003;64:82-86.
08. Joint WHO/FAO Expert Consultation on Diet, Nutrition and the Prevention of Chronic Diseases. (http://www.who.int/hpr/nutrition/26Aprildraftrev1.pdf)

Chapter 35

01. Federal Register 200;CFR Parts 210,215,220,225, & 226;12429-12442
02. Nutr Rev. 1970;28:223-226
03. 素食者的飲食經典：六大類營養素的簡介及其重要性 (http://www.dharma.com.tw/X1Chinese/D32Health/H215.htm)
04. Energy and protein requirements. Report of joint FAO/WHO/UNO expert consultation. Geneva: WHO 1985.(WHO Tech rep ser no 724)
05. Staying a Healthy Vegan(http://www.veganoutreach.org/health/stayinghealthyB5.html)
06. 行政院衛生署食品衛生處：臺灣地區食品營養成分資料庫 (http://www.doh.gov.tw/FoodAnalysis/ingredients.htm)
07. http://www.dietbites.com/Foods-Nutrition-Index/human-milk.html
08. Boca Raton, FL: CRC Press 1991;107-19
09. J Am Diet Assoc 1991;91:828-35
10. Boca Raton, FL: CRC Press 1992;75-83
11. Jam Oil Chem Soc. 1985;68:689-693
12. J Nutr.1983;113:2492-2497
13. J Nutr.1983;113:2485-2491
14. J Nutr 1975;105:534-542
15. Food and Agriculture Organization/World Health Organizationy. Protein quality evaluation. Report of joint FAO/WHO expert consultation. Rome: Food and Agriculture Organization 1991.(FAO food and nutrion paper No.51）
16. Clin Sci(Colch).1990;79:331-337
17. Eur J Clin Nutr. 1988;42:367-393
18. Markakis P.The nutritive quality of potato protein. In: Friedman M, ed. Protein Nutritional Quality of Foods and Feeds.New York: Dekker;1975
19. Biochem J.1928;22:258.
20. AM J Clin Nutr .1967;20:825-833
21. Am J Clin Nutr.1971;24:318-323
22. Am J Clin Nutr 1971;24:324-328
23. Washinton,DC:National Academy Press,2002
24. AM J Clin Nutr .2000;72:112-121
25. AM J Clin Nutr.1961;9:478-514
26. Cereal Sci Today.1961;7:325.
27. Food and Agricultural Organization (FAO).Protein Quality Evaluation. Rome,Italy;1990
28. Food Technol .1994;48:74-77
29. J Am Diet Assoc.2003;103;748-76.
30. Gaithersburg, MD:.Aspen Publishers; 1996.
31. http://apps.fao.org/defult.htm
32. J Am Diet Assoc.1999;99:813-820
33. Br J Nutr.2003;90:249-260

34. 美國責任醫學醫師委員會（PCRM）(http://www.pcrm.org/)
35. 衛生署食品資訊網食品營養成分查詢系統 (http://food.doh.gov.tw/foodnew/library/Library02.aspx)
36. 《救命飲食》（The China Study 中譯本），柯林‧坎貝爾博士（Dr. T.Colin Campbell），柿子文化出版，2007 年。
37. Annu Rev Nutr.1998:385-411
38. J Nutr.1999;129:969-979
39. Br J Nutr.2000;83:505-512
40. Am J Clin Nutr 1994;59:1203s-1212s
41. J Nutr.1961;74:461-465

Chapter 36

01. 〈國民營養健康狀況變遷調查，1993-1996，臺灣地區成人攝取的食物總重量、總熱量及三大營養素的食物來源〉。
02. 〈國民營養合著健康狀況變遷調查：臺灣地區居民之飲食特性〉1993-1996。
03. 〈臺灣國民營養健康狀況變遷調查，國民營養狀況監測計畫，2004-2008〉，中央研究院人文社會科學研究中心調查研究專題中心。
04. 〈救命飲食——植化素〉，貓頭鷹出版社，2008年。
05. 〈兩代飲食習慣與認知調查，2007 年〉，財團法人臺灣癌症基金會 (http://campaign2.yam.com/canceraway/download.html)
06-08. 〈何謂彩虹蔬果 5.7.9 〉，財團法人臺灣癌症基金會 (http://www.canceraway.org.tw/PreventCancer_show.asp?AppCode=SITEPAGES&ID=664)
09. http://www.pcrm.org/health/veginfo/vsk/food_groups.html
10. http://www.plantbasednutrition.org/plant-based-nutrition/article/keeping-your-dietary-balance/
11. 〈活力生機新起點〉，積木文化出版，2005 年。
12. 《救命飲食》（The China Study 中譯本），柯林‧坎貝爾博士（Dr. T.Colin Campbell），柿子文化出版，2007 年。
13. http://food.doh.gov.tw/DRIS/DRIsResulst.php
14. http://www.tahsda.org.tw/newstart/
15. 〈我的素食健康藍圖〉，臺灣素食營養學會 (http://www.twvns.org/nutriplan)
16-18. 〈樂活煮意〉，《新起點健康烹調系列》，時兆文化出版，2007 年。
19. 〈恐怖的食品添加物〉，世潮出版有限公司出版，2007 年。
20. http://en.wikipedia.org/wiki/Earth_Summit
21. 〈吃的基因革命——健康軌道飲食〉，文經社出版，2001 年。
22. http://www.canceraway.org.tw/PreventCancer_Show.asp?AppCode=SITEPAGES&ID=411Chapter 37

Chapter 37

01. Bull World Health Organ. 2002;80: 952-8.
02. Preventive medicine 1995; 24: 646-55.
03. http://danubs.tuwien.ac.at/deliverables/IFIP_daNUbs_4_d9.2_9.3_final_page198_277.pdf
04. Am J Clin Nutr 1994;59:1171S-1175S
05. Am J Clin Nutr 1999; 70:516S-524S.
06. Arch Intern Med. 2009;169:562-71.
07. Am J Clin Nutr. 2003;78:526S-32S.

08. Fed Reg 1995; 60:6781-2.
09. http://www.fao.org/docrep/010/a0701e/a0701e00.htm
10. http://www.thedailygreen.com/healthy-eating/eat-safe/factory-farms-470924017src=syn&dom=yah_buzz&mag=tdg&ha=1&kw=ist
11. http://suprememastertelevision.com/tw/bbs/board.php?bo_table=sos_tw&wr_id=197&goto_url=&sca=sos_3&page=13&url=link2_0&#v
12. The Penguin Atlas of Food: Who Eats What, Where, and Why (London: Penguin Books, 2003), p.35
13. United Nations Commission on Sustainable Development, "Water—More Nutrition Per Drop, Towards Sustainable Food Production and Consumption Patterns in a Rapidly Changing World" (Stockholm: 2004).
14. Earthscan Publications. London. 2004.
15. SIWI Policy Brief. SIWI, 2008.
16. Worldwatch Institute, 2005, p24
17. http://www.unep.org/pdf/FoodCrisis_lores.pdf, p27
18. http://www.fao.org/newsroom/en/news/2006/1000448/index.html
19. www.arch.hku.hk/teaching/cases/sheungsh/sheungsh.html#1.
20. http://suprememastertelevision.com/tw/bbs/board.php?bo_table=sos_tw&wr_id=878&goto_url=veg&sca=sos_10&page=2&url=link1_0&#v
21. "Impacts of Industrial Animal Agriculture on Rivers and Estuaries, American Scientist, January/February 2000.
22. http://suprememastertelevision.com/tw/bbs/board.php?bo_table=sos_tw&wr_id=879&goto_url=veg&sca=sos_10&page=2&url=link1_0&#v
23. Environmental Health Perspectives, 3 March 2004, p. 353.
24. Brain Res Bull:1995; 37: 369-75.
25. Journal of Agricultural Safety and Health, vol. 3, no. 1 (1997), pp. 13-26
26. http://suprememastertelevision.com/tw/bbs/board.php?bo_table=sos_tw&wr_id=928&goto_url=veg&sca=sos_10&url=&
27. http://suprememastertelevision.com/tw/bbs/board.php?bo_table=sos_tw&goto_url=veg&sca=sos_10
28. http://chinese.irib.ir/index.php?option=com_content&task=view&id=8966&Itemid=26
29. http://china.kyodo.co.jp/modules/fsStory/index.php?sel_lang=tchinese&storyid=70829
30. http://suprememastertelevision.com/tw/bbs/board.php?bo_table=sos_tw&wr_id=863&goto_url=veg&sca=sos_10&page=2&url=link1_0&#
31. http://suprememastertelevision.com/tw/bbs/board.php?bo_table=sos_tw&wr_id=861&goto_url=veg&sca=sos_10&page=2&url=link1_0&#v
32. World Health Organization(WHO), "Avian Influenza," fact sheet (Geneva: January 2004)
33. http://enews.nhri.org.tw/enews_list_new2.php?volume_indx=136&showx=showarticle&article_indx=3056&enews_dt=2006-02-09
34. http://www.who.int/mediacentre/factsheets/avian_influenza/zh/index.html
35. http://www.who.int/mediacentre/factsheets/avian_influenza/zh/index.html
36. WHO, Communicable Disease Surveillance & Response, "Estimating the Impact of the Next Influenza Pandemic" (Geneva: 8 December

2004), at www.who.int/csr/disease/influenza/preparedness2004_12_08/en.

37. http://suprememastertelevision.com/tw/bbs/board.php?bo_table=featured_tw&wr_id=323&goto_url=&url=link2_0

38. http://suprememastertelevision.com/tw/bbs/board.php?bo_table=Stop_Cruelty_tw&wr_id=22&goto_url=veg&url=link2_0#v

39. J Food Prot 2002; 65:280-83.

40. Res in Vet Sci 2001; 70:9-17.

41. Bio Neonate 2002; 81: 203-9.

42. J Infect Dis 2005; 191:554-61.

43. Clin Infect Dis 2005; 40:251-7.

44. 行政院農業委員會畜產試驗所 (http://www.tlri.gov.tw/Info/News_Detail.asp?RID=7646)

45. 〈畜牧場濫用抗生素應予重視〉。臺大獸醫系主任賴秀穗 (http://www.chikung.org.tw/txt/news/news0012.htm)

46. http://www.euractiv.com/en/cap/sweden-promotes-climate-friendly-food-choices/article-183349

47. http://suprememastertelevision.com/tw/bbs/board.php?bo_table=sos_tw&wr_id=859&goto_url=&sca=sos_3&page=2&url=link1_0&#v

Chapter 38

01. Washington, DC: United States Department of Agriculture, Center of Nutrition Policy and Promotion, 2001.

02. Calcif Tissue Int 1992; 50:14-8.

03. Report of a Joint Food and Agriculture Organization of the United Nations/World Food Organization of the United Nations Expert Consultation.(ftp://ftp.fao.org/es/esn/nutrition/Vitrni/vitrni.html)

04. J Clin Endocrinol Metab 1988; 66:140-6.

05. J Lab Clin Med 1982; 99:46-55.

06. J Food Sci 1993; 58:1401-3.

07. Annal Allergy Asthma Immunol 2002; 89:3-10.

08. Canad Med Ass J 1967;97:780-5.

09. Alternative Medicine Review 1998; 3:281-94.

10. Arch Intern Med 1998; 158:1301-6.

11. Int J Cardiol 1991; 33:191-8.

12. Segall JJ. Milk and atheroma. II. Epidemiology and theoretical aspects: lactose. In: Freed, DLJ, ed. Health Hazards of Milk. London: Baillie Tindall 1984;229-39

13. Int J Cardiol 1992; 35:281.

14. J Physiol 2004;555(3):589-606.

15. Am J Clin Nutr 2009;89:1638S-42S.

16. Circulation 1970; 42:A55-95.

17. Arch. Intern Med 1950;86:189.

18. Am J Clin Nutr 1980; 33:2573-80.

19. Mason J, Singer P. Animal factories. Crown Publishers, New York, 1980.

20. J Anim Sci 2001; 79:634-641.

Chapter 39

01. 維基科。紅肉。(http://zh.wikipedia.org/wiki/%E7%B4%85%E8%82%89)

02. 維基科。白肉。(http://zh.wikipedia.org/w/index.php?title=%E7%99%BD%E8%82%89&variant=zh-tw)

03. Department of Health. Nutritional aspects of the

development of cancer. Report on Health and Social Subjects no. 48. London: The Stationery Office. 1998.

04. Environ Mol Mutagen 2004; 44:44-55.

05. Carcinogenesis 2001; 22:199-202.

06. J Nutr 2002; 132:S3522-5.

07. Cancer Res 2003; 63:2358-60.

08. Int J Cancer 1999; 80:852-6.

09. Carcinogenesis 1994; 15:2263-368.

10. Mutat Res 1991; 259: 205-17.

11. Carcinogenesis 2007; 28:2355-62.

12. Cancer Res 1995; 55:4516-9.

13. Environ Health Perspect 1993; 99:129-33.

14. Food Chem Toxicol 1998; 36:879-96.

15. Nutr Res 2003; 23:151-62.

16. Am J Clin Nutr 1980; 33:2573-80.

17. Arch Intern Med 1999; 159:1331-8.

18. Am J Psychiatry 2007; 164:861-7.

19. Trends Neurosci 2003; 26:137-46.

20. Proc Natl Acad Sci USA 1997; 94:5923-8.

21. Public Health Nutr 2007; 10:266-72.

22. Eur Heart J 1989; 10:558-67.

23. Eur J Clin Nutr 2002; 56:512-8.

24. Eur J Clin Nutr 1999; 53:585-90.

25. Eur J Clin Nutr 2003; 57:193-200.

26. Am J Clin Nutr 2009; 90:613-620.

27. Am J Epidemiol 2004; 160:774-83.

28. Circulation 1999; 99:779-85.

29. Esselstyn C.B. Prevent and Reverse Heart Disease, Avery, 2007.

30. J Toxicol Environ Health 2001; 63(Part A):1-18.

31. 我國首次大規模居民頭髮中汞含量調查出爐 (http://www.niea.gov.tw/epaper/epeper_detail.asp?c_id=46)

32. US Department of Health and Human Services, US Environmental Protection Agency. What you need to know about mercury in fish and shellfish 2004 EPA and FDA advice for: women who might become pregnant women who are pregnant nursing mothers young children. Washington, DC, 2004. Report number EPA-823-R-04-005.(http://www.cfsan.fda.gov/~dms/admehg3.html)

33. (http://www.shellfishnetwork.org.uk/docs.news_29.doc)

34. UNEP. Overfishing: a major threat to the global marine. Ecology, Environment Alert Bulletin. 2004.

35. Science 2006; 314:787-90.

36. Science 2009; 323:359-62.

37. Rettner R. Fish are surprisingly smart, online, posted: 16 June 2009.(http://www.livescience.com/animals/090616-fish-learning.html)

38. Behav Ecol 2009; 20:238-44.

Chapter 41

01. Lancet 2009; 373: 1659-63.

02. Lancet 2009; 373: 1663-68.

03. Lancet 2009; 373: 1669-92.

04. Lancet 2009; 373: 1693-1733.

05. ISC Journal Citation Reports 2006. (http://www.car.chula.ac.th/curef-db/isijcr06.html)

06. http://www.epochtimes.com/b5/5/12/26/n1166747.htm

07. 2007 World Disasters Report-Focus on

discrimination. International Federation of Red Cross and Red Crescent Societies. 2007.

08. United Nations Framework Convention on Climate Change (http://unfccc.int/2860.php)

09. 行政院環保署 (http://www.epa.gov.tw/)

10. 臺灣永續能源研究基金會 (http://tise.org.tw/)

11. Intergovernmental Panel on Climate Change (http://www.ipcc.ch/)

12. Seven Years To Save The Planet: The Questions and Answers. Orion Publishing Group, 2008.

13. 中華民國能源之星 (http://www.energystar.org.tw)

14. http://www.euractiv.com/en/cap/sweden-promotes-climate-friendly-food-choices/article-183349

15. A New Global Warming Strategy. (http://www.earthsave.org/globalwarming.htm)

16. Proc Natl Acad Sci U S A 2000; 97: 9875-80.

17. http://knol.google.com/k/alan-pascoe/climate-change-the-dissident-view/23ultzwibhfdb/3#

18. U.S. Environmental Protection Agency: International Analysis.(http://www.epa.gov/climatechange/economics/international.html)

19. Hansen J., Sato M. Trends of measured climate forcingagents.ProceedingsoftheNational Academy of Sciences 2001; 98(26):14778-14783.

20. Global Humanitarian Forum(http://www.ghf-geneva.org/)

21. NASA Earth Observatory(http://earthobservatory.nasa.gov/Features/Greenland/greenland5.php)

22. 〈今日新聞〉新聞報導 2007-10-04: 全球暖化 / 北極冷夏熱到攝氏 22 度！科學家震驚。(http://www.nownews.com/2007/10/04/11440-2167090.htm)

23. NASA Earth observatory(http://earthobservatory.nasa.gov/Search/index.php?q=ZWALLY&g=0)

24. 〈Environmental Service News〉2009-02-07: Antarctic Melt Means Higher Sea Level Rise in North America. (http://www.ens-newswire.com/ens/feb2009/2009-02-07-01.asp)

25. 環境資訊中心 (http://e-info.org.tw/node/40826)

26. NASA Earth Observatory (http://earthobservatory.nasa.gov/Features/WilkinsIceSheet/)

27. 行政院環保署「清淨家園顧厝邊綠色生活」(http://ecolife.epa.gov.tw/cooler/default.aspx)

28. 《大紀元》新聞報導 2001-08-17: 太平洋島國擔憂被淹沒。(http://www.epochtimes.com/b5/1/8/17/n120444.htm)

29. 《聯合晚報》新聞報導 2006-12-25: 暖化噩夢 印度首座人居小島沒入海中。(http://mag.udn.com/mag/world/printpage.jsp?f_ART_ID=55093)

30. 《鉅亨網》新聞報導 2008-12-04: 全球氣候變暖 海平面上 43 島國擔心被海水淹沒 (http://news.cnyes.com/dspnewsS.asp?fi=\NEWSBASE\20081204\WEB2350&vi=33668&date=20081204&time=17:55:13&cls=index1_pearce)

31. Guardian.co.uk (http://www.guardian.co.uk/environment/glaciers/)

32. Livestock's Long Shadow-Environmental Issues and Options, by the Food and Agriculture Organisation of the United Nations, 2006.(http://www.fao.org/docrep/010/a0701e/a0701e00.HTM)

33. 環境資訊中心 (http://e-info.org.tw /2006/10/1023/061023A.htm)

34. 人民網環保頻道 (http://env.people.com.cn/BIG5/9381878.html)

35. ABC Science News(http://www.abc.net.au/science/articles/2008/05/29/2259091.htm)

36. The Independent News, UK(http://www.independent.co.uk/environment/climate-change/exclusive-the-methane-time-bomb-938932.html)

37. Real Climate(http://www.realclimate.org/index.php/archives/category/climate-science/greenhouse-gases/)

38. 〈生物大滅絕另有真凶！〉《科學人》雜誌 2006 年 11 月號，第 57 期 (http://163.20.87.3/newweb/earthweb/95_magazine/mag_95_12_05.htm)

39. The National Oceanic and Atmospheric Administration (http://www.noaa.gov/)

40. 〈Yahoo!〉新聞報導 2008-07-10: 專家警告珊瑚礁受全球暖化及汙染威脅。(http://tw.news.yahoo.com/article/url/d/a/080710/19/12wqp.html)

41. World Wide Found (http://www.wwf.org/)

42. 〈BBC〉News Report 2004-08-17: Probe into rising ocean acidity. (http://news.bbc.co.uk/2/hi/science/nature/3571152.stm)

43. 〈Environmental News Network〉News Report 2006-03-23: Are we winning the race to stop biodiversity loss?(http://www.enn.com/top_stories/article/9054)

44. 〈環境資訊中心〉新聞報導 2008-05-28: 食肉對環保的危害。(http://e-info.org.tw/node/33245)

45. Youtube —《Devour the Earth》(http://www.youtube.com/watch?v=0b2k98YLSnk)

46. 《Meat the Truth》(http://www.meatthetruth.nl/index.html)

47. 《Delicate balance-truth》(http://adelicatebalance.com.au/media.html)

48. 盧貝松之《搶救地球》(http://home0605.pixnet.net/blog)

49. Mew Scientist Magazine (http://www.newscientist.com/section/environment).

50. Niggli U, Fließbach A, et al. Low Greenhouse Gas Agriculture: Mitigation and Adaptation Potential of Sustainable Farming Systems. Food and Agriculture Organizations of the United Nations, 2009. (ftp://ftp.fao.org/docrep/fao/010/ai781e/ai781e00.pdf)

51. Organic: A Climate Saviour? The foodwatch report on the greenhouse effectof conventional and organic farming in Germany. based on the study "The Impact of German Agriculture on the Climate" by the Institute for Ecological Economy Research (IÖW).(http://www.foodwatch.de/foodwatch/content/e6380/e24459/e24474/foodwatch_report_on_the_greenhouse_effect_of_farming_05_2009_ger.pdf)

52. 看守臺灣 (http://www.taiwanwatch.org.tw/)

53. Livestock and Climate Change.(http://www.worldwatch.org/files/pdf/Livestock and Climate Change.pdf)

54. U.S. Environmental Protection Agency (http://www.epa.gov/methane/index.html)

55. Ogino A, Orito H, et al. Evaluating environmental impacts of the Japanese beef cow- calf system by the life cycle assessment method. Anim Sci J;78,424-432, 2007

56. 《不願面對的真相》(http://www.uip.com.tw/ait/)

57. Water Inputs in California Food Production,by Water Education Foundation.(http://www.sakia.org/cms/fileadmin/content/irrig/general/kreith_1991_water_inputs_in_ca_food_production-excerpt.pdf)

58. Asia Society (http://www.asiasociety.org/)

59. Virtual Center(http://www.virtualcentre.org/en/library/key_pub/longshad/A0701E00.pdf)

60. World in Transition-Climate Change as a Security Risk, by German Advisory Council, 2007.(http://www.wbgu.de/wbgu_jg2007_engl.html)

61. 〈Guardian〉News Report 2008-02-05: Global meltdown: scientists isolate areas most at risk of climate change. (http://www.guardian.co.uk/environment/2008/feb/05/climatechange)

62. 〈The Daily Green〉News Report 2008-09-24: One Farm. More Pollution Than Houston, Texas. (http://www.thedailygreen.com/healthy-eating/eat-safe/factory-farms-47092401?src=syn&dom=yah_buzz&mag=tdg&ha=1&kw=ist)

63. 〈FAO〉News Report 2008-09-18: Hunger on the rise.(http://www.fao.org/newsroom/en/news/2008/1000923/)

64. Mohr N. A New Global Warming Strategy: How Environmentalists are Overlooking Vegetarianism as the Most Effective Tool Against Climate Change in Our Lifetimes, by Earth Save. (http://www.earthsave.org/globalwarming.htm)

65. http://myweb.nutn.edu.tw/~hycheng/4policy/A211.pdf

66. 〈A Delicate Balance-the Truth〉(http://www.adelicatebalance.com.au/trailer.html)

67. http://afp.google.com/article/ALeqM5ilVBkZpOUA9Hz3Xc2u-61mDlrw0Q

68. 〈Tree Hugger〉News Report 2009-05-14: Ghent Goes Veggie on Thursdays.(http://www.treehugger.com/files/2009/05/ghent-goes-vegetarian.php)

69. http://news.bbc.co.2/hi/europe/8046970.stm

70. http://news.sina.com/int/phoenix tv/105-103-102-101/2009-03-24/21413737252.html

71. http://www.abc.net.au/news/video/2009/11/05/2733587.htm

72. http://www.libertytimes.com.tw/2009/new/oct/28/today-int2.htm

73. http://udn.com/NEWS/NATIONAL/NAT1/shtml

74. 《大紀元》新聞報導 2008-09-24 臺灣海平面上升的省思。(http://news.epochtimes.com.tw/8/9/24/94649.htm)

國家圖書館出版品預行編目資料

關鍵飲食 / 黃建勳等合著. 一版 -- 臺北市：書泉，
2011.10
面； 公分
ISBN 978-986-6614-94-1 (平裝)
1. 素食 2. 素食主義 3. 健康飲食

411.371 99023472

康健生活 025

關鍵飲食

作者 呂斯宇 李小菁 林依婷 林佳儀 林銘昭 邵蘊萍 邱逸榛 胡懷玉 凌雲琪 張岑竹 張坤漳 許尚文 許愷芸 陳建中 陳俊傑 陳惟華 陳雅惠 陳翠斐 程華興 黃俊凱 黃建勳 黃致誠 黃智旺 詹勝傑 蔡志忠 劉玉來 劉享朗 劉登傑 謝孟學 顏復竹 羅時鴻（依姓名筆劃排序）

發行人 楊榮川

總編輯 王翠華

叢書主編 王俐文　**責任編輯** 金明芬 林宛瑤

封面設計 吳聲玟　**內文設計** 陳威伸

出版 書泉出版社　**地址** 106 台北市大安區和平東路二段 339 號 4 樓

電話 (02)2705-5066　**傳真** (02)2706-6100

劃撥帳號 01303853　**戶名** 書泉出版社

網址： www.wunan.com.tw　**電子郵件** wunan@wunan.com.tw

經銷商 朝日文化　**進退貨地址** 新北市中和區橋安街 15 巷 1 號 7 樓

電話 (02)2249-7714　**傳真** (02)2249-8715

法律顧問 林勝安律師事務所　林勝安律師

出版日期 2015 年 5 月一版五刷　**定價** 320 元